臨床研究マイスターへの道

医科統計学が身につくテキスト

MEDICAL STATISTICS
AT A GLANCE
THIRD EDITION

訳 杉森裕樹
大東文化大学スポーツ・健康科学研究科健康情報科学領域予防医学 教授
東海大学医学部基盤診療系健康管理学 客員教授

Aviva Petrie
Head of Biostatistics Unit and Senior Lecturer
UCL Eastman Dental Institute
256 Gray's Inn Road
London WC1X 8LD and
Honorary Lecturer in Medical Statistics
Medical Statistics Unit
London School of Hygiene and Tropical Medicine
Keppel Street
London WC1E 7HT

Caroline Sabin
Professor of Medical Statistics and Epidemiology
Research Department of Infection and Population Health
Division of Population Health
University College London Medical School
Royal Free Campus
Rowland Hill Street
London NW3 2PF

メディカル・サイエンス・インターナショナル

Authorized translation of the original English edition,
"Medical Statistics at a Glance",
Third Edition
by Aviva Petrie and Caroline Sabin

Copyright © 2009 by Aviva Petrie and Caroline Sabin

© First Japanese Edition 2014 by Medical Sciences International, Ltd., Tokyo

All Rights Reserved. Authorised translation from the English language edition published by John Wiley & Sons Limited. Responsibility for the accuracy of the translation rests solely with Medsi-Medical Sciences International Ltd and is not the responsibility of John Wiley & Sons Limited. No part of this book may be reproduced in any form without the written permission of the original copyright holder, John Wiley & Sons Limited.

Printed and Bound in Japan

訳者序文

本書は，Aviva Petrie，Caroline Sabin により 2009 年に上梓された"Medical Statistic at a Glance, Third Edition"を翻訳したものである．邦題をつけるにあたり，『マイスターへの道』としたが，本書は狭い領域を対象とした単なる「師匠（熟達者）」レベルの専門書では決してない．むしろ，初学者も医科統計学の大海原を俯瞰できるように十分に配慮されたマスターピースである．臨床研究に限定されず，対象となる読者層は非常に広く，医科統計学とかかわるあらゆる読者に役立つ実践書である．

英語タイトルに"at a glance（一目）"とあるように，原則見開き 2 ページに 1 つの章を組み立てて，一目で理解できるようにした点は秀逸である．また，複雑な数式よりも，言葉で語りかけることを心掛けて，わかりやすく解説した編集方針は，とかく日常の臨床・研究・教育で多忙な読者にはうってつけである．

さらに，医科統計学の直観的思考力を養うことができるように，章ごとに身近な問題の事例があげられている．同じ事例を複数の章にまたがって繰り返し引用して，データ提示から解析結果の解釈について，さまざまな分析方法の視点からイメージできるようになっている．これまで医科統計学でつまずいていた人でも，本書を通して自然と医科統計学の複眼的理解が進むであろう．

もちろん初学者でも十分に理解できるようわかりやすい解説が心がけられているが，基礎的な統計学的手法にとどまらず，現在進行形で進歩し続けている最新の医科統計学の解析領域も充実しており，熟達者にも期待を裏切らない内容となっている．

一般に用いられる統計ソフトは数多くあるが，さまざまな読者が実際に出力までできるように，特定のパッケージに限らず，代表的な 3 つのソフト（SAS，SPSS，Stata）の出力例を掲載しており，医科統計学の実践についても十二分に配慮されている．

これらの心憎いばかりの気づかいには畏れ入るほかないが，これが本書を一気に読ませてしまう大きな要素である．本書を紐解いた読者諸兄は，読後には，初学者から熟達者まで，医科統計学・疫学の大海原で迷うことなく，さまざまな場面での「エビデンスをつくる」課題に対して，適切な舵取りが行えるようになっているであろう．もし，その航路を見失うことがあるとすれば，責任はひとえに訳者にある．

なお，本書には姉妹書として『臨床研究マイスターへの道　医科統計学が身につくドリル』という問題集が発売されている．本書のそれぞれの章の最初のページに，関連する問題集の多肢選択問題（MCQ）と構造化問題（SQ）を示したので，一緒に利用していただき効果的に学習してほしい．

最後になったが，この本が日の目を見ることができたのは，労を惜しまない多くの協力者のおかげである．東京慈恵会医科大学の須賀万智先生には貴重なサジェスチョンをいただいた．また，編集段階でも多数の方々にお力添えをいただいた．特にメディカル・サイエンス・インターナショナル社の佐々木由紀子氏および宗像将也氏は，たびたびくじけそうになる私を叱咤激励して，最後までナビゲーションしてくれた．また，大東文化大学非常勤講師の小田嶋剛先生，大学院生の牛山蓮美君，平井眞生君，徐棣君，さらに事務の折笠昌人氏，林隆三氏にも原稿の細かい点について助言をいただいた．この場を借りて，心から感謝を申し上げたい．

2014 年 11 月

杉森 裕樹

序文

本書は，医学生や医学研究者，生物医学を専攻している大学院生や製薬会社に勤務する人々に向けてつくられている．彼らは皆プロとして，人生のとある時点で，批判的な評価や解釈を必要とする（本人または他の人々の）量的結果に遭遇するであろう．なかには，恐ろしい統計学の試験に合格しなければならない人も含まれているに違いない．このような人々にとって，統計学の概念と方法論を正しく理解することはとても大切である．統計学を熱心に学んでもらいたいので，本書の内容を実践的なものにするよう心掛けた．初版や第2版と同様，この第3版でも，適切で，読みやすく，包括的で，的を射た内容で，しかも実践的に応用できる本を，日ごろ医学文献で統計学の概念に遭遇している医師ばかりでなく，学生や研究者にも提供することを目的とした．

我々は，本書が，統計学の講義のテキストや参考文献として役に立つものになると確信している．第2版の構成は初版とほとんど同じである．本書は，他の「一目でわかる」シリーズと同様に，2，3ページごと，場合によっては4ページごとに読み切ることができる形式で，医科統計のさまざまな問題を扱っている．我々は，今まで教鞭をとってきた経験上，学生が医科統計学を勉強する際，いかに苦労するかをよく知っている．したがって，本書の，理論構成は，複雑な手法を理解するのに十分なレベルに絞って扱ったが，実践する際に困ることはないはずである．

医科統計学は，非常に多くの問題を扱う幅広い領域にわたるテーマである．本書は，医科統計学の基本的な概念を身につけ，頻繁に用いられる統計手法を学ぶための入門書である．疫学は，医科統計学に深く結びついた分野であるため，本書では，研究デザインと解釈に関連する最も重要な問題のいくつかを扱った．同様に，有益であると感じることはあまり多くないと思うが，医学研究の多くの領域で欠かすことのできない問題，たとえば，「科学的根拠に基づく医療（EBM）」や「システマティックレビュー」，「メタアナリシス」，「生存分析」，「ベイズ法」，「予後スコアの開発」などについても述べている．また，読者が文献に示されている結果を理解し，解釈することができるように，これらの問題の基本事項についても説明した．

この第3版の章のタイトルは，一部を除いて第2版のものと同じである．34章のタイトルを「統計学的モデルの問題点」から「バイアスと交絡」に変更し，46章の「予後スコアの開発」を新たに追加した．最初の45章では，内容をほとんど変更していない章もいくつかあるが，最新の知見を取り入れ，相互参照を直し，新しい内容を再編成するなど多少手を加えた修正した章もある．また，加筆した章も多くある．例えば，多重比較（12章）の項を加えたり，多施設共同研究（12章）や順次的臨床試験（14章）などのさまざまな研究デザインについてより詳しく述べたり，研究の管理の重要性（15，16章）を強調したり，受信者動作特性（ROC）曲線（30，38，46章）により多くのスペースを割いたり，ロジスティック回帰分析の基礎となる仮定の確認方法（30章）をより詳細に説明したり，観察研究における交絡を取り除く方法（34章）をいくつか追加したりした．また，章の構成を変更したところもある．第2版では12章で扱ったバイアスについての簡潔な説明を削除し，第3版では34章でそれについてより深く説明した．「交互作用」についての考察は第3版では33章で扱い，予後指標の項は新たに追加した46章で深く掘り下げた．

この第3版では，各章の到達目標を本書の本文の前にまとめて示した．これは，理解度と進捗度を評価できるものである．各章における簡条書きのそれぞれの項目をすべて達成できれば，その章の内容をすべて習得したことになる．

各章で統計手法を説明する際には，その使用法がわかるように例を用いて説明した．これらの例のデータの多くは，我々や同僚たちが取り組んだ共同研究から得られたものであるが，いくつかは，公表された論文から得た実際のデータである．データ分析を現実的にとらえられるように，できるところは複数の章にまたがって，同じデータセットを用いた．それは，データ分析は，1つの手法やアプローチに限られたものではないからである．本書では，一般的な手法を示し，理解の助けとなるよう，アプローチ法の論理を説明したつもりであるが，複雑な計算を詳しく扱うことは避けた．というのも，ごく簡単な計算は手計算で行うこともあるかもしれないが，たいていは，コンピュータを用いることが多いと考えたからである．

我々は，読者がコンピュータ出力を解釈できることが最も重要であると考えている．したがって，適切な箇所には，コンピュータ出力の例を抜粋して示すことにした．コンピュータ出力の解釈が難しいと感じる読者もいると思われるので，付録Cには，データセットを分析したコンピュータ出力の代表例を，注釈をつけて掲載した．一般に用いられている統計ソフトは数多くあるので，いかにさまざまな出力があるかを読者に示すために，特定のパッケージに限らず，3つの普及しているソフトである，SAS，SPSS，Stata の出力例を掲載した．

本文では，全体を通して，種々の手法を結びつけることができるように，広範囲にわたる相互参照がなされている．用語集（付録D）には，一般に用いられている用語の説明を簡単に示し，付録Aでは，基本的な統計表を掲載した．手計算によるより正確な結果が必要であれば，なかでも，Neave, H.R. (1995). *Elementary Statistical Tables*, Routledge: London および Diem, K. (1970). *Documenta Geigy Scientific Tables*, 7th edition, Blackwell Publishing: Oxford を参照をすることにより，完全な統計表を入手することができる．

統計学の初心者が，最も難しいと感じることの1つは，どの統計手法を用いたらよいかであろう．したがって，特定の状況でどの手法を使うべきかを判断し，その手法が本書のどこで扱われているかがすぐにわかるように，2つのフローチャートを作成した．これらは，簡単にみることができるように，裏表紙の裏（見返し）の目立つところに掲載した．

我々のWebサイト（www.medstatsaag.com）にアクセスすることにより，練習問題にトライし，自分で学習達成度が評価できるようになっているので，役立てていただきたい*．このWebサイトでは，本文で引用した文献を補足し，例で取りあげた問題の有用な参考情報を提供できるよう，多くの文献（なかには，直接，Medlineにリンクしているものもある）を掲載した．医科統計学の特定領域について，さらに深く知りたいときは，以下の本を読むことを勧める．

・Altman, D.G. (1991). *Practical Statistics for Medical Research*. London: Chapman and Hall/CRC.
・Armitage, P., Berry, G. and Matthews, J.F.N. (2001). *Statistical*

---

*訳注：問題集として『臨床研究マイスターへの道　医科統計学が身につくドリル』（メディカル・サイエンス・インターナショナル，2014）が出版されている．

Methods in Medical Research. 4th edition. Oxford: Blackwell Science.
・Kirkwood, B.R. and Sterne, J.A.C. (2003). *Essential Medical Statistics*. 2nd edition. Oxford: Blackwell Publishing.
・Pocock, S.J. (1983). *Clinical Trials: A Practical Approach*. Chichester: Wiley.

特に，第2版で貴重なコメントと助言を与えてくれた Mark Gilthorpe と Jonathan Sterne に，そして初版時に助言してくれた Richard Morris と Fiona Lampe，Shak Hajat，Abul Basar に感謝の意を表する．また，例のデータを提供していただいた多くの方々に感謝している．本文あるいは例に誤りがあるとすれば，その責任は当然我々にある．Mike と Gerald，Nina，Andrew，Karen にも感謝する．彼らは，初版や第2版の作成に没頭する私たちを忍耐強く見守り，この第3版の作成で試行錯誤する私たちと暮らし，支えてくれた．

Aviva Petrie
Caroline Sabin
ロンドンにて

目 次

学習の目標　vii

データの処理
1. データの種類　2
2. データ入力　4
3. 過誤のチェックと外れ値　6
4. データの図表化　8
5. データの記述：代表値　10
6. データの記述：ばらつき　12
7. 理論分布：正規分布　14
8. 理論分布：その他の分布　16
9. データ変換　18

サンプル抽出と推定
10. サンプル抽出とサンプル分布　20
11. 信頼区間　22

研究デザイン
12. 研究デザインⅠ　24
13. 研究デザインⅡ　26
14. 臨床試験　28
15. コホート研究　32
16. ケースコントロール（患者対照）研究　35

仮説検定
17. 仮説検定　38
18. 仮説検定の過誤　40

データ分析の基本テクニック
数値データ
19. 1つの集団の場合　42
20. 関連のある2つの集団の場合　44
21. 関連のない2つの集団の場合　47
22. 3つ以上の集団の場合　50

カテゴリーデータ
23. 1つの割合の場合　53
24. 2つの割合の場合　55
25. 3つ以上の割合の場合　58

回帰と相関
26. 相関　61
27. 線形回帰の理論　64
28. 線形回帰分析の実施　66
29. 重回帰　69
30. 2値のアウトカムとロジスティック回帰　72
31. 率とポアソン回帰　76
32. 一般化線形モデル　79
33. 統計学的モデルの説明変数　81

考慮すべきこと
34. バイアスと交絡　84
35. 仮説の確認　88
36. サンプルサイズの計算　91
37. 結果の提示　94

その他
38. 診断ツール　97
39. 一致性の評価　100
40. 科学的根拠にもとづく医療（EBM）　104
41. 反復測定の方法　106
42. クラスターデータのための回帰方法　109
43. システマティックレビューとメタアナリシス　112
44. 生存分析　115
45. ベイズ法　118
46. 予後スコアの開発　120

付　録
A. 統計表　124
B. サンプルサイズ決定のためのアルトマンのノモグラム　131
C. コンピュータ出力の代表例　132
D. 用語集　145
E. 本書のそれぞれの章と関連する『臨床研究マイスターへの道　医科統計学が身につくドリル』の多肢選択問題（MCQ）および構造化問題（SQ）　158

索　引　159

学習の目標

関連した章の終りまでに習得すべきこと

1. データの種類
- サンプルと集団を区別する
- カテゴリーデータと数値データを区別する
- カテゴリーデータと数値データの異なる性質について述べる
- 次の用語の意味を説明する：変数，パーセンテージ，比，指数，率，スコア
- 打ち切りデータが意味することを説明する

2. データ入力
- コンピュータにデータを入力するためのさまざまなフォーマットについて述べる
- 質問票のデザインの原則を概説する
- 単一コード化変数および多重コード化変数を区別する
- 欠損値をコード化する方法を述べる

3. 過誤のチェックと外れ値
- データの過誤をチェックする方法を述べる
- 欠損データに対処する方法を概説する
- 外れ値を定義する
- 外れ値のチェックとそれに対する対処法を説明する

4. データの図表化
- 度数分布が意味することを説明する
- 度数分布の形状について述べる
- 次の図表について述べる：（断片の）棒グラフまたはカラムチャート，円グラフ，ヒストグラム，点図，幹-葉プロット，箱ひげ図，散布図
- さまざまな状況で図表から外れ値を同定する方法を説明する
- 図表の中で連絡線を使用することが適当であるときの状況を述べる

5. データの記述：代表値
- 代表値が意味することを説明する
- 次の代表値のそれぞれの種類の適切な使用について述べる：算術平均，最頻値，中央値，幾何平均，重みづけ平均
- それぞれの代表値の計算方法を説明する
- それぞれの代表値の利点と欠点をあげる

6. データの記述：ばらつき
- 次の用語を定義する：パーセンタイル，十分位数，四分位数，中央値．また，それらの相互関係を説明する
- 基準範囲（基準区間）が意味することを説明する
- 次のばらつきの指標を定義する：範囲，十分位範囲，変数，標準偏差（SD），変動係数
- ばらつきのさまざまな指標の利点と欠点をあげる
- 群内変動と群間変動を区別する

7. 理論分布：正規分布
- 次の用語を定義する：確率，条件つき確率
- 確率を算出するために主観的統計法，頻度論的統計法，a priori（事前統計法）のアプローチを区別する
- 確率の加法と乗法の法則を定義する
- 次の用語を定義する：確率変数，確率分布，パラメータ，統計，確率密度関数
- 確率分布を離散型と連続型に区別し，それぞれの特性をあげる
- 正規分布と標準正規分布の特性をあげる
- 標準化された正規偏差（SND）を定義する

8. 理論分布：その他の分布
- t 分布，χ^2 分布，F 分布，対数正規分布の重要な特性をあげる
- それぞれの分布が有用である状況を説明する
- 二項分布とポアソン分布の重要な特性をあげる
- 二項分布とポアソン分布が有用である状況をそれぞれ説明する

9. データ変換
- データ変換が有用である状況を述べる
- データセットを変換する方法を説明する
- 対数変換，平方根変換，逆数変換，二乗変換，ロジット変換の目的とそれを使用すべき状況について説明する
- 対数変換されたデータの集約指標を元の指標にふたたび置き換えた場合の解釈方法を述べる

10. サンプル抽出とサンプル分布
- 統計的推論とサンプル誤差が意味することを説明する
- 代表的サンプルを得る方法を説明する
- パラメータの点推定と区間推定を区別する
- 平均のサンプル分布の特性をあげる
- 割合のサンプル分布の特性をあげる
- 標準誤差が意味することを説明する
- 平均の標準誤差（SEM）と標準偏差（SD）の関係を述べる
- SEMとSDの使用を区別する

11. 信頼区間
- 信頼区間を解釈する
- 平均の信頼区間を算出する
- 割合に関する信頼区間を算出する
- 自由度を説明する
- ブートストラップ法とジャックナイフ法が意味することを説明する

12. 研究デザインⅠ
- 実験的研究と観察研究，また横断研究と縦断研究を区別する
- 観察単位が意味することを説明する
- 次の用語を説明する：コントロール群，疫学研究，クラスターランダム化試験，生態学的研究，多施設共同研究，調査，国勢調査
- 観察研究で因果関係を評価するための基準をあげる
- 横断研究，反復横断研究，コホート研究，ケースコントロール研究，実験的研究の時間経過について述べる
- これらのさまざまな種類の研究の典型的な使用例をあげる
- 有病率と発生率を区別する

13. 研究デザインⅡ
- 推定値の精度をあげる方法について述べる
- ブロッキング（層別化）の原則を説明する
- 並行デザインとクロスオーバーデザインを区別する

- 要因実験の特徴を述べる
- 要因間の交互作用が意味することを説明する
- 次の用語を説明する：研究エンドポイント，代理マーカー，複合エンドポイント

14．臨床試験
- 臨床試験を定義し，第Ⅰ/Ⅱ相試験と第Ⅲ相試験を区別する
- コントロール治療の重要性を説明して，陽性コントロールと陰性コントロールを区別する
- プラセボが意味することを説明する
- 1次エンドポイントと2次エンドポイントを区別する
- ランダムに患者を治療群に割りつけることが重要な理由を説明し，さまざまなランダム化について述べる
- 盲検（ブラインド，マスキング）を組み込むことが重要な理由を説明する
- 二重盲検と一重盲検を区別する
- ランダム比較試験から生じている倫理問題を検討する
- 経時的な試験の原則を説明する
- on-treatment（OT）解析と intention-to-treat（ITT）解析を区別する
- プロトコルの内容について述べる
- CONSORT Statement ガイドラインを適用する

15．コホート研究
- コホート研究の側面を述べる
- 固定型コホートと動的コホートを区別する
- 次の用語を説明する：歴史的コホート，危険因子，健康参加者効果，臨床コホート
- コホート研究の利点と欠点をあげる
- コホート研究の管理の重要な側面を述べる
- 相対危険度を算出して，解釈する

16．ケースコントロール（患者対照）研究
- ケースコントロール研究の特徴を述べる
- 罹患例と有病例を区別する
- ケースコントロール研究におけるコントロールの選択方法を記述する
- オッズ比を算出して，解釈することによって，マッチングのないケースコントロール研究の分析方法を説明する
- マッチングのあるケースコントロール研究の特徴を述べる
- 頻度マッチングとペアマッチングを区別する
- オッズ比を相対危険度の推定値として使ってよい場合を説明する
- ケースコントロール研究の利点と欠点をあげる

17．仮説検定
- 次の用語を定義する：帰無仮説，対立仮説，片側検定，両側検定，検定統計量，P値，有意水準
- 仮説検定の5段階を述べる
- P値を用いて帰無仮説を棄却するかどうか決定をする方法を説明する
- ノンパラメトリック（分布によらない）検定が意味することと，この検定を行うべき状況を説明する
- 信頼区間を用いた仮説の検証方法を説明する
- 優越性試験，同等性試験，非劣性試験を区別する
- 同等性試験と非劣性試験で用いられるアプローチを述べる

18．仮説検定の過誤
- 関心領域の効果が意味することを説明する
- 第Ⅰ種の過誤と第Ⅱ種の過誤を区別する
- 第Ⅱ種の過誤と検出力の関係を述べる
- 試験の検出力に影響を及ぼす因子をあげ，検出力に対するそれらの影響を述べる
- 多くの仮説検定を行うことが不適当である理由を説明する
- データセット内における多重検定のさまざまな状況を述べ，それぞれの状況で多重検定に関連する問題の解決方法を説明する
- 事後（post hoc）検定でできることを説明する
- 多重仮説検定におけるボンフェローニ修正を概説する

19．数値データ：1つの集団の場合
- 1サンプルt検定の原理を説明する
- 1サンプルt検定の方法を説明する
- 検定の基礎をなしている仮定を述べ，仮定が満たされない場合の対処方法を説明する
- 適当な信頼区間を用いて平均についての仮説を検証する方法を説明する
- 符号検定の原理を説明する
- 符号検定の方法を説明する

20．数値データ：関連のある2つの集団の場合
- データの関連のある2つの集団におけるさまざまな状況を述べる
- 対応のあるt検定の原理を説明する
- 対応のあるt検定の方法を説明する
- 検定の基礎をなしている仮定を述べ，仮定が満たされない場合の対処方法を説明する
- ウィルコクソン符号順位検定の原理を説明する
- ウィルコクソン符号順位検定の方法を説明する

21．数値データ：関連のない2つの集団の場合
- 対応のない（2サンプルの）t検定の原理を説明する
- 対応のないt検定の方法を説明する
- 検定の基礎をなしている仮定を述べ，仮定が満たされない場合の確認方法と対処方法を説明する
- 適当な信頼区間を用いて2つの平均の間の差についての仮説を検証する方法を説明する
- ウィルコクソン順位和検定の原理を説明する
- ウィルコクソン順位和検定の方法を説明する
- ウィルコクソン順位和検定とマン・ホイットニーU検定の関係を説明する

22．数値データ：3つ以上の集団の場合
- 1元配置分散分析の原理を説明する
- 1元配置分散分析の方法を説明する
- 1元配置分散分析で有意な結果が生じた場合，事後比較を行う理由を説明し，いくつかの事後比較の検定をあげる
- 1元配置分散分析の基礎をなしている仮定を述べ，仮定が満たされない場合の確認方法と対処方法を説明する
- クラスカル・ウォリス検定の原理を説明する
- クラスカル・ウォリス検定の方法を説明する

23．カテゴリデータ：1つの割合の場合
- 正規分布にもとづく検定の原理と，それを用いて割合がある特定の値になるかどうか調査する方法を説明する
- この検定の方法を説明する

- この検定で連続修正項が使われる理由を説明する
- 割合についての仮説を検証するために符号検定を行う状況を説明する
- 割合についての仮説を検証するために符号検定を行う方法を説明する

24．カテゴリーデータ：2つの割合の場合
- 次の用語を説明する：分割表，セルの頻度，周辺度数和，全体の合計，観察度数，期待度数
- 関連のない2つの集団の割合を比較するために，χ^2 検定の原理を説明する
- 2つの独立した割合を比較するために，χ^2 検定の方法を説明する
- 2つの関連のない集団の割合の差の信頼区間を算出し，比較のためにその信頼区間を使用する
- 割合を比較するために χ^2 検定の基礎をなしている仮定を述べ，この仮定が満たされない場合の対処方法を説明する
- シンプソンのパラドックスが起こる可能性がある状況を述べ，それを回避するための方法を説明する
- 2つの関連のある集団で割合を比較するために，マクネマー検定の原理を説明する
- マクネマー検定の方法を説明する
- 対応のある集団で2つの割合の差の信頼区間を算出し，比較のためにその信頼区間を使用する

25．カテゴリーデータ：3つ以上の割合の場合
- $r \times c$ の分割表について述べる
- r カテゴリーによる1つの変数と c カテゴリーによるもう1つの変数の間の関係を評価する χ^2 検定の原理を説明する
- $r \times c$ の分割表の中で示されるデータを使用して2つの変数の間の関係を評価する χ^2 検定の方法を説明する
- χ^2 検定の基礎をなしている仮定を述べ，この仮定が満たされない場合の対処方法を説明する
- $2 \times k$ の分割表におけるトレンドに対する χ^2 検定の原理を説明する
- $2 \times k$ の分割表におけるトレンドに対する χ^2 検定の方法を説明する

26．回帰と相関：相関
- 散布図について述べる
- ピアソンの積率相関係数を定義し，算出して，その特性をあげる
- 2つの変数の関係を調査する場合，ピアソンの積率相関係数を算出することが不適当である状況を説明する
- 正確なピアソンの積率相関係数がゼロである帰無仮説の検証方法を説明する
- ピアソンの積率相関係数の95% 信頼区間を算出する
- ピアソンの積率相関係数の二乗の利用について述べる
- スピアマンの順位相関係数を算出すべき状況とその方法を説明する
- スピアマンの順位相関係数の特性をあげる

27．回帰と相関：線形回帰の理論
- 回帰分析で一般に使われる次の用語を説明する：従属変数，説明変数，回帰係数，切片，傾き，残差
- 線形単回帰直線を定義して，その係数を解釈する
- 最小二乗法の原則を説明する
- 線形単回帰分析の基礎をなしている仮定をあげる

- 線形回帰分析によって生成される分散分析表の特徴を述べる
- 分散分析表を用いて線形回帰のデータへの適合度を判断する方法を説明し，回帰直線の真の傾きがゼロである帰無仮説を検証する
- 平均への回帰が意味することを説明する

28．回帰と相関：線形回帰分析の実施
- 線形回帰分析の基礎をなしている仮定を確認するために残差を用いる方法を説明する
- 仮定の1つ以上が満たされない場合に回帰分析を行う方法を説明する
- 外れ値と影響点を定義し，それぞれの対処方法を説明する
- 回帰モデルの適合度の評価方法を説明する
- 回帰直線の傾きの95% 信頼区間を算出する
- 真の傾きがゼロである帰無仮説を検定する2つの方法を述べる
- 回帰直線を用いて予測する方法を説明する
- 回帰分析における説明変数の(1)センタリングと(2)スケーリングの方法を説明する
- センタリングとスケーリングの目的を説明する

29．回帰と相関：重回帰
- 次の用語を説明する：共変数，偏回帰係数，共線性
- 重回帰式（多変量線形回帰式）を定義して，その係数を解釈する
- 重回帰分析を行う3つの理由を述べる
- 説明変数が3つ以上の反応のカテゴリーをもつ名義変数や順序変数である場合，モデルに組み込めるようにするためにダミー変数を作成する方法を説明する
- カテゴリー化された説明変数を含むモデルに適合する場合，基準カテゴリーが意味することを説明する
- 重回帰分析を共分散分析の形で使用する方法を記述する
- 重回帰式で説明変数の最大数を決定するためのだいたいの目安を考える
- モデルの適合度を評価する回帰分析からのコンピュータ出力を用いて，すべての偏回帰係数とそれぞれの偏回帰係数がゼロである帰無仮説を検証する
- 外れ値と影響点を同定する際の，残差，てこ比，クックの距離の関連を説明する

30．回帰と相関：2値のアウトカムとロジスティック回帰
- 2値のアウトカムの変数に重回帰分析が使用できない理由を説明する
- 割合の logit を定義する
- 多変量ロジスティック回帰式を定義する
- ロジスティック回帰係数の指数関数を解釈する
- 関心領域のアウトカムを示す特定の患者では，ロジスティック回帰式から確率を算出する
- ロジスティック回帰係数が統計的に有意かどうか判断する2つの方法を述べる
- モデルの妥当性や予測能の評価およびロジスティック回帰分析の基礎をなしている仮定の調査のためのさまざまな方法を述べる
- オッズ比が相対危険度より大きくなる場合と小さくなる場合を説明する
- ロジスティック回帰の次の種類の使用方法を説明する：多項の名義変数，順序変数，条件つき

31. 回帰と相関：率とポアソン回帰
- 率を定義して，その特徴を述べる
- 率とリスク，および発生率と死亡率を区別する
- 相対率を定義し，相対危険度より好ましい場合を説明する
- ポアソン回帰の使用が適している場合を説明する
- ポアソン回帰式を定義し，ポアソン回帰係数の指数関数を解釈する
- ポアソン回帰式から，特定の患者の事象発生率を算出する
- ポアソン回帰分析における補正値の使用を説明する
- (1)群ごとのデータと(2)時間の経過で変化する変数でポアソン回帰分析を行う方法を説明する
- ポアソン分布の範囲外変動の意味と結果を説明する
- ポアソン回帰分析で範囲外変動を同定する方法を説明する

32. 回帰と相関：一般化線形モデル
- 一般化線形モデルの方程式を定義する
- リンク関数とアイデンティティリンクを説明する
- ロジスティック回帰モデルおよびポアソン回帰モデルのリンク関数を特定する
- 尤度という用語と最尤推定の処理を説明する
- 次の用語を説明する：飽和したモデル，尤度比
- 次の目的のために尤度比統計量（デビアンス，-2 対数尤度）を使用する方法を説明する
  - モデルの適合度を評価する
  - 1つのモデルがもう1つのモデルに包含される場合，2つのモデルを比較する
  - モデルの共変数に関連するすべてのパラメータがゼロであるかどうか評価する（すなわちモデルの χ^2 値）

33. 回帰と相関：統計学的モデルの説明変数
- 変数に3つ以上のカテゴリーがあるとき，統計モデルで名義変数の説明変数に対する有意性検定の方法を説明する
- 変数に3つ以上のカテゴリーがあるとき，序数変数の説明変数をモデルに組み込む2つの方法を述べる
  - 各方法の利点と欠点を述べる
  - 各方法を線形トレンドの検定に適用する方法を説明する
- 多変量のポアソン回帰分析とロジスティック回帰分析で線形性の仮定を確認する方法を説明する
- 回帰モデルで非線形性に対処する3つの方法を述べる
- モデルを過剰適合させるべきでない理由と，それを回避する方法を説明する
- 最適な説明変数を選択するため，自動選択機能を使用することが適当な状況を説明する
- さまざまな自動選択機能の基礎をなしている原則を述べる
- 自動選択機能の注意点を説明する
- 交互作用と共線性の意味を説明する
- 回帰分析における交互作用の検定方法を説明する
- 共線性の検出方法を説明する

34. 考慮すべきこと：バイアスと交絡
- バイアスが意味することを説明する
- 選択バイアス，情報バイアス，資金提供バイアス，出版バイアスが意味することを説明する
- 選択バイアスまたは情報バイアスに含まれるさまざまなバイアスについて述べる
- 生態学的誤謬が意味すること説明する
- 交絡が意味することと，研究のデザイン段階で交絡を取り扱うために踏むべきステップを説明する
- 研究の分析段階で交絡を取り扱うためのさまざまな方法を述べる
- 傾向スコアの意味を説明する
- 分析段階で交絡を取り扱うためのさまざまな方法の利点と欠点を検討する
- 非ランダム化試験では交絡が特定の問題となる理由を説明する
- 次の用語を説明する：因果経路，中間変数，時間変動交絡要因

35. 考慮すべきこと：仮説の確認
- データが正規に分布しているかどうか判断するのに用いられる2つの検定の名称をあげ，2つの図について述べる
- 等分散と異分散を説明する
- 2つ以上の分散が同等であることを評価するのに用いられる2つの検定をあげる
- 2つの分散を比較するための F 検定（分散比検定）の方法を説明する
- 提案された分析では仮定が満たされない場合の対処方法を説明する
- 頑健性のある分析法が意味することを説明する
- 感度分析が意味することを説明する
- 異なる感度分析の例をあげる

36. 考慮すべきこと：サンプルサイズの計算
- 提案された研究において最適なサンプルサイズを選択するために，サンプルサイズの計算が必要な理由を説明する
- サンプルサイズに影響を及ぼす量を特定し，その影響を述べる
- 研究の最適なサンプルサイズを算出する5つの方法をあげる
- 内部パイロット研究からの情報を最適なサンプルサイズの算出の修正に用いる方法を説明する
- アルトマンのノモグラムを用いて，提案された（対応のないおよび対応のある）t 検定や χ^2 検定の最適なサンプルサイズを測定する方法を説明する
- 独立した群の2つの平均と2つの割合の比較のために，サンプルサイズの算出に使用される Lehr の公式を説明する
- 検出力を適切に記述する
- 追跡中の脱落をみこして，または異なるサイズの群が必要とされる場合におけるサンプルサイズを調整する方法を説明する
- 固定されたサンプルサイズでの検査における検出力を増加させる方法を説明する

37. 考慮すべきこと：結果の提示
- 数的結果の報告方法を説明する
- よい図表の重要な特徴を述べる
- 仮説検定の結果の報告方法を説明する
- 回帰分析の結果の報告方法を説明する
- 複合分析の報告方法を述べる
- さまざまな種類の研究を報告するためのガイドラインを位置づけ，それに従う

38. 診断ツール
- 診断検査とスクリーニング検査を区別して，それぞれが適当な状況を説明する
- 基準範囲を定義し，その使用方法を説明する
- 基準範囲を算出できる2つの方法を述べる
- 次の用語を定義する：真陽性，偽陽性，真陰性，偽陰性
- 次のものを（95% 信頼区間で）推定して，解釈する：有病率，感度，特異度，陽性適中率，陰性適中率
- 受信者動作特性（ROC）曲線を描く

- ROC 曲線を用いて診断検査でカットオフ値を選択する方法を説明する
- ROC 曲線下面積を用いて個体の疾病の有無を判断する診断検査の有効性を評価したり，2 つの診断検査を比較する方法を説明する
- 検査の感度と特異度が知られている場合，陽性結果や陰性結果の尤度比を算出して，解釈する

39．一致性の評価
- 測定変動と測定誤差を区別する
- 系統的誤差とランダム誤差を区別する
- 再現性と反復可能性を区別する
- 対応のあるカテゴリー的な反応間の一致性を評価するために，コーエンの κ を算出して，解釈する
- 重みづけ κ を説明し，それが決定される状況を述べる
- 数的反応のペアを比較するときにおける系統的効果の検定方法を説明する
- 一対の数的反応間の一致性を評価するためのブランド・アルトマン分析の方法を説明し，一致限界を解釈する
- 英国標準機関の反復可能性計数を算出して，解釈する方法を説明する
- 測定の比較試験において，級内相関係数とリンの一致相関係数を算出して，解釈する方法を説明する
- 一対の数的反応間の一致性を評価するために，ピアソンの積率相関係数を算出することが不適当な理由を説明する

40．科学的根拠にもとづく医療
- 根拠にもとづく医療（EBM）を定義する
- さまざまな研究デザインと関連したエビデンスの強さの順序を述べる
- 新しい治療の有効性を評価するために EBM を行うことに関係している 6 つの段階をあげ，各段階の重要な特徴を述べる
- 治療必要数（number needed to treat：NNT）を説明する
- NNT の算出方法を説明する
- 主なアウトカム変数が 2 値である場合における関心領域の効果の評価方法を説明する
- 主なアウトカム変数が数値変数である場合における関心領域の効果の評価方法を説明する
- 調査結果の重要性を判断する方法を説明する

41．反復測定の方法
- レベル 2 構造において，クラスター形成されたデータについて例を用いて述べる
- このデータを視覚的に示す方法を述べる
- 統計解析で反復測定を無視した影響を述べる
- 要約指標を用いて反復測定したデータの群を比較する方法を説明する
- 反復測定したデータの群の比較に適当なその他の 2 つの方法をあげる
- 一連の 2 サンプル t 検定がそのようなデータの分析には不適当な理由を説明する

42．クラスターデータのための回帰方法
- レベル 2 構造でクラスター形成されたデータを分析するための次の手法を概説する：集約レベル分析，頑健な標準誤差を用いた分析法，ランダム効果（階層化，マルチレベル，混合，クラスター固有，断面的）モデル，一般化推定式
- 各手法の利点と欠点をあげる
- ランダム切片モデル，ランダム傾きモデル，ランダム効果モデルを区別する
- ランダム効果モデルでクラスタリングの効果を評価するために，級内相関係数を算出して，解釈する方法を説明する
- 尤度比検定を用いてクラスタリングの効果を評価する方法を説明する

43．システマティックレビューとメタアナリシス
- システマティックレビューを定義し，これにより可能になることを説明する
- コクラン共同計画について述べる
- メタアナリシスを定義して，その利点と欠点をあげる
- メタアナリシスを行うことに関係している 4 つの段階をあげる
- 統計学的異質性と臨床的異質性を区別する
- 統計学的同質性の検定方法を説明する
- 統計学的異質性のエビデンスがある場合，メタアナリシスに対する関心領域の平均的効果を推定する方法を説明する
- 次の用語を説明する：固定効果メタアナリシス，ランダム効果メタアナリシス，メタ回帰分析
- フォレストプロットと漏斗プロットを区別する
- メタアナリシスを行った後に感度分析を行う方法を述べる

44．生存分析
- 生存データの分析には特別な方法が必要な理由を説明する
- 右方打ち切りデータと左方打ち切りデータを区別する
- 生存曲線について述べる
- 生存確率を算出するためのカプラン・マイヤー法と生命表を用いる手法を区別する
- 生存分析にログランク検定が使われる目的を説明する
- コックス比例ハザード回帰モデルの原則を説明する
- コックス比例ハザード回帰モデルからハザード比（相対ハザード）を得る方法を説明し，それを解釈する
- 生存データの説明に用いることができる他の回帰モデルをあげる
- 情報による打ち切りと競合リスクに関連した問題を説明する

45．ベイズ法
- 確率に対する頻度論的統計法が意味することを説明する
- 確率に対する頻度論的統計法の欠点を説明する
- ベイズ法の原則を説明する
- ベイズ法の欠点をあげる
- 次の用語を説明する：条件つき確率，事前確率，事後確率，尤度比
- オッズの観点からベイズの定理を説明する
- ファーガンのノモグラムを用いて，ベイズ法の枠組みで診断検査の結果を解釈する方法を説明する

46．予後スコアの開発
- 予後スコアを定義する
- 予後指標とリスクスコアを区別する
- 予後スコアを引き出す異なる方法を概説する
- 良好な予後スコアの望ましい特徴をあげる
- 全体的なスコアの正確性の評価が意味することを説明する
- 分類表や平均ブライアスコアを用いて，全体的なスコアの正確性を評価する方法を記述する
- 事象を経験する者としない者を区別するための予後スコアの判別力の評価が意味することを説明する

- スコアによって個人を分類すること，ROC曲線を描くこと，ハレルのc統計量を算出することのそれぞれを，事象を経験する者としない者を区別するための予後スコアの判別力の評価に用いる方法を記述する
- 予後スコアの正確な較正が意味することを説明する
- ホスマー・レメショウ適合度検定を用いて，予後スコアが正確に較正されているかどうか評価する方法を記述する
- 予後スコアの適用拡大が意味することを説明する
- 予後スコアの内的・外的交差検証のさまざまな方法を述べる

注意

本書に記載した情報に関しては，正確を期し，一般臨床で広く受け入れられている方法を記載するよう注意を払った．しかしながら，著者（訳者）ならびに出版社は，本書の情報を用いた結果生じたいかなる不都合に対しても責任を負うものではない．本書の内容の特定な状況への適用に関しての責任は，医師各自のうちにある．

著者（訳者）ならびに出版社は，本書に記載した薬物の選択・用量については，出版時の最新の推奨，および臨床状況に基づいていることを確認するよう努力を払っている．しかし，医学は日進月歩で進んでおり，政府の規制は変わり，薬物療法や薬物反応に関する情報は常に変化している．読者は，薬物の使用にあたっては個々の薬物の添付文書を参照し，適応，用量，付加された注意・警告に関する変化を常に確認することを怠ってはならない．これは，推奨された薬物が新しいものであったり，汎用されるものではない場合に，特に重要である．

訳注

本書には，関連書として『臨床研究マイスターへの道　医科統計学が身につくドリル』という問題集が発売されている．本書の各章に関連する問題集の多肢選択問題（MCQ）と構造化問題（SQ）を，それぞれの章の最初のページに示すとともに，付録Eにまとめて示した．

臨床研究マイスターへの道
医科統計学が
身につくテキスト

1 データの種類

■ データと統計学

多くの研究の目的は，調査の特定領域に関する情報を得るためのデータ収集である．**データ**は，1つ以上の**変数**（変化しうるあらゆる数量）からなる**観察値**によって構成される．例えば，特定の疾病の患者に関する基本的な臨床情報や患者属性情報を集めた場合，関心領域の変数には，性別，年齢，身長が含まれるであろう．

データは通常，関心領域の**母集団**を代表する個々の**サンプル（標本）**から得られる．研究者の目的は，有意義な方法でこれらのデータを整理し，そこから有用な情報を抽出することである．**統計学**は，情報の収集，要約，分析，そしてデータから結論を導くことであり，統計上のテクニックを用いて目的を達成する．

データの形式にはさまざまなタイプがある．どの統計手法が最も適切か判断する前に，その変数の性質を知る必要がある．統計データは，**カテゴリー（質的）データ**と**数値（量的）データ**の2つに分けられる（図1-1）．

■ カテゴリーデータ

カテゴリーデータは，個々の変数を区別可能な項目別に分類したものである．

- **名義カテゴリーのデータ**：カテゴリー間には順序関係がなく，ただ名前をもっている．例えば，血液型（A，B，AB，O）や婚姻の状態（既婚，死別，独身など）がこれに属する．このような場合には，結婚していることが独身であることよりよいか悪いかを考えても意味がない．
- **順序カテゴリーのデータ**：カテゴリー間に何らかの順序関係がある．例えば，病期分類（重症，中等症，軽症，疾病なし）や，痛みの強さ（高度，中程度，軽度，痛みなし）がこれに属する．

2種類にしか分けられないカテゴリーの場合，カテゴリー変数は2つ（2値）になる．例えば，「はい/いいえ」，「死亡/生存」，あるいは「病気である/病気でない」がそうである．

■ 数値データ

変数が量的な意味をもつデータである．数値データは，2つのタイプに分けられる．

- **離散（不連続）データ**：変数が整数値をとるときに用いられる．これらは，たいてい事象の数を数えたものであり，年間の外来受診回数や過去5年間の疾病にかかわるエピソードの発生数がこれにあたる．
- **連続データ**：変数の精度に限りがないもの（厳密に測定すれば精度を高められる連続的な変数）．例えば，体重や身長など，測定に限界のないものである．

■ データ形式の区別

データがカテゴリーデータであるか数値データであるかによって，全く異なる統計手法を使うことになる．カテゴリーデータと数値データの区別はたいてい明確であるが，ときには区別が難しい場合もある．例えば，7段階の疼痛スケールのように多数の順序性のあるカテゴリーをもつ変数については，それを離散する数値データではないといい切るのは難しい．また，一般に多くの分析では，離散データと連続データの区別はさらに難しいが，その区別が結果に大きな影響を与えることはないと思われる．年齢は，実際には連続した値であるが，しばしば離散データとして扱われる変数の例である．通常，「年齢」をみるときは，「この前の誕生日で何歳になったか」に着目する．そのため，30歳であるという女性が，ちょうど30回目の誕生日を迎えたばかりなのか，あるいは31回目の誕生日を迎える直前なのかはわからない．

重要な情報が失われてしまうことがあるため，はじめから数値データをカテゴリーデータとして記録しようとしてはならない（例えば，実際の年齢ではなく，はじめから個々の患者の年齢をある範囲にあてはめたものだけを記録してはならない）．収集された数値データをカテゴリーデータに変換することは簡単である．

■ 導かれるデータ

医学の分野では以下に示すような，さまざまなその他のタイプのデータを扱う．

- **パーセンテージ（百分率）**：治療中の患者の改善を評価するとき，例えば，患者の肺機能〔1秒量（FEV1）〕が新しい薬物により治療後に24%増加するようなとき，パーセンテージ（%）で表される．この場合，関心領域の数値は，パーセンテージで表される絶対値ではなく，改善の度合いである．
- **比あるいは指数**：2つの変数の比あるいは指数をしばしば目にするであろう．例えば，個人の体重（kg）を身長の二乗（m²）で割って計算された肥満指数（body mass index：BMI）は，痩せか肥満かの判断によく用いられる．
- **率**：ある研究における個々の対象者に発症する疾病事象の数を，その研究におけるすべての対象者の観察年数（31章）で割った罹患率は，疫学研究において一般的に使用される（12章）．
- **スコア**：数量として測定できないものを評価するとき，任意の評価基準，すなわちスコアが用いられる．例えば，生活の質（quality of life：QOL）については，質問に対する回答を個体ご

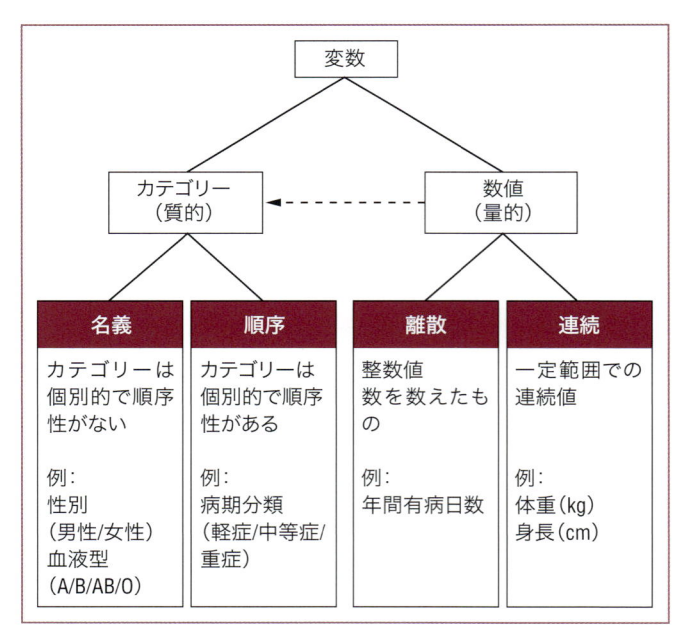

図1-1 さまざまな種類の変数を示す図

とにスコア化して集計する．

　これらスコア化された変数は，ほとんどの分析では数値変数として取り扱われる．変数が2つ以上の値（パーセンテージの分子と分母のように）から決まる場合，使用したすべての値を記録することが重要である．例えば，治療後のマーカー値が10％改善したとしても，治療前のマーカー値レベルにより，その臨床的状況は異なるかもしれない．

打ち切りデータ

次の例のように**打ち切りデータ**を扱う場合がある．
- ある水準以上の値しか検出できない測定器では，それ未満の値は検出することができない．つまりそれらは打ち切りデータである．例えば，ウイルス量を測るとき，検出能に限界があればサンプル中にウイルスがある可能性があっても，「検知不能」あるいは「定量不能」と報告されるであろう．この状態では，例えば，ある計測器の下限のカットオフ値がxである場合，結果は「＜x」と報告される．同様に例えば，ある計測器の信頼できる計測上限がyである場合，この値以上のすべての測定値もまた打ち切りデータであり，検査結果は「＞y」と報告されるであろう．
- また，治験で患者を観察するとき，脱落ケース（症例）がある場合などは打ち切りデータとなる．このタイプのデータについては，44章で詳しく扱う．

2 データ入力

研究を行う場合，必ずといってよいほどデータをコンピュータに入力する必要がある．コンピュータは，データ収集と分析の確実性とスピードを向上し，過誤（エラー）の検出を容易にする．また，データをグラフ化したり，新たな変数を作成するうえで非常に有用である．データ入力の計画に時間をかけることは重要である．なぜなら，これにより，のちのち必要になるであろう労力をかなり削減できるからである．

■ データ入力のためのフォーマット

コンピュータへのデータ入力と保存には，多くの方法がある．たいていの統計ソフトでは，データを直接入力することができる．しかし，この方法では入力したデータを他のソフトに移せないこともしばしばある．代わりに，データを表計算ソフトやデータベースパッケージに保存する方法がある．ただし，残念ながら，これらの統計手法だけでは不十分なことが多く，実際に分析を行うには，より専門的な統計ソフトにデータを出力する必要がある．

より順応性のある方法は，データを**アスキー（ASCII）**ファイルか**テキスト**ファイルとして利用できるようにすることである．アスキーのフォーマットで入力してあれば，データはたいていのソフトで読み込むことができる．アスキーフォーマットは，シンプルに文字列で構成されており，コンピュータの画面上で確認できる．通常，ファイル中のそれぞれの変数は，**区切り文字**（スペースやカンマが用いられることが多い）で区切られている．このようなファイルは，**フリーフォーマット**として知られている．

データをアスキーのフォーマットで入力するための最も単純な方法は，ワープロソフトか，編集ソフトを用いて，直接このフォーマットで入力することである．そのほかに，表計算ソフトに保存されたデータをアスキーのフォーマットで保存することもできる．いずれの方法を使うとしても，習慣的に各行は研究対象の個体ひとり一人に対応し，各列はそれぞれの変数に対応する．しかし，各個体の変数が非常に多いときは，次の行に続く場合もある．

■ データ入力の計画

データを集めるとき，しばしばデータの記録のために何か決まった書式や質問票を使うことがある．これらを慎重にデザインすることが，データ入力時の労力を減らすことにつながる．一般に，これらの記録用紙や質問票には，データを記録する一連の空欄と，たいていは質問に対する回答を数字で記入できる空欄がある．

■ カテゴリーデータ

数値でないデータを扱う場合，問題がある統計ソフトもある．したがって，コンピュータにデータを入力する前に，カテゴリーデータに数のコードを割りつける必要がある．例えば，「痛み」のカテゴリー，すなわち「痛みなし」，「軽度の痛み」，「中程度の痛み」，「重度の痛み」にそれぞれ 1，2，3，4 のコードを割りつけるようにすることもできる．データ収集時に，これらのコードを記録用紙に加えることができる．「はい／いいえ」のような二択のデータの場合，「はい」に対して「1」，「いいえ」に対して「0」とコード化しておくと都合がよい．

- **単一コード化変数**：質問に対する回答が 1 種類しかないもの．例えば，「患者は死亡しているか？」がこの場合であり，この質問に対する答えは，「はい」か「いいえ」のいずれでしかない．
- **多重コード化変数**：複数回答が可能なもの．例えば，「この患者にどんな症状があったか？」では，個々の患者がいくつか症状を経験しているかもしれない．このようなデータを扱う場合は，状況にあわせて次の 2 種類の方法を使い分ける必要がある．
  - **症状は少数に限られるが，個体がそのうちの複数を経験している場合**：可能性のある症状それぞれに対応して，「はい＝1，いいえ＝0」という，いくつかの 2 値変数をつくればよい．例えば，「患者には喘息があったか？」とか，「咽頭炎があったか？」などである．
  - **症状は非常に多くあるが，患者の症状がそのうちの少数に限られると考えられる場合**：多くの名義変数を作成することで，患者は自分の症状を言葉でいい表すことができる．例えば，「最初の症状は何であったか？」，「2 番目の症状は何であったか？」などである．この場合，前もって患者が罹患した可能性が高いと思う症状がどのくらいあったかを決めておく必要があるであろう．

■ 数値データ

数値データは，同じ精度で一貫した測定単位を用いるべきである．例えば，体重は kg かポンドのどちらかで記録すればよいのではなく，どちらか一方に統一して記録すべきである．

■ 患者ごとの多数の形式

同一患者の情報を，複数回分，集積しておく場合もある．研究を行ううえで，すべてのデータと個体を結びつけることが可能なように，対象とする個体と関連する特有の識別子（例えば，シリアル番号）を定めることが重要である．

■ 日付と時間についての問題

日付と時間は，例えば，「日／月／年」か「月／日／年」のどちらかではなく，一貫した表示方法で入力すべきである[*]．使用する統計ソフトが，どんな形式を読み込むことができるかを知っておくことは重要である．

■ 欠損値のコード化

データを入力する前に，欠損値の取り扱いについて考えておかなければならない．たいていの場合，欠損値を表す何らかのコードを用いる必要がある．統計ソフトごとに欠損値の扱い方は異なる．欠損値を示すために特別な文字（例えば，ピリオドや星印）が用いられる場合もあれば，特有のコード（9，999，−99 など）で定義される場合もある．選択される値は，その変数においてありえないものでなければならない．例えば，「1, 2, 3, 4」の 4

[*] 訳注：日付と時間は，元号や西暦なども混在しないように注意すべきである．

つにコード化されたカテゴリー変数では，9を欠損値のコードとして選択できる．しかし，変数が「小児の年齢」であるなら，別のコードを選ぶべきである．欠損値については，3章でさらに詳細に述べる．

例

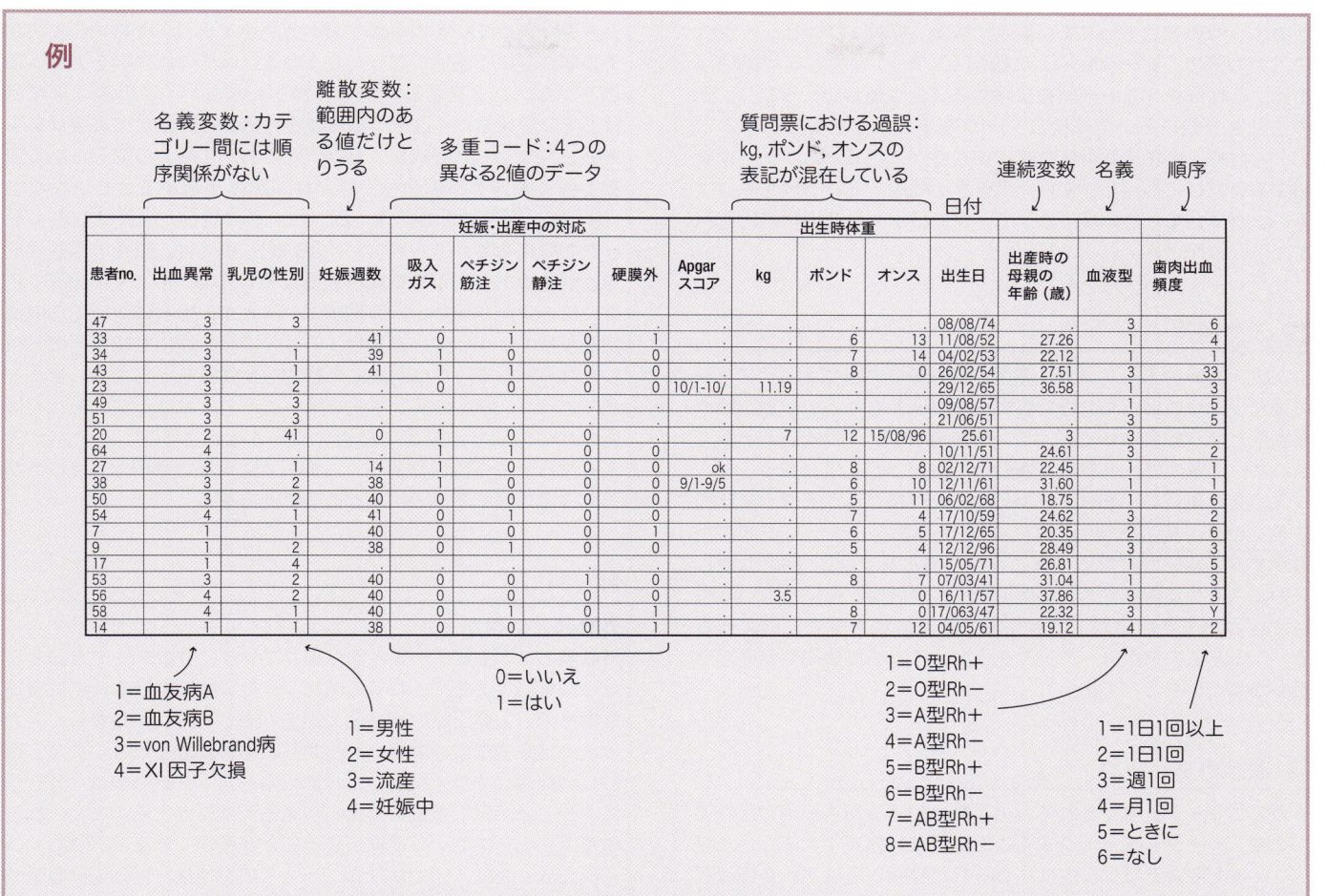

| 名義変数：カテゴリー間には順序関係がない | 離散変数：範囲内のある値だけとりうる | 多重コード：4つの異なる2値のデータ | 質問票における過誤：kg, ポンド, オンスの表記が混在している | 日付 | 連続変数 | 名義 | 順序 |

妊娠・出産中の対応 / 出生時体重

患者no.	出血異常	乳児の性別	妊娠週数	吸入ガス	ペチジン筋注	ペチジン静注	硬膜外	Apgarスコア	kg	ポンド	オンス	出生日	出産時の母親の年齢（歳）	血液型	歯肉出血頻度
47	3	3	.	.	.	.	.	.	.	.	.	08/08/74	.	3	6
33	3	.	41	0	1	0	1	.	.	6	13	11/08/52	27.26	1	4
34	3	1	39	1	0	0	0	.	.	7	14	04/02/53	22.12	1	1
43	3	1	41	1	1	0	0	.	.	8	0	26/02/54	27.51	3	33
23	3	2	.	0	0	0	0	10/1-10/	11.19	.	.	29/12/65	36.58	1	3
49	3	3	.	.	.	.	.	.	.	.	.	09/08/57	.	1	5
51	3	3	.	.	.	.	.	.	.	.	.	21/06/51	.	3	5
20	2	41	0	1	0	0	.	.	7	12	15/08/96	25.61	3	3	2
64	4	.	.	1	1	0	0	.	.	.	.	10/11/51	24.61	3	2
27	3	1	14	1	0	0	0	.	.	8	8	02/12/71	22.45	1	1
38	3	2	38	1	0	0	0	9/1-9/5	.	6	10	12/11/61	31.60	1	1
50	3	2	40	0	0	0	0	.	.	5	11	06/02/68	18.75	1	6
54	4	1	41	0	0	0	0	.	.	7	4	17/10/59	24.62	3	2
7	1	1	40	0	0	0	1	.	.	6	5	17/12/65	20.35	2	6
9	1	2	38	0	0	0	0	.	.	5	4	12/12/96	28.49	3	3
17	1	4	.	.	.	.	.	.	.	.	.	15/05/71	26.81	1	5
53	3	2	40	0	0	1	0	.	.	8	7	07/03/41	31.04	1	3
56	4	2	40	0	0	0	0	.	3.5	.	0	16/11/57	37.86	3	3
58	4	1	40	0	0	1	0	.	.	8	0	17/063/47	22.32	3	Y
14	1	1	38	0	0	0	1	.	.	7	12	04/05/61	19.12	4	2

出血異常：
1＝血友病A
2＝血友病B
3＝von Willebrand病
4＝XI因子欠損

乳児の性別：
1＝男性
2＝女性
3＝流産
4＝妊娠中

0＝いいえ
1＝はい

血液型：
1＝O型Rh＋
2＝O型Rh－
3＝A型Rh＋
4＝A型Rh－
5＝B型Rh＋
6＝B型Rh－
7＝AB型Rh＋
8＝AB型Rh－

歯肉出血頻度：
1＝1日1回以上
2＝1日1回
3＝週1回
4＝月1回
5＝ときに
6＝なし

図 2-1 64人の遺伝性出血性疾患を有する女性のデータをスプレッドシート形式で示したものの一部分

妊娠・出産に対する遺伝性出血性疾患の影響をみる研究の一環として，ロンドンのある1つの血友病センターで登録された64人の女性のデータを収集し，出血性疾患と第1子の妊娠との関係について調査した（インタビュー時に最初の妊娠中であった場合は，その妊娠について）．図2-1に，スプレッドシート形式で入力された，一部の女性のデータを示す．ただし，データは，過誤のチェックをする前のものである．カテゴリー変数に対するコード化の定義は，図2-1の下に示されている．表の各行ごとに，調査した個体1人分のデータが示されている．列はそれぞれ，異なる変数を表している．女性が現在妊娠中であれば，出産時の年齢は，出産時推定年齢を計算したものである．出生時に関するデータは37章に示す．

データは，Dr R.A. Kadir, University Department of Obstetrics and Gynaecology, and Professor C.A. Lee, Haemophilia Centre and Haemostasis Unit, Royal Free Hospital, London のご厚意による．

3 過誤のチェックと外れ値

どのような研究においても，測定，収集，転写，コンピュータへの入力の際に，データセットに過誤（エラー）が生じる可能性がある．これらすべての過誤を排除することは難しい．しかし，そのことを念頭において慎重にデータをチェックすることによって，入力時，転写時の過誤を減らすことができる．ただデータを目でみるだけでも，たいてい，明らかに間違っている値をみつけることができる．この章では，データチェックに有用な方法を示す．

入力過誤

データ入力時の入力ミスが，過誤の最も多い原因である．データの量が少なければ，入力されたデータセットをもとの記録用紙や質問票と照らし合わせて入力ミスの有無をチェックすることができるが，大量のデータを扱う場合は時間がかかってしまう．データ入力を 2 回行い，それをコンピュータプログラムを使って比較することは可能である．これにより，2 つのデータセット間の相違がすべて明らかになるであろう．この方法では，2 回とも同じ入力ミスをした可能性や，もとのデータが間違っていたという可能性は否定できないが，少なくとも過誤の数を最少に抑えられる．この方法の欠点は，データを入力するために費用や時間が 2 倍かかるということである．

過誤のチェック

- **カテゴリーデータ**：それぞれの変数に対する回答が限定されるとき，データをチェックすることは比較的容易である．したがって，そのカテゴリー内に定められた範囲からはずれた値は過誤であるに違いない．
- **数値データ**：数値データの場合はしばしば過誤が発生しやすく，そのチェックも難しい．例えば，数値データを入力するとき，数値を入れ換えたり，小数点を打ち誤るというミスが生じがちである．数値データは**範囲内かどうかでチェックできる**．つまり，それぞれの変数に上限と下限を指定し，数値がその範囲外にあれば，より詳しくチェックするためのフラグをつけておく．
- **日付**：日付はある特定の期間内から外れることもあるが，過誤がないかをチェックすることはしばしば困難である．日付はそれが妥当であるかを確かめることによりチェックできる．例えば，2 月 30 日は明らかに間違いであり，同様に 31 よりも大きい日や 12 よりも大きい月もありえない．また，より論理的なチェック法を用いることもできる．例えば，患者の生年月日はその人の年齢に対応しているはず，たいていの研究では研究に参加する前に患者は生まれているはずである．さらに，患者が死亡したなら，次の追跡調査のときに登場するはずがない．

過誤のチェックにおいては，ミスがあったという根拠がある場合にのみ，数値を修正すべきである．単にそれらが異常にみえるからといって，数値を変えてはならない．

欠損値の処理

若干のデータが欠ける可能性は常にある．データが非常に広範に欠けているなら，結果は信頼できそうにない．欠損値が特定の変数や個体群の特定のサブグループの集団に偏っているなら，なぜデータが欠けているかを必ず調べるべきである．それは，変数がその個体群に不適切であったか，あるいはその個体群を測定したことがないことを示しているのかもしれない．このような場合は，その変数もしくはその個体群を分析から除外する必要があるかもしれない．欠損値が，その研究において最大の関心となる変数と強く関連する場合は，厄介な問題に遭遇するかもしれない（例えば，回帰分析の結果；27 章）．この場合，結果はひどく偏ったものになるかもしれない（34 章）．例えば，患者の健康状態を反映するある測定値に関心をもったとする．そして，通院できないほど体調が悪いという理由で，何人かの患者についてこの情報が欠けてしまっていた場合，その欠損値の理由を知らずに分析したなら，おそらくは過度に楽観的な全体像をとらえてしまうことであろう．特定の統計手法を用いる[1]ことによって，もしくは何らかの方法で欠損値を評価する[2]ことによって，このバイアスを減らせる可能性がある．しかし，望ましい選択は，はじめから欠損値の数を最小限にとどめることである．

外れ値

外れ値とは何か？

外れ値とは，主要データとかけ離れていて，他のデータと適合しない観察値である．これらの値は，その変数における非常に極端な場合の，正真正銘の観察値であるかもしれない．しかし，入力ミスの結果や単位の間違いから生じたものかもしれないので，疑わしい数値はすべて検証しなければならない．外れ値は，分析法によっては結果に重要な影響を与える可能性があるので，それらの有無をデータセットに検出することが重要である（29 章）．

例えば，身長 210 cm（7 フィート）の女性は，たいていのデータセットではおそらく外れ値となる．しかし，この数値は女性の身長としてはずばぬけて高いが，それは本当の値であり，その女性はただ非常に背が高いだけかもしれない．この場合，結果の妥当性について判断する前に，彼女の年齢や体重などの他の変数を可能な限りチェックし，この数値についてさらに検討する必要がある．それが間違いである根拠が本当にある場合だけ，数値を修正すべきである．

外れ値のチェック

単純な方法は，データを印刷し，目でみて視覚的にチェックすることである．観察値の数がそれほど多くなく，外れ値である可能性のあるデータが，他のデータよりもはるかに小さいかはるかに大きいなら，この方法は適切である．範囲をチェックすることはまた，外れ値である可能性を識別することにつながる．そのほかに，データをグラフ化する方法がいくつかあり（4 章），ヒストグラムや散布図により，外れ値を明らかに識別できる（29 章の回帰分析における外れ値についての検討も参照）．

外れ値の取り扱い

個体の値が期待される数値よりただ単に高かったり低かったりするからといって，分析から除外しないことが大切である．しかし，統計の手法によっては，外れ値を含むことが結果に影響する

---

[1] Laird, N.M. (1988) Missing data in longitudinal studies. *Statistics in Medicine*, **7**, 305-315.
[2] Engels, J.M. and Diehr, P. (2003) Imputation of missing longitudinal data: a comparison of methods. *Journal of Clinical Epidemiology*, **56**, 968-976.

可能性がある．単純な方法は，その数値を含めたり除外したりして分析を繰り返してみることである．これは**感度分析**の1つの形式である（35章）．結果が同様であるなら，外れ値には結果に対する大きな影響力はないと考えられる．しかし，結果が劇的に変化するようなら，外れ値による影響が及ばないような適切な方法をデータ分析に用いる必要がある．これらの方法には，データ変換（9章）やノンパラメトリック検定（17章）がある．

例

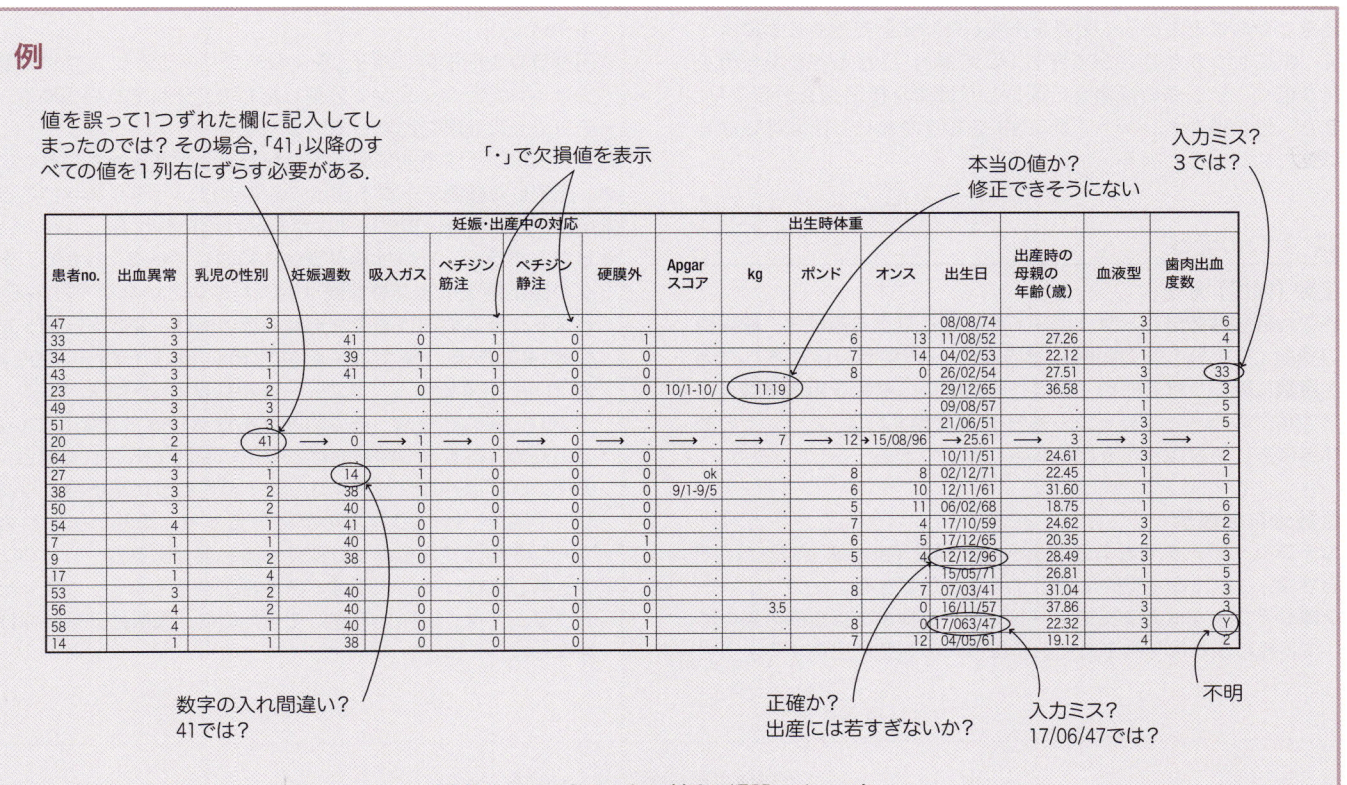

患者no.	出血異常	乳児の性別	妊娠週数	吸入ガス	ペチジン筋注	ペチジン静注	硬膜外	Apgarスコア	kg	ポンド	オンス	出生日	出産時の母親の年齢(歳)	血液型	歯肉出血度数
47	3	3	.	.	.	.	.	.	.	.	.	08/08/74	.	3	6
33	3	1	41	0	1	0	1	.	.	6	13	11/08/52	27.26	1	4
34	3	1	39	1	0	0	0	.	.	7	14	04/02/53	22.12	.	1
43	3	1	41	1	1	0	0	.	.	8	0	26/02/54	27.51	3	33
23	3	2	.	0	0	0	0	10/1-10/	11.19	.	.	29/12/65	36.58	1	3
49	3	3	.	.	.	.	.	.	.	.	.	09/08/57	.	.	5
51	3	3	.	.	.	.	.	.	.	.	.	21/06/51	.	3	5
20	2	41	0	1	0	0	0	.	.	7	12	15/08/96	25.61	3	3
64	4	.	.	1	1	0	0	.	.	.	.	10/11/51	24.61	3	2
27	3	1	14	1	0	0	0	ok	.	8	8	02/12/71	22.45	1	1
38	3	2	38	1	0	0	0	9/1-9/5	.	6	10	12/11/61	31.60	2	1
50	3	1	40	1	0	0	0	.	.	5	11	06/02/68	18.75	1	6
54	4	1	41	0	0	0	0	.	.	7	4	17/10/59	24.62	3	2
7	1	1	40	0	0	0	1	.	.	6	5	17/12/65	20.35	2	6
9	1	2	38	.	.	.	.	.	.	5	4	12/12/96	28.49	3	3
17	1	4	.	.	.	.	.	.	.	.	.	15/05/71	26.81	.	5
53	3	2	40	0	0	1	0	.	.	8	7	07/03/41	31.04	1	3
56	4	2	40	0	0	0	0	.	3.5	.	.	16/11/57	37.86	3	3
58	4	1	40	0	1	0	0	.	.	8	0	17/063/47	22.32	3	Y
14	1	1	38	0	0	1	0	.	.	7	12	04/05/61	19.12	.	2

注釈:
- 値を誤って1つずれた欄に記入してしまったのでは？その場合，「41」以降のすべての値を1列右にずらす必要がある．
- 「．」で欠損値を表示
- 本当の値か？修正できそうにない
- 入力ミス？3では？
- 数字の入れ間違い？41では？
- 正確か？出産には若すぎないか？
- 入力ミス？17/06/47では？
- 不明

図 3-1　データセットに対する過誤のチェック

データを入力した後（2章の例），過誤がないかどうか，データセットをチェックする．ひときわ目立つ矛盾データの中には，単純なデータの入力ミスもある．例えば，患者 no.20 の「乳児の性別」の列にある「41」というコードは，患者に欠損値があったために生じたものであり正しくない．欠損値の後の患者 no.20 の残りのデータは，ずれて正しくない欄に入力されてしまっている．その他のデータ（例えば，妊娠週数と体重の欄の異常な値）は過誤である可能性が高い．しかし，これらは純粋な外れ値である可能性もあるので，判断する前にチェックすべきである．この例では，患者 no.27 の妊娠週数は 41 週であり，患者 no.23 の 11.19 kg の体重は正しくないと判断された．この乳児の正しい体重はわからなかったため，欠損値として入力された．

4 データの図表化

コンピュータにデータを入力した後，まず行いたいことの1つは，そのデータの「感触」を得るために，何らかの方法でその概略をつかむことである．図表を作成したり統計を行うことによって，概略をつかむことができる（5，6章）．きちんとした分析を行う前に，データの情報を伝達したり簡単な概略図を示したり，また，外れ値やトレンド（傾向性）を知るために，作図はしばしば強力なツールとなる．

1つの変数

度数（頻度）分布

変数の**経験度数分布**とは，適切であればとりうる観察値，観察値の種類（すなわち値の範囲），カテゴリーの種類を観察された発生**度数**に結びつけるものである．それぞれの度数を**相対度数**〔全体の頻度のパーセンテージ（％）〕に置き換えれば，2つ以上の個体群における度数分布を比較することができる．

度数分布の表示

カテゴリーデータやある**離散データ**を頻度（または相対度数）で表せば，これらを視覚的に表示することができる．

- **棒グラフ**または**カラムチャート**：水平の棒または垂直の棒の形で，棒の長さはそれぞれのカテゴリーの頻度に比例するように描かれたもの．データがカテゴリーデータまたは離散データであることを示すために，棒は少し間隔をあけて描かれる（図4-1a）．
- **円グラフ**：円形の「パイ」を，カテゴリーごとに1つずつ割りつけられたセクションで分割したもの．それぞれの面積は，カテゴリーの頻度に比例している（図4-1b）．

データは図示する前に概略をつかむ必要があるかもしれないため，**連続した数値データ**を図示することはいっそう難しいことが多い．一般的には，次に示すような図が用いられる．

- **ヒストグラム**：これは棒グラフに類似している．しかし，データの連続性を示すため棒間は間隔があいていない（図4-1d）．ヒストグラムにおけるそれぞれの棒の幅は，変数を区切った値の範囲である．例えば，新生児の体重は1.75〜1.99 kg，2.00〜2.24 kg，…，4.25〜4.49 kgに分けられる（図4-1d）．棒の面積は，その範囲における頻度に比例している．そのため，ある1つの群を他より広い範囲で区切った場合，その棒の底辺は他よりも広くなり，その代わりに高さはより低くなる．通常，5〜20程度の群に分類する．範囲はデータのパターンを図示できるように狭くする必要があるが，もとのデータと等しくなってしまうほど狭すぎてはならない．また，ヒストグラムでは，境界を明確にするために，慎重に分類しなければならない．

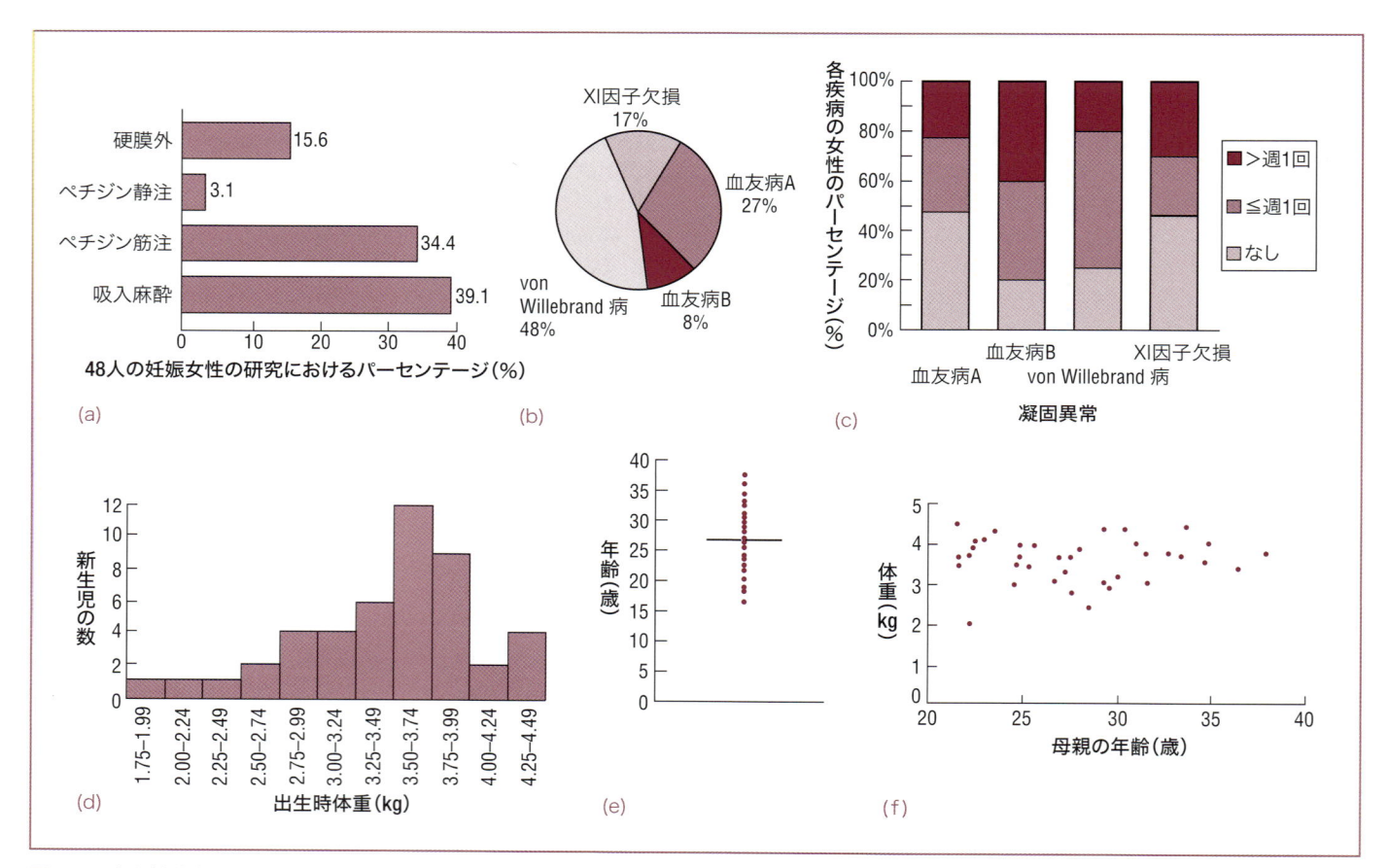

図4-1 出血性疾患を有する女性の産科データ（2章）を要約する場合に作成することのできるいくつかのグラフ　(a) 分娩中に何らかの介入により疼痛緩和を必要とした女性のパーセンテージを示す棒グラフ，(b) 対象女性の出血性疾患の種類を示す円グラフ，(c) 対象女性の出血性疾患別の頻度を示す積み上げ棒グラフ，(d) 出生時の新生児の体重を示すヒストグラム，(e) 出産時の母親の年齢を示す点図（中央値を水平線で示している），(f) 出産時の母親の年齢（横軸あるいはx軸）と新生児の体重（縦軸あるいはy軸）との関係を示す散布図．

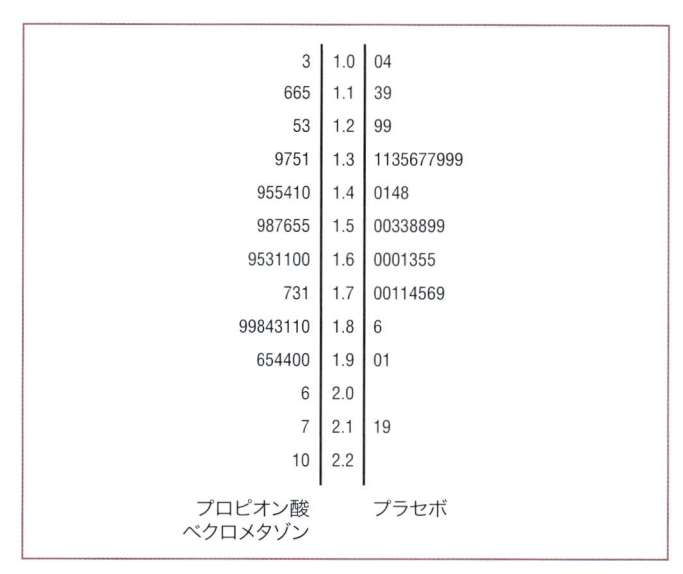

```
         3  | 1.0 | 04
       665  | 1.1 | 39
        53  | 1.2 | 99
      9751  | 1.3 | 1135677999
    955410  | 1.4 | 0148
    987655  | 1.5 | 00338899
   9531100  | 1.6 | 0001355
       731  | 1.7 | 00114569
  99843110  | 1.8 | 6
    654400  | 1.9 | 01
         6  | 2.0 |
         7  | 2.1 | 19
        10  | 2.2 |
  プロピオン酸        プラセボ
  ベクロメタゾン
```

図 4-2　プロピオン酸ベクロメタゾンかプラセボの吸入を受けた小児の 1 秒量（FEV1）を示す幹-葉プロット（21 章）

- **点図**：それぞれの観察値を横軸あるいは縦軸上の点で表したもの（図 4-1e）．このタイプのプロットを描くことは非常に簡単であるが，大量のデータセットの場合，扱いにくいこともある．しばしば，平均あるいは中央値（5 章）などの，データの要約指標が図中に表される．このプロットは離散データで用いられる．
- **幹-葉プロット**：図と表を合わせたもの．横にすると，ヒストグラムに似ているようにみえるが，大きさの小さい順に効率的にデータの値を表したものである．通常，1 本の縦の**幹**で描かれる．幹は最初の 2, 3 桁を順番に並べたものである．この幹から突き出しているのが**葉**であり，おのおのの値の最後の桁を小さい順に並べて示す（図 4-2）．
- **箱図**（たいてい**箱ひげ図**という）：横長もしくは縦長の長方形で示され，その両端はデータの上四分位数（25 パーセンタイル）と下四分位数（75 パーセンタイル）に対応している（6 章）．長方形を通って描かれた線は中央値を示す（5 章）．ひげは，長方形の両端にあり，通常，最小値と最大値を示すが，5 パーセンタイルと 95 パーセンタイルなどの特定のパーセンタイルを示す場合もある（図 6-1）．また，外れ値に印がつけられることもある．

度数分布の「形」

度数分布の「形」によって，どの統計手法が最適であるかを判断することが多い．ピークが 1 つである場合は，通常，データ分布は**単峰性**である．分布が**二峰性**（2 つのピークがある）であったり，**一様**（ピークがなく値が均一）であったりする場合もある．一様分布である場合，データの大部分は，最大値・最小値と比較して，どの位置にあるかをみることが主な目的となる．特に，分布状態は次のどれに相当するかをみきわめることが重要である．

- **左右対称**：ある点が中心点になっており，中心点をはさんだ片側が，もう一側の鏡像となる分布（図 5-1）
- **右側への歪み（正の歪み）**：医学的調査ではよくみかけるもので，左側に 1 つまたは数個の高い値があり，右側に長い尾のある分布（図 5-2）
- **左側への歪み（負の歪み）**：右側に 1 つまたは数個の高い値があり，左側に長い尾のある分布（図 4-1d）

2 つの変数

1 つの変数がカテゴリーデータであれば，2 つ目の変数の分布を示す別の図をカテゴリーごとに描くことができる．**帯グラフ**や**積み上げ棒グラフ**，棒グラフなどの他の作図法が，このようなデータに適している（図 4-1c）．

2 つの変数がいずれも連続変数か順序変数であるなら，この 2 つの関係は**散布図**を用いて示すことができる（図 4-1f）．散布図では，2 つの変数の関係を 2 軸の図で示す．通常，一方の変数を x として横軸に示し，もう一方の変数を y として縦軸に示す．

作図による外れ値の発見

外れ値をみつけるために，しばしば 1 つの変数のデータ表示を用いる．例えば，ヒストグラムでは片側の非常に長い尾が外れ値を示すことがある．しかし，2 つの変数間の関係を考えなければ，外れ値が明らかにならないこともある．例えば，55 kg の体重は，身長が 160 cm の女性ではふつうであるが，190 cm であれば軽すぎるという場合がこれに相当する．

グラフで連絡線を使う

グラフにおいて連絡線は誤解を生む可能性がある．連絡線は x 軸の値に一定の順序があることを意味することがある．例えば，x 軸が時間や量の測定値を反映する場合がそうである．もし，これが当てはまらないのであれば点を連絡すべきでない．反対に，もし異なる値の間に従属関係（対応）がある場合は，直線で関係する点を連絡することは有益である（図 20-1）．そして，これらの連絡線が省略されると重要な情報が失われるかもしれない（これは例えば，治療前と治療後のように，異なる 2 つの時点間で同一個体から出た結果が関連するからである）．

5 データの記述：代表値

データの要約

有意義な方法でデータを要約しない限り、数値で表された測定値の「感触」を得るのは非常に難しい。図表化（4章）はしばしば有用なスタート地点となる。データの重要な特性を記載する指標を示すことによっても、情報を要約することができる。特に、代表値についての若干の知識があり、観察値が代表値を基準にしてどのように分散しているかがわかれば、データのイメージを系統立てることができる。**代表値**は**分布**の指標を表す一般的な用語であり、典型的な測定値を表したものである。この章では、代表値、そのうち最もよく使われる平均と中央値を中心に説明する（表5-1）。6章では、観察値の散布具合あるいは**ばらつき具合**を記述する指標について紹介する。

算術平均

算術平均は単に平均と呼ばれることが多い。これは、すべての値の合計をそのサンプルの数で割ったものである。

代数式によって、この言葉で述べられた解説を要約することができる。数学的な表記法を用いて、総数が n である変数 x の観察値を $x_1, x_2, x_3, \dots, x_n$ とする。例えば、x が個体の身長（cm）を表す場合、x_1 は1番目の個体の身長を示し、x_i は i 番目の個体の身長を示す。「$\bar{x}$」（「エックスバー」と読む）を用いて、観察値の算術平均を次の式で表すことができる。

$$\bar{x} = \frac{x_1 + x_2 + x_3 + \dots + x_n}{n}$$

また、数学的な表記法を用いることにより、この式を短くすることができる。

$$\bar{x} = \frac{\sum_{i=1}^{n} x_i}{n}$$

Σ（ギリシャ文字「シグマ」）は「合計」を意味し、Σ の横や上にある文字によって、i が1〜n までの値の合計であることがわかる。これはさらに簡略化でき、次のように表されることもある。

$$\bar{x} = \frac{\sum x_i}{n} \quad \text{または} \quad \bar{x} = \frac{\sum x}{n}$$

中央値（メジアン）

データを小さい順に並べたとき、中央にある値が**中央値**である。すなわち、中央値は、順序づけられたデータを上下半分ずつ同数に分割する値である。

観察値の数 n が**奇数**であるなら、中央値を算出することは容易である。順序づけられたデータの中で、$(n+1)/2$ で求められる順番の観察値が中央値となる。したがって、例えば、$n=11$ ならば、$(11+1)/2 = 12/2 = 6$ となり、6番目にある観察値が中央値となる。n が**偶数**のときは、厳密にいえば中央値はない。しかし、通常は順序づけられたデータの中で、中央に位置する2つの観察値、すなわち $n/2$ 番目の値と $(n/2+1)$ 番目の値の算術平均が中央値となる。例えば、$n=20$ ならば、中央値は $20/2=10$ 番目の観察値と、$(20/2+1)=(10+1)=11$ 番目の観察値の算術平均である。

データの分布が左右対称ならば、中央値は平均と同様であり（図5-1）、右側へ歪んでいれば平均を下回り（図5-2）、左側へ歪んでいれば平均を上回る（図4-1d）。

最頻値（モード）

最頻値は、データセットの中で最も頻繁に現れる値である。データが連続量の場合は、データを群ごとにまとめ、最も多い群を算出する。それぞれの値が1回ずつしかでてこないときは、最頻値は存在しない。度数が最多となる値が、2つ以上同数で存在するとき、最頻値が1つでなくなることがある。最頻値を要約指標として用いることはあまりない。

幾何平均

データが非対称分布である場合、算術平均は要約指標としては不適当である。データが右側へ歪んでいる場合、データのそれぞれの変数について対数（典型的には底が10か e）をとると、より左右対称の分布となる（9章）。対数の算術平均は、変換したデータについての分布を表す指標となる。もとの観察値と同じ単位の指標を得るために、対数変換したデータの平均〔の真数（antilog）〕を変換前の値に戻す必要がある。これは、**幾何平均**と呼ばれる対数データの分布がほぼ対称であるなら、幾何平均はもとのデータの中央値と相似し、もとのデータの平均を下回る（図5-2）。

重みづけ（重みつき）平均

関心領域の変数 x のある値が他のものより重要である場合、**重みづけ平均**を使用する。この重要性を反映するために重みづけ w_i を、サンプルのおのおのの値 x_i に付加する。

$x_1, x_2, x_3, \dots, x_n$ の値が対応する重みづけ $w_1, w_2, w_3, \dots, w_n$ をもつなら、重みづけ平均は、次の式で表される。

$$\frac{w_1 x_1 + w_2 x_2 + \dots + w_n x_n}{w_1 + w_2 + \dots + w_n} = \frac{\sum w_i x_i}{\sum w_i}$$

例えば、ある地区における平均在院日数を求めたいとする。その地区の各病院での患者の平均的な退院日がわかっているのであれば、重みづけとして、それぞれの病院の患者数を付加する方法を用いることができる。

それぞれの重みづけが1に等しければ、重みづけ平均と算術平均は同じである。

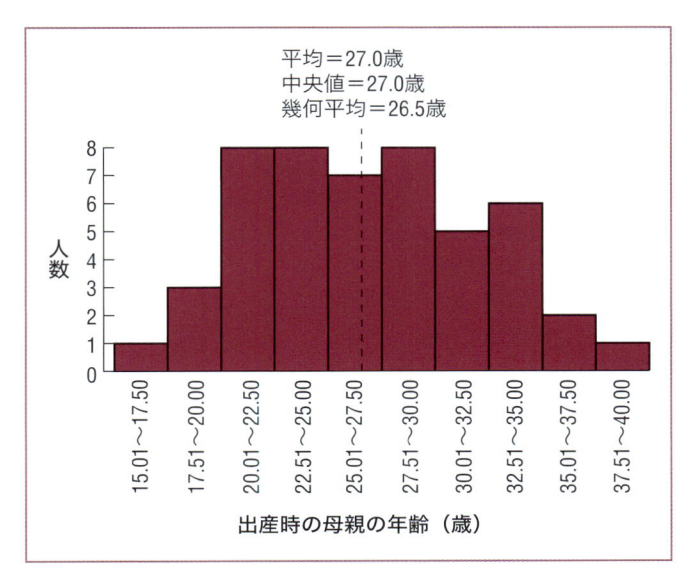

図5-1 2章で示した研究での、出産時の母親の年齢の平均、中央値、幾何平均　年齢分布はだいたい左右対称と思われるので、破線で表された「代表値」の3つの指標は同じである。

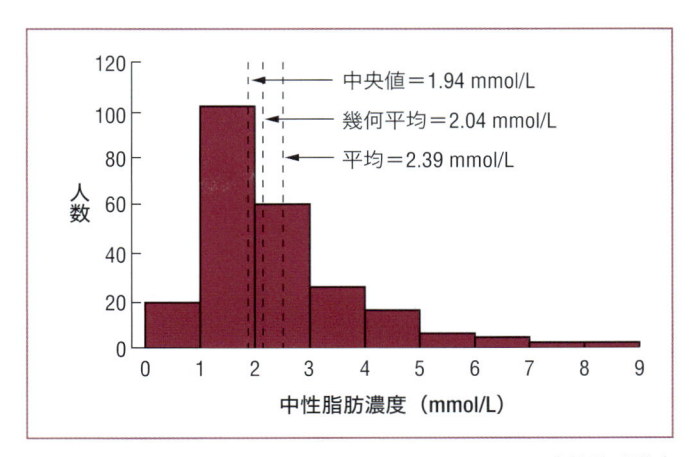

図5-2 心疾患を発症した232人のサンプルにおける中性脂肪濃度の平均、中央値、幾何平均（19章）　中性脂肪の分布が右側に歪んでいるため、平均は中央値や幾何平均より低くなる。

表5-1　各代表値の利点と欠点

代表値の種類	利点	欠点
算術平均	・すべてのデータを使用できる ・代数的に定義され、数学的に管理される ・サンプルの分布がわかる	・外れ値による偏り ・歪みによる偏り
中央値（メジアン）	・外れ値によって偏らない ・歪みによって偏らない	・多くの情報が未使用のまま ・代数的に定義されていない ・サンプルの分布が複雑
最頻値（モード）	・カテゴリーデータで容易に求められる	・多くの情報が未使用のまま ・代数的に定義されていない ・サンプルの分布が不明
幾何平均	・変換前は「平均」と同じ利点を有する ・右側へ歪んだデータに適する	・対数変換で対称分布になるときのみ適している
重みづけ平均	・「平均」と同じ利点を有する ・個々の観察値に相対的な重要性を与える ・代数的に定義される	・重みづけは既知か推定値

5　データの記述：代表値

6 データの記述：ばらつき

データの要約

1つの連続した変数から2つの要約指標が求められ、そのうちの1つが「代表値」を表すものであり、もう1つが観察値の「ばらつき」を示すものであれば、有意義な方法でデータを要約したことになる。5章では、適切な代表値を選択する方法を説明した。この章では表6-1を参照しながら、**ばらつき**（**散布度**あるいは**変動**）を示す最も一般的な指標について説明する。

範囲

範囲は、データ全体のなかの最大値と最小値の差である。これらの2つの値が差の代わりに表示されることもある。外れ値（3章）があるときは、範囲はばらつきの指標として問題がある。

範囲はパーセンタイルから得られる

パーセンタイルとは何か？

変数 x の最小値から最大値までを、大きい順にデータを配列するとする。大きい順に並べられたデータ全体の1%の観察値がその下にある（99%の観察値がその上にある）x の値を、1 **パーセンタイル**という。2%の観察値がその下にある x の値を、2パーセンタイルといい、以下同様となる。順序づけられたデータを十等分した、10, 20, 30, …, 90 パーセンタイルで区切られた x の値は、**十分位数**という。順序づけられたデータを四等分した、25, 50, 75 パーセンタイルで区切られた x の値は**四分位数**という。50 パーセンタイル値は**中央値**（5章）である。

パーセンタイルを使う

データから極値を除去して、残った観察値の範囲を定めることにより、外れ値に影響されないばらつきの指標が得られる。**四分位範囲**とは、25 パーセンタイル値と 75 パーセンタイル値との差である（図6-1）。四分位範囲は、その上下に観察値の 25% があり、それを除いた中央の 50% がこれに含まれる。**十分位範囲**は、上下 10% の間にある（すなわち、10% パーセンタイル値と 90% パーセンタイル値との差の）中央の 80% の観察値を含んでいる。観察値の中央の 95% を含む範囲、要するに上下 2.5% の観察値を除外した範囲はよく使用される（図6-1）。この範囲は、十分多い健康な個体群における変数の値から算出されたものであれば、疾病を診断するために使うことができる。これは、**基準範囲**、**基準区間**あるいは**正常範囲**という（38章）。

分散

データのばらつきを評価する方法の1つは、それぞれの観察値と算術平均にどれだけ偏差があるかを判定することである。偏差が大きくなればなるほど、それだけ観察値のばらつきがより大きくなる。しかし、正の差が負の差を相殺してしまうため、偏差の平均をばらつきの指標として用いることはできない。それぞれの偏差を二乗して、この二乗された偏差の平均を求めることにより、この問題は解決する（図6-2）。これを**分散**という。平均が $\bar{x} = (\sum x_i)/n$ で求められる n 個の観察値 $x_1, x_2, x_3, \cdots, x_n$ のデータサンプルの場合、これらの観察値について、通常、s^2 で示される分散を算出するのに次の式が用いられる。

$$s^2 = \frac{\sum (x_i - \bar{x})^2}{n - 1}$$

n の代わりに $(n - 1)$ で割っているため、これが二乗された偏差の算術平均と同じにならないことがわかる。なぜなら、たいてい調査では**サンプルデータ**に頼っているからである（10章）。理論的には、$(n - 1)$ で割ったほうが、母集団の分散をサンプルからより正確に見積もりを得ることができることになる。

分散の単位は、もとの観察値の二乗なので、例えば、変数が kg で測られる重量であるなら、分散の単位は kg^2 である。

標準偏差

標準偏差は分散の平方根である。n 個の観察値のサンプルでは、次の式のようになる。

$$s = \sqrt{\frac{\sum (x_i - \bar{x})^2}{n - 1}}$$

標準偏差は、平均からの偏差の代表値のようなものと考えるこ

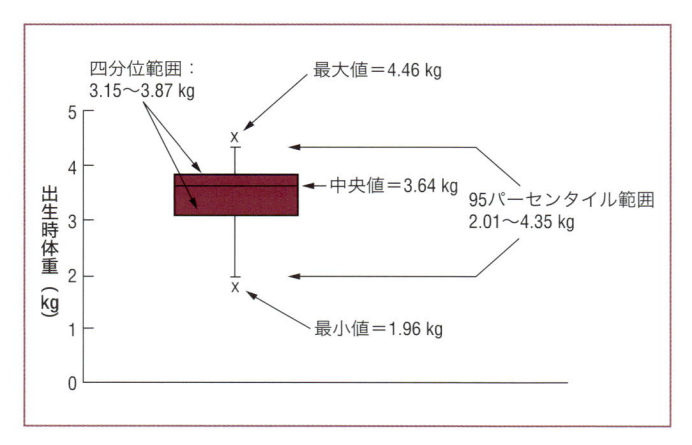

図6-1 出生時体重の箱ひげ図（2章） 図には、中央値および四分位範囲、観察値の中央の 95% を含む範囲と最大値・最小値が示されている。

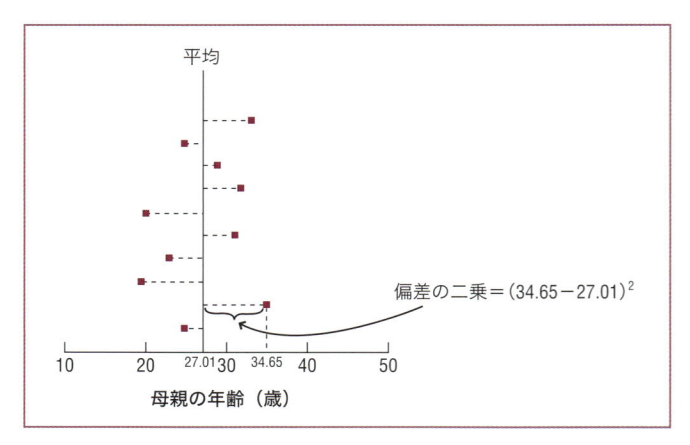

図6-2 平均付近の出産時の母親の年齢（2章）のばらつきを示す図 分散は各点と平均との差の二乗を加え、$(n - 1)$ で割ることにより算出される。

表 6-1　ばらつきの指標の利点と欠点

ばらつきの指標	利点	欠点
範囲	・容易に定義できる	・2つの観察値だけを使用する ・外れ値による歪み ・サンプルサイズの増加で大きくなりやすい
パーセンタイルによる範囲	・外れ値に影響されない ・サンプルサイズに影響されない ・非対称のデータに適している	・計算が面倒 ・サンプルサイズが小さい場合，計算できない ・2つの観察値だけを使用する ・代数的に定義されない
分散	・すべての観察値を使用する ・代数的に定義できる	・元データの二乗を単位としている ・外れ値に敏感 ・非対称のデータに不適切
標準偏差	・「分散」と同じ利点を有する ・元データと同じ単位 ・理解が容易	・外れ値に敏感 ・非対称のデータに不適切

とができ，もとのデータと同じ単位で評価される．

標準偏差を平均で割って，これをパーセンテージ（％）で表したものが**変動係数**である．変動係数は，単位のないばらつきの指標であるが，理論的に不都合な点があるため，統計学者には好まれない．

群内変動と群間変動

個体の連続変数を反復測定した場合，その個体の反応に若干の変動（**群内変動**）が予想される．これは，個体は必ずしもまるで同じように反応するわけではないためとも考えられるし，測定誤差のためとも考えられる（39章）．しかし，たいていは個体内における変動は，その集団におけるすべての個体の測定を1回ずつ行ったときに得られる変動（**群間変動**）よりも小さい．例えば，17歳の少年の肺活量を10回測定した場合，変動は3.60〜3.87 Lとなり，同じ年齢の10人の少年たちの肺活量を1回ずつ測定した場合には，変動は2.98〜4.33 Lとなる．これらの概念は研究デザイン（13章）において重要である．

7 理論分布：正規分布

4章では，観察値の経験度数分布のつくり方について示した．**経験度数分布**は，数学モデルによって説明できる理論的な**確率分布**とは対照的である．経験分布が特定の確率分布に近いのであれば，そのデータの概略をつかむために，分布に関する理論的な知識を用いることができる．これには確率の評価が必要なことが多い．

確率を理解する

確率は不確実性の指標であり，それは統計理論の核心に迫るものである．すなわち，ある事象の偶然性の指標となる．確率は，0〜1の数値で表され，0であればその事象は**起こらない**ということであり，1であればその事象は**必ず起こる**ということである．**余事象**（起こっていない事象）の確率は，全事象の確率1から事象の起こる確率を差し引いたものである．**条件つき確率**（ある事象が起こったという前提のもとで，他のある事象が起こる確率）については，45章で解説する．

確率の計算には，いくつかの方法がある．

- **主観的確率**：ある事象が起こるであろうという個人的な信念の程度（例えば，世界が西暦2050年に終わるであろうこと）．
- **頻度論的（frequentist）確率**：何度も実験を繰り返した場合に，起こるであろう事象の回数の比率（例えば，1000回コインを投げて「表」がでる回数）．
- **事前（a priori）確率**：これは確率分布と呼ばれる理論的なモデルの知識を必要とする．**確率分布**は「実験」において起こりうるすべての結果の確率を示す．例えば，青い瞳の女性と茶色い瞳の男性の間に生まれた赤ん坊の瞳の色の確率分布は，あらかじめ，すべての可能性のある瞳の色に関する遺伝子型とその確率を特定することによって，遺伝学の理論で示すことができる．

確率の法則

確率を加えたり，乗じたりするために確率の法則を使う．

- **加法の法則**：2つの事象，AとBが**排反する**（すなわち，AとBは同時に起こりえない）なら，AかBのいずれかが起こる確率は，それぞれの確率の和に等しい．

  $P(A\ または\ B) = P(A) + P(B)$

  例えば，成人の歯科診療で，歯が全部ある人，抜けた歯がある人，1本もない人の率がそれぞれ，0.67，0.24，0.09であった場合，少しでも歯がある人の確率は，0.67＋0.24＝0.91となる．

- **乗法の法則**：2つの事象，AとBが**独立している**（すなわち，1つの事象の発生がもう一方に影響しない）ならば，AかつBの事象が起こる確率は，それぞれの確率の積に等しい．

  $P(A\ および\ B) = P(A) \times P(B)$

  例えば，2人の無関係な患者が歯科の手術を待っている場合，2人とも全部の歯がある確率は，0.67×0.67＝0.45である．

確率分布：理論

確率変数は，一定の確率に従った相互に排反する値の組み合わせのいずれかの数量である．**確率分布**は，確率変数のとりうるすべての値の確率を示す．それは数学的に表現される理論的な分布であり，経験分布のように平均と分散をもっている．それぞれの確率分布は，その分布の特性を示す要約指標（すなわち，その分布を十分説明できるだけの知識）となる**パラメータ**（例えば，平均や分散など）によって表される．これらのパラメータは，適切な**統計手法**によりサンプルから推測される．確率変数が離散型か連続型かによって，確率分布は離散型か連続型になる．

- **離散型**（二項分布，ポアソン分布など）：確率変数のとりうるすべての値についての確率が得られるとき，離散型確率分布という．**これらの確率の総和は1になる**．
- **連続型**（正規分布，χ^2分布，t分布，F分布など）：確率変数のうち，ある一定の範囲内をとるxの確率だけが得られる（なぜなら，xの値は無数あるため）ときには，連続型確率分布という．横軸をxの値とすると，分布の方程式（**確率密度関数**）から，経験的な相対度数分布（4章）に似た曲線を求めることができる．**曲線下の全面積は1になる**．この面積は，起こりうる事象すべての確率を表す．xが2つの限界の間にある確率は，これら2つの値の間の曲線下面積に等しい（図7-1）．便宜上，一般に使用される連続型確率分布について，関心のある確率を評価するために，表が作成されている（付録A）．これらは信頼区間（11章）や仮説検定（17章）を行うとき，特に有用である．

正規分布（ガウス分布）

統計学上，最も重要な分布の1つは**正規分布**である．その確率密度関数（図7-2）は，

- 2つのパラメータ，すなわち**平均**（μ）と**分散**（σ^2）によって完全に説明できる．
- 釣り鐘型である（単峰性分布）．
- 平均の両側は対称である．
- 平均が増加すると右側へ移行し，平均が減少すると左側へ移行する（分散は変わらないとした場合）．
- 曲線は分散が増加すると平坦になり，分散が減少するとより鋭くなる（固定した平均の場合）．

さらに，次のような特性がある．

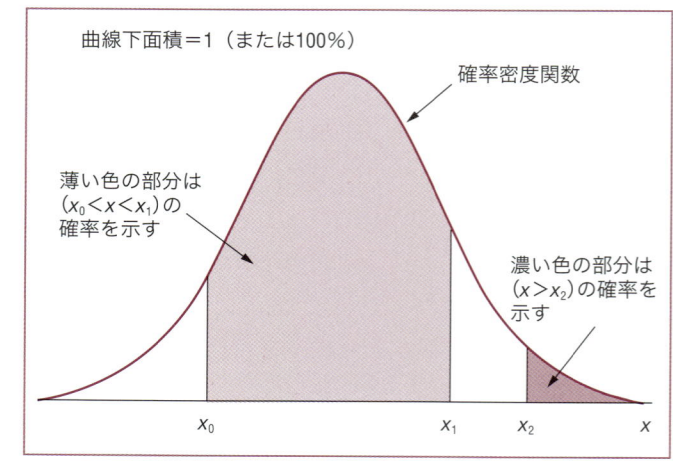

図7-1 xの確率密度関数

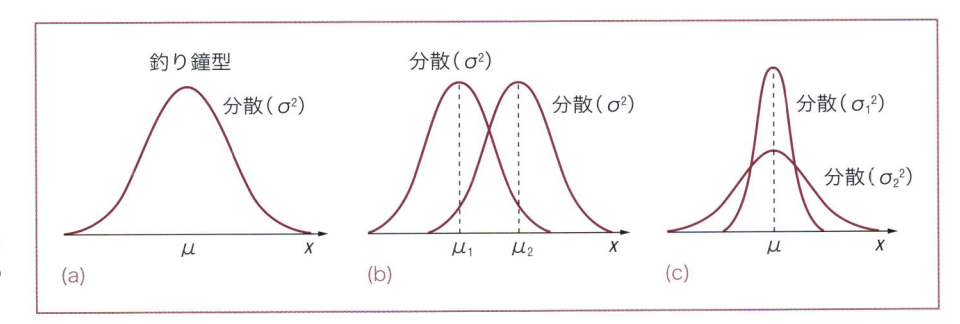

図 7-2 変数 x の正規分布の確率密度関数
(a) 分散 σ^2 は，平均 μ に対して左右対称，(b) 平均の変動による影響（$\mu_1 < \mu_2$），(c) 分散の変動による影響（$\sigma_1^2 < \sigma_2^2$）.

- 正規分布の平均と中央値は一致する．
- 正規分布にある確率変数 x の確率（図7-3a）は，平均を μ，標準偏差を σ とすると，

    （$\mu - \sigma$）から（$\mu + \sigma$）では **0.68**
    （$\mu - 1.96\sigma$）から（$\mu + 1.96\sigma$）では **0.95**
    （$\mu - 2.58\sigma$）から（$\mu + 2.58\sigma$）では **0.99**

これらの間隔は，**基準範囲**を定義するために用いられることがある（6, 38 章）.
35 章で正規性の検定法を説明する．

標準正規分布

μ と σ の値によって無数の正規分布がある．標準正規分布（図 7-3b）は，特定の正規分布であり，その確率については付録 A1, A4 に示されている．

- 標準正規分布では，**平均は 0** であり **分散は 1** である．
- 確率変数 x が，平均 μ で分散 σ^2 の正規分布であれば，**標準化された正規偏差**（standardized normal deviate : SND），すなわち，$z = \dfrac{x - \mu}{\sigma}$ は標準正規分布をもった確率変数である．

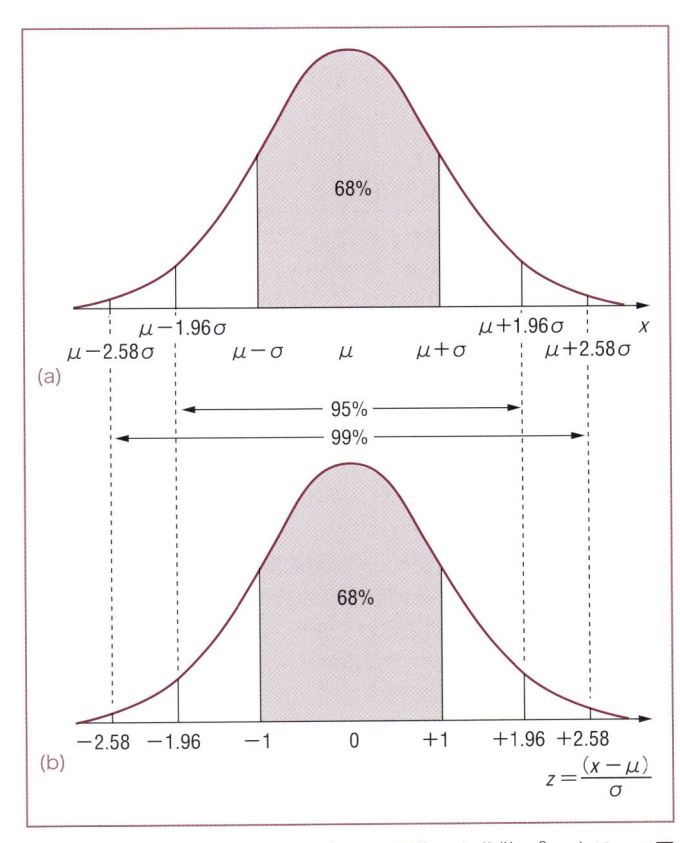

図 7-3 曲線下面積（全確率の%） (a) 平均 μ と分散 σ^2 である x の正規分布，(b) z の標準正規分布．

8 理論分布：その他の分布

慰めの言葉

確率分布についての理論が複雑であることに気がついても心配することはない．どんなときに，どうやって，これらの分布を使うのかさえ知っていればよいことは経験上明らかである．ここまでは，確率分布についての方程式を省きつつ，要点を概説してきた．これらの分布を使うためには，ただ基本的な専門用語や考え方についての知識が必要なのであって，そしておそらく（このコンピュータ時代ではまれであるが）表の見方がわかればよいということに気づくであろう．

より連続した確率分布

これらの分布は連続型確率変数にもとづいている．このような分布に続く変数は測定不能なことが多いが，統計学的には推測できる．確率密度関数の曲線と x 軸の間の面積は，すべての起こりうるアウトカムの確率を表しており，この面積は 1 に等しい（7章）．7章では，正規分布について解説したが，この章では他の一般的な分布について説明する．

t 分布（付録 A2，図 8-1）
- W.S. Gossett が「Student（スチューデント）」というペンネームで発表したため，スチューデントの t 分布ともいう．
- t 分布を特徴づけるパラメータは**自由度**（degrees of freedom：df）であり，t 分布とその自由度の方程式を知っていれば，確率密度関数を引き出すことができる．自由度については 11 章で述べるが，自由度はサンプルサイズに密接にかかわっていることを知っておく必要がある．
- その形は標準正規分布に似ているが，より平らで裾が長くなっている．自由度が大きくなるに従い，正規分布に近づいていく．
- 特に信頼区間の算出や，1 つまたは 2 つの平均に関する仮説の検定に役立つ（19～21 章）．

χ^2 分布（付録 A3，図 8-2）
- χ^2 分布は，正の値をとる右側に歪んだ分布である．
- **自由度**（11 章）によって特徴づけられる．
- その曲線の形は自由度に依存し，自由度が大きくなるに従い，より左右対称となり正規分布に近づく．
- これは，特にカテゴリーデータ（23～25 章）を分析するときに有用である．

F 分布（付録 A5）
- F 分布の形は，右側に歪んでいる．
- 比によって定義される．標準的なデータから求めた，2 つの推定された分散の比の分布は，F 分布に近くなる．
- これを特徴づける 2 つのパラメータは，比の分子と分母両方の**自由度**（11 章）である．
- F 分布は，特に分散分析（analysis of variance：ANOVA；22 章）を使って，2 つの分散（35 章）や，2 つ以上の平均を比較するときに役立つ．

対数正規分布
- 対数正規分布とは，確率変数の対数（例えば，底が 10 か e）が正規分布にあてはまる確率分布である．
- 元データの分布は右側に大きく歪んでいる（図 8-3a）．
- 右側に歪んだ元データの対数をとれば，正規分布に近い経験分布が作り出され（図 8-3b），データは対数正規分布に近づく．
- 医学で扱う変数の多くが，対数正規分布に従う．データを対数に変換することにより，正規分布（7章）の特性を用いて，これらの変数について推論することができる．
- データが対数正規分布に従うならば，幾何平均（5章）を代表値として用いることができる．

離散型確率分布

離散型確率分布において，確率分布を決定づける確率変数は不連続である．すべての起こりうる相互に排反する事象の確率の合計は 1 である．

図 8-1　自由度（df）が 1, 5, 50, 500 の場合の t 分布

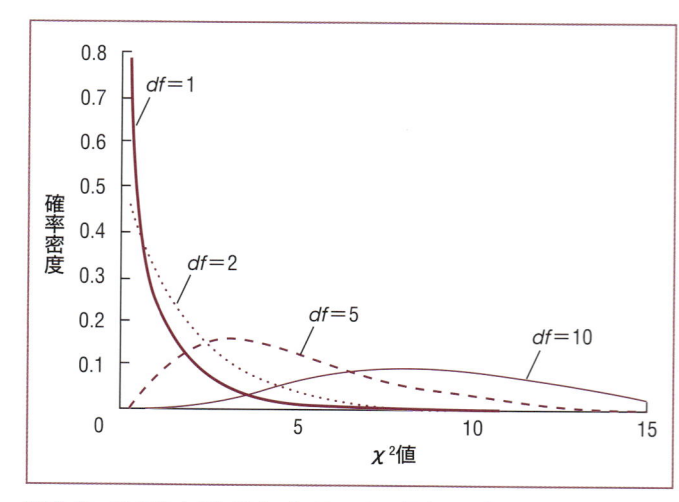

図 8-2　自由度（df）が 1, 2, 5, 10 の場合の χ^2 分布

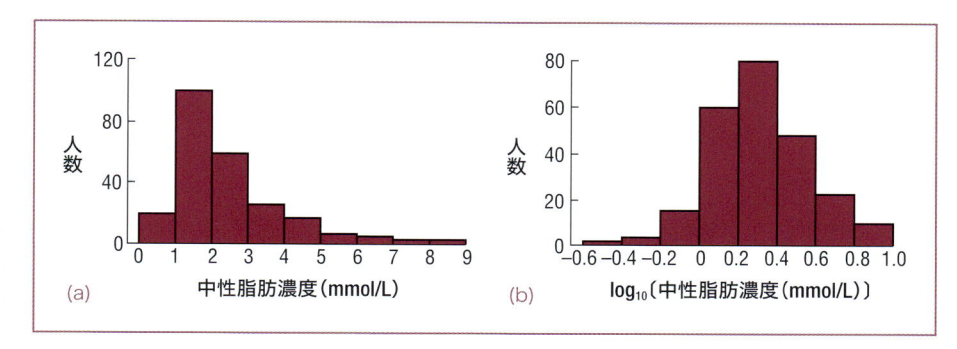

図 8-3 (a) 心疾患を発症した 232 人の男性の中性脂肪濃度（mmol/L）の対数正規分布（19 章）．(b) ほぼ正規分布となっている log₁₀〔中性脂肪濃度（mmol/L）〕．

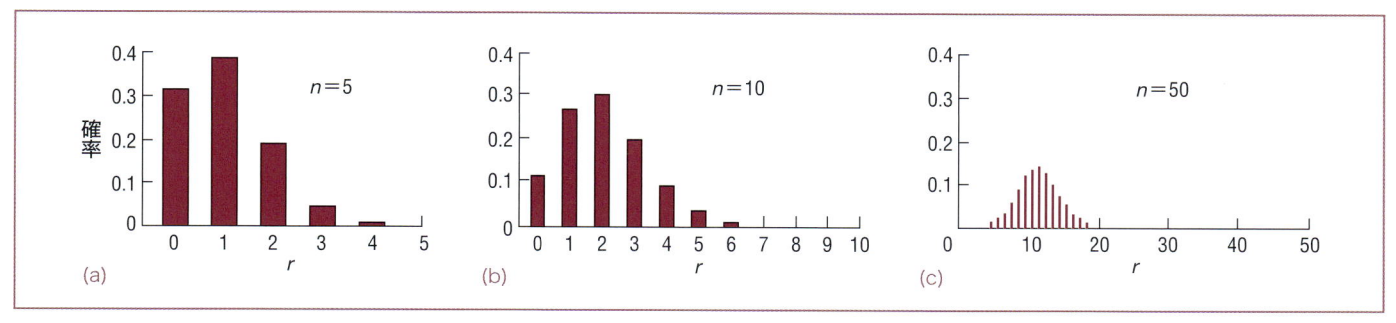

図 8-4 サンプルサイズが (a) n＝5，(b) n＝10，(c) n＝50 で，成功の確率が π＝0.20 であるときの，成功数 r を示す二項分布　23 章における引用と同様，観察された HHV-8 抗体価陽性率は π＝0.187，すなわち約 0.2 で，サンプルサイズは 271，割合は正規分布に従うと思われる．

二項分布

- ある状況で，アウトカムは「成功」と「失敗」の 2 通りしかないと仮定する．例えば，体外受精の後に女性が妊娠する（成功）か，または妊娠しない（失敗）かという場合がそうである．それぞれが同じ確率で妊娠するような体外受精を行った n＝100 人の互いに無関係な女性の場合，何人妊娠するか（成功）を数えた値が二項分布における確率変数となる．この概念は，アウトカムが成功（表）か失敗（裏）か，コインを 100 回投げるといったような，独立した反復試験に置き換えて説明されることが多い．
- 二項分布を説明する 2 つのパラメータは，サンプルの個体数（または試験の回数）n と，個々が（またはそれぞれの試験において）成功する真の確率 π である．
- その**平均**（n 人の個体を調べるか，あるいは実験を n 回繰り返すときの，**期待される**確率変数の値）は nπ である．その**分散**は nπ（1－π）となる．
- 分布は，n が小さいとき，π＜0.5 であるなら右側へ，π＞0.5 であるなら左側へ歪められる．分布は，サンプルサイズが増える（図 8-4）とより左右対称となり，nπ と n（1－π）の両方が 5 よりも大きいとき正規分布に近づく．
- **割合**を推定するとき，二項分布の特性を用いることができる．特に，割合を分析するとき，二項分布に近い正規の近似値を使うことが多い．

ポアソン分布

- ポアソン分布の確率変数は，ある平均した率 μ において時間的あるいは空間的に独立しており，ランダム（無作為）に起こる事象の数を**数えたもの**である．例えば，1 日の入院患者の数などは典型的にポアソン分布に従う．ある特定の日に何人入院するかという確率を計算するのに，ポアソン分布の知識が用いられる．
- ポアソン分布を説明するパラメータは，**平均**，すなわち平均した率 μ である．
- ポアソン分布において**平均**は**分散**に等しい．
- 平均が小さければ，右側へ歪んだ分布となるが，平均が大きくなるに従って，より左右対称になり，正規分布に近づく．

9 データ変換

なぜ変換するのか？

調査した観察値が，意図した統計分析の必須要件を満たさないことがある（35章）．

- 変数が，正規分布，すなわち，一連の分析に必要とされる**分布**をとらない場合もある．
- 観察値のばらつきは，集団ごとに異なっていることが多い（t検定や分散分析を用いたときの平均の比較においては，分散が一定であることが，**パラメータ**に関する前提条件である；21, 22章）．
- 2つの変数が線形関係にない場合がある（**線形**は多くの回帰分析において前提条件となる；27〜33, 42章）．

データを変換することは，用いる統計手法の基礎となる前提条件を満たすための助けになることが多い．

どのように変換するのか？

それぞれの観察値に対して同じ数学的変換を行うことにより，元データを変換したデータに入れ替える．変数 y が n 個の観察値 ($y_1, y_2, \cdots, y_n$) をもっているなら，対数変換が適当である．それぞれの観察値について，($\log y_1, \log y_2, \cdots \log y_n$) のように対数をとっていく．変換した変数を z とすると，それぞれの i ($i = 1, 2, \cdots, n$) ごとに $z_i = \log y_i$ となり，変換したデータは ($z_1, z_2, \cdots, z_n$) と表される．

変換により用いる統計分析の前提条件を満たすデータセットを作り出せたなら（例えば，変換したデータのヒストグラムを作成することによって；35章），次に変換したデータ ($z_1, z_2, \cdots, z_n$) の分析を行う．平均などの要約指標をもとの測定尺度に変換し直すことが多い．こうすることで変換したデータについての仮説検定（17章）から得られた結論に信頼がもてるようになる．

代表的な変換

対数変換，$z = \log y$

対数変換を行う場合，10（$\log_{10} y$：「常用」対数）を底数とするか，e（$\log_e y = \ln y$：「自然」対数またはネイピア対数）を底数とするか，またはそれ以外を底数とするかを選択することができるが，1つのデータセットにおいて特定の変数を得るためには，いずれかに統一しなくてはならない．また，負の数やゼロの対数をとることができないことに注意する必要がある．対数を変換し直したものを真数（antilog）という．ネイピア対数の antilog は指数 e である．

- y が右側へ歪んでいれば，$z = \log y$ はほぼ**正規分布**となる場合が多い（図9-1a）．このとき，y は対数正規分布（8章）に従う．
- y ともう1つの変数 x の間に指数の相関があれば，y（縦軸上の）を x（横軸上の）に対応してプロットするとき，結果として描かれる曲線は上方に弯曲する．このとき，$z = \log y$ と x の間の関係はほぼ**線形**である（図9-1b）．
- それぞれ連続変数 y の測定値で構成された，異なった観察値の集団があるとする．より大きい y の値をもっている集団が，より大きい分散をもっていることに気づくであろう．特に，y の変動係数（平均で割った標準偏差）がすべての集団にとって一定なら，対数変換，$z = \log y$ は同じ**分散**をもつ集団となる（図9-1c）．

医学では，多くの変数が右側に歪んで分布しており，またその論理的な解釈のために，対数変換が頻繁に用いられる．例えば，生データが対数変換されていると，対数尺度の2つの平均の差は元の尺度の2つの平均の比に相当する．すなわち，回帰分析において，説明変数を $\log_{10}$ で対数変換した場合（29章），対数尺度における変数が1単位増えることは，元の尺度の変数が10倍増えることを意味する．回帰分析では目的変数の対数変換は回帰係数の逆変換が可能であるが，その効果は元の尺度で加算的というより乗算的であることに注意が必要である（30, 31章）．

平方根変換，$z = \sqrt{y}$

平方根変換は，変換し直した後の結果の解釈が複雑となるが，対数変換に類似した特性がある．平方根変換は，**正規分布化**したり，**線形化**する手段として有効であるが，さらに，変数 y の増加に伴って分散も増加する場合，すなわち，分散を平均で割ったものが一定である場合に，**分散を一定にする**のに有効である．y が時間的あるいは空間的にまれに起こる事象を数えたものであると

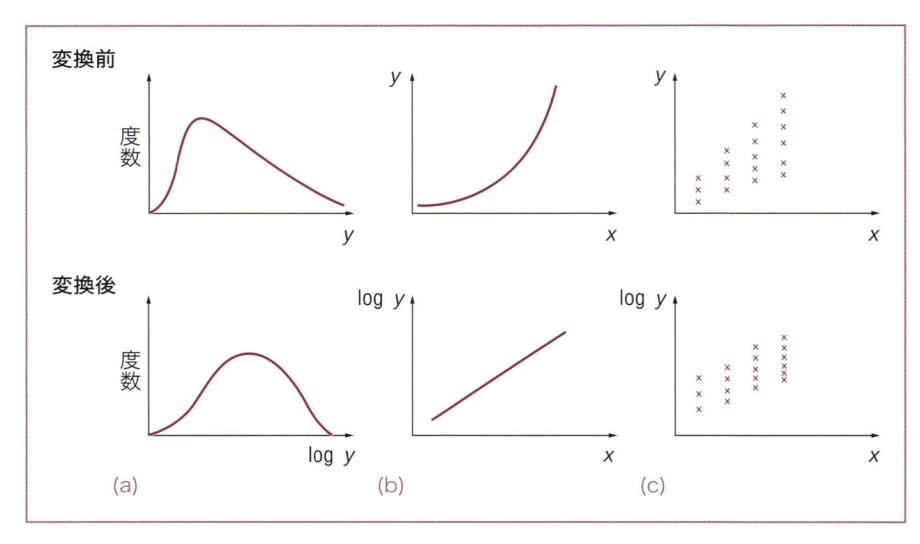

図9-1 対数変換の効果 (a) 正規化, (b) 線形化, (c) 分散の一定化.

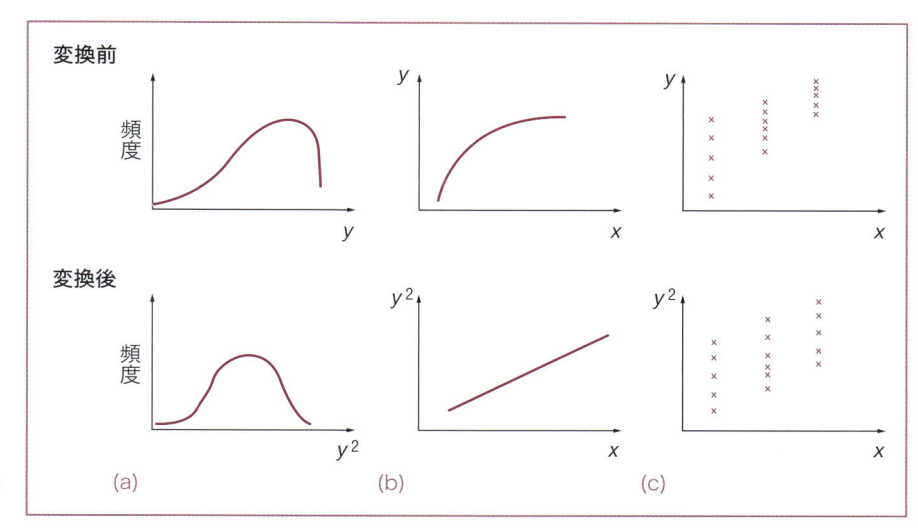

図9-2 二乗変換の効果 (a) 正規化，(b) 線形化，(c) 分散の一定化．

き，すなわち，ポアソン分布に従う変数（8章）であるとき，平方根変換を用いることが多い．ただし，負数の平方根をとることができないことは覚えておくべきである．

逆数変換，$z = 1/z$

生存分析（41章）に関する特別な手法を用いていないのであれば，逆数変換を寿命の分析に用いることが多い．逆数変換は対数変換に似た特性をもっている．逆数変換は，**正規分布化**したり，**線形化**する手段として有効であるが，さらに，yの増加に伴って分散が著しく増加する場合，すなわち，分散を平均の四乗で割ったものが不変であるなら，逆数変換は対数変換よりも**分散を一定にする**のに有効である．このとき，ゼロの逆数をとることができないことに注意する必要がある．

二乗変換，$z = y^2$

二乗変換は対数変換の逆になる．

- yが左側に歪んでいる場合，$z = y^2$の分布は**正規分布**に近づくことが多い（図9-2a）．
- xに対してyをプロットしたグラフで，下方へ弯曲した線を描くような関係のある2つの変数，xとyなら，$z = y^2$とxの関係はほぼ**線形**となる（図9-2b）．
- 連続変数yの値が増えるに従って，yの分散が減少する傾向にある場合，二乗変換，$z = y^2$は**分散を一定にする**（図9-2c）．

ロジット（ロジスティック）変換，$z = \dfrac{p}{1-p}$

ロジット変換は，割合で構成されたサンプルにおけるおのおのの割合pの分析を行うときに頻用される．$p = 0$または$p = 1$の場合は，対応するロジット値が$-\infty$と$+\infty$になるのでロジット変換を用いることはできない．これについての解決法の1つは，0の代わりに$1/(2n)$，1の代わりに$\{1 - 1/(2n)\}$としてpを置き換えることである．ここでのnは，サンプルの大きさである．

ロジット変換によりS状の曲線が**線形化**される（図9-3）．回帰分析におけるロジット変換の使用法は30章を参照．

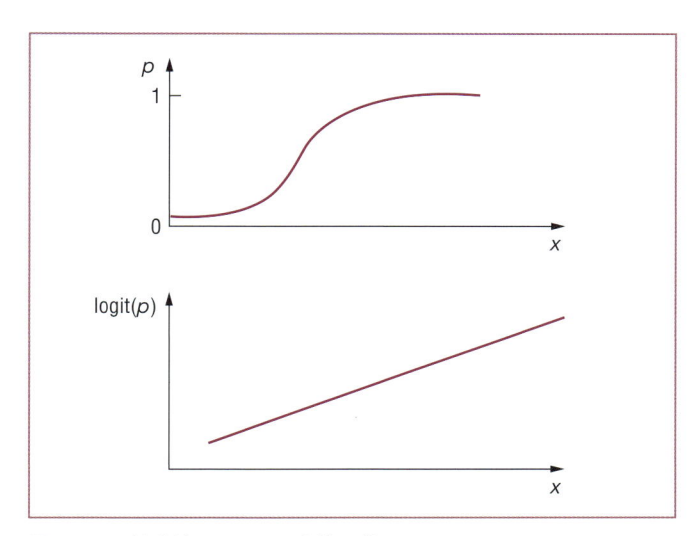

図9-3 S状曲線のロジット変換の効果

10 サンプル抽出とサンプル分布

なぜサンプルを抽出するのか？

統計学で，**母集団**とは，関心をもった個体の集団全体を代表するものである．費用や労力がかかりすぎるため，また，場合によっては，集団が仮想上のもの（例えば，将来治療を受けるかもしれない患者）であるため，ほとんどの場合，集団全体を調査することは不可能である．したがって，その母集団を**代表する**と考えられる個体の**サンプル**に関するデータを収集し（例えば，母集団と類似した特徴をもつ個体群），それらを用いて，母集団に関する結論を引き出す（**推論を立てる**）．

母集団からサンプルを抽出するとき，サンプルにおける情報が，真実を完全に反映するものではないということを認識しなければならない．ここまで，母集団の一部だけを調査するために起こる**サンプル誤差**について解説してきた．この章では，この誤差を定量化するために，どうやって理論的な確率分布（7，8章）を使うかについて説明する．

代表的サンプルを得る

理想的には，**ランダム抽出サンプル**をめざす．母集団からすべての個体のリストが作成され（**抽出フレーム**），個体がこのリストからランダムに抽出される．すなわち，あるサイズのサンプルが母集団から抽出される確率はすべて同じである．抽出フレームをつくるのが困難であったり，それに伴うコストが法外になることもある．そういった場合には**便宜的サンプル**を作成する．例えば，特定の臨床症状について患者調査を行うとき，1つの病院を選んで，その病院の，その症状のある患者の何人か，または全員を調査することもある．非常にまれだが，**割当抽出**や**系統的抽出**などのような，ランダムでない手法も用いられる．本書で紹介する統計学的検定は，個体がランダムに抽出されていることを前提に説明しているが，サンプルが母集団を**代表する**限り，これらの手法はほぼ妥当である．

点推定

母集団（7章）における平均や割合などの**パラメータ**に着目することが多い．パラメータは，たいていギリシャ文字によって表される．例えば，通常，母平均はμ，母集団の標準偏差はσとして表される．サンプルから集めたデータを使って，パラメータの値を推定する．この推定は**サンプル統計量**といい，範囲を考慮した**区間推定値**（11章）とは異なった母集団パラメータに対する**点推定**である．

サンプルのばらつき

1つの母集団から同じサイズのサンプルを繰り返し抽出しても，それぞれのサンプルにおけるパラメータの推定はまったく同じになるとは思えない．しかし，推定値はすべて，母集団におけるパラメータの真値に近くなるべきであり，繰り返し抽出したサンプルのそれぞれの推定値も似よった値になるべきである．これらの推定のばらつきを数量化することにより，推定の精度についての情報を得て，サンプル誤差を算定することができる．**実際は，母集団から1つのサンプルを抽出するだけのことが多い．**しかし，母集団のパラメータを推論するために，いまだにサンプル推定値の理論的分布の知識を用いている．

平均のサンプル分布

母平均を推定することが目的であるとする．母集団から，大きさnのサンプルを何度も繰り返し抽出し，それぞれのサンプルの平均を推定できるであろう．これらの平均の推定のヒストグラムをみると，それらの分布状態がわかる（図10-1）．これは**平均のサンプル分布**である．この分布から次のようにいえる．

- サンプルサイズが十分に大きければ，母集団における元データの分布にかかわらず，平均の推定は**正規分布**に従う（**中心極限定理**）．
- サンプルサイズが小さく，母集団におけるデータが正規分布に従うなら，平均の推定値は正規分布に従う．
- 平均の推定値は，母集団における真の平均の**不偏推定値**である．すなわち，平均の推定値は，母集団の真の平均に等しい．
- 分布のばらつきは標準偏差の推定により評価される．これは**平均値の標準誤差**（standard error of the mean：SEM）として知られている．母集団の標準偏差σがわかれば，そこから平均の標準誤差が求められる．

$$\text{SEM} = \sigma/\sqrt{n}$$

1つのサンプルだけがあるとき，習慣的に母平均の最適な推定値はサンプル平均である．母集団における標準偏差はめったにわからないので，次の式により見積もられる．

$$\text{SEM} = s/\sqrt{n}$$

ここで，sはサンプルの観察値の標準偏差を示している（6章）．SEMにより推定値の精度の指標が得られる．

標準誤差の解釈

- 標準誤差が**大き**ければ，推定値が**不正確**であることを示す．
- 標準誤差が**小さ**ければ，推定値が**正確**であることを示す．

次のような場合は，標準誤差は小さくなる（つまり，より正確な推定値が得られる）．

- サンプルサイズが増加した場合（図10-1）．
- データのばらつきが小さい場合．

標準偏差か標準誤差か？

これらの2つのパラメータは似ているようにみえるが，異なった目的のために使用される．標準偏差はデータ値のばらつきを示すもので，データ内の変動性を説明するために算出される．それとは対照的に，標準誤差はサンプル平均の精度を示すもので，データ全体の平均に関心がある場合に算出すべきである．

割合のサンプル分布

母集団における，何らかの特徴を有する個体の割合が，検定の対象となる場合がある．母集団から大きさnのサンプルを抽出し，最適な推定値をp，母集団の割合をπとすると，

$$p = r/n$$

r はサンプルにおける,その特徴を有する個体の数である.母集団から大きさ n のサンプルを繰り返し抽出し,ヒストグラムとして割合の推定値を描くと,結果として生じる**割合のサンプル分布**は,平均が π の正規分布に近づくであろう.推定された割合の分布の標準偏差は,**割合の標準誤差**である.1つのサンプルだけを抽出したとき,標準誤差(SE)は次の式で求められる.

$$SE(p) = \sqrt{\frac{p(1-p)}{n}}$$

これにより π の推定値の精度がわかる.標準誤差が小さければ推定値は正確である.

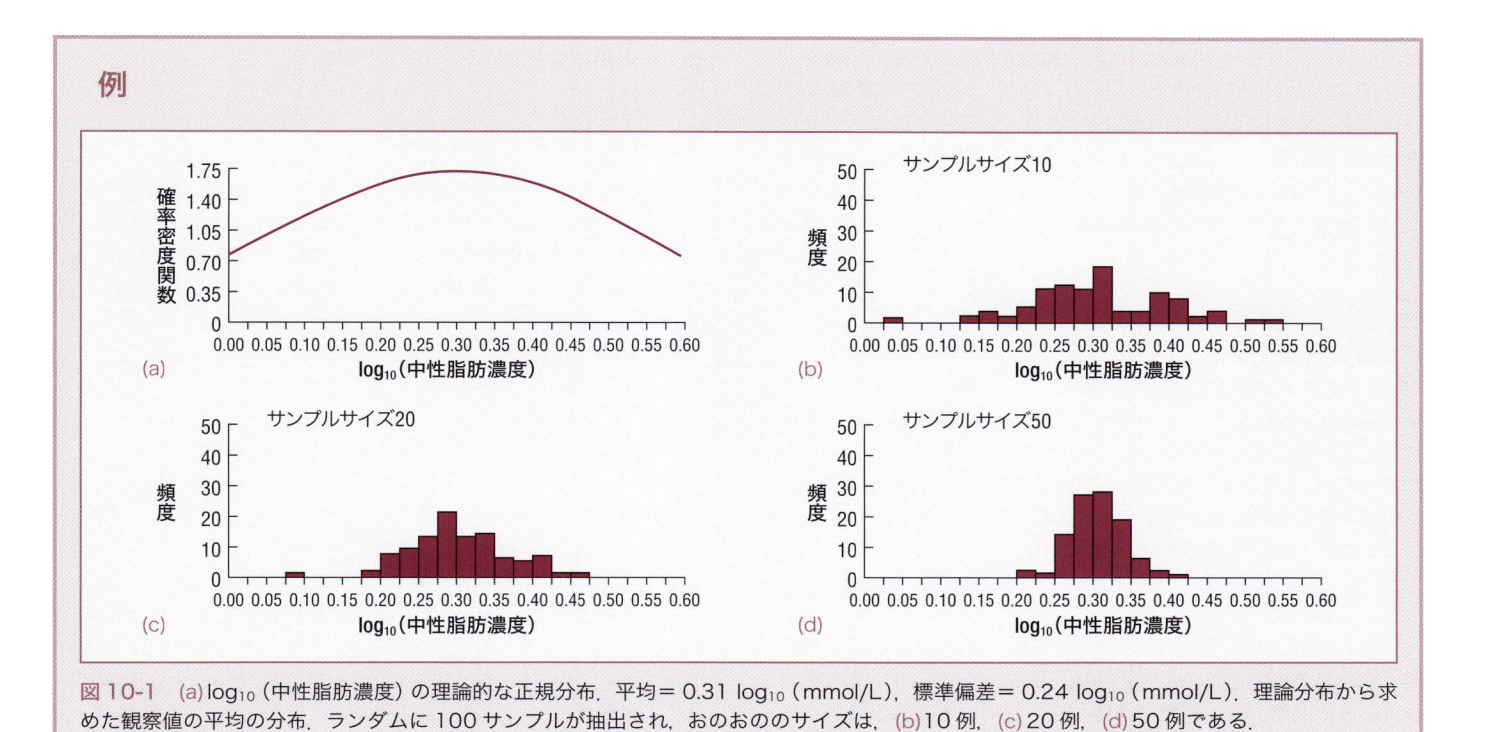

> **例**
>
> 図10-1 (a) $\log_{10}$(中性脂肪濃度)の理論的な正規分布.平均= 0.31 $\log_{10}$(mmol/L),標準偏差= 0.24 $\log_{10}$(mmol/L).理論分布から求めた観察値の平均の分布.ランダムに 100 サンプルが抽出され,おのおののサイズは,(b) 10 例,(c) 20 例,(d) 50 例である.

11 信頼区間

母集団からサンプルを抽出すると，関心領域のパラメータの点推定（10章）が得られ，その推定値の精度を示す標準誤差を算定することができる．しかし，たいていの人々にとって，標準誤差は，それだけではあまり有用ではない．母集団のパラメータについての区間推定を行ううえで，この精度の指標を取り入れることはより有用である．サンプル統計の理論的な確率分布の知識を使うことにより，母集団のパラメータについての信頼区間（confidence interval：CI）が算出できる．一般に，信頼区間は標準誤差を何倍かすることによって推定値の区間が広がる．区間を定める2つの値（信頼限界）は，概して「，」，「－」，または「～」という記号で区切られ，括弧で囲まれている．

平均の信頼区間

正規分布を使う

10章で述べたように，サンプルサイズが大きければ，サンプル平均は正規分布に従う．したがって，サンプルの平均を考えるとき，正規分布の特性を利用することができる．特に，サンプル平均の分布の95%は，母平均の標準偏差が1.96の区間にある．この標準偏差を平均の標準誤差（SEM）といい，ある1つのサンプルがあるとき，**平均の95% CI**は，

〔サンプル平均－（1.96×SEM）～サンプル平均＋（1.96×SEM）〕

何度も実験を繰り返せば，95%の確率で真の母平均がこの範囲に含まれるであろう．この範囲は，平均の95% CIとして知られている．通常，この信頼区間は，真の母平均がその区間内にあると，95%信頼する値の範囲として解釈される．母平均は固定値であり信頼区間に含まれる可能性はないため，厳密には正しくないが，概念的により簡単に理解するために，このようにして信頼区間を解釈することもできる．

t 分布を使う

厳密にいえば，母集団の母分散 σ^2 がわかっている場合の分析にのみ，正規分布を使うべきである．さらに，サンプルサイズが小さく，また，もとになっている母集団のデータが正規分布に従うならば，サンプル平均は正規分布にのみ従う．元データが正規分布に従わなかったり，母集団の分散がわからないが，s^2 により概算できる場合，サンプル平均は t 分布（8章）に従う．平均について95% CIを計算すると次の式のようになる．

〔サンプル平均－（$t_{0.05}$×SEM）～サンプル平均＋（$t_{0.05}$×SEM）〕

すなわち，

$$\text{サンプル平均} \pm t_{0.05} \times \frac{s}{\sqrt{n}}$$

$t_{0.05}$ は $(n-1)$ の自由度のある t 分布の**パーセントポイント**であり，両側0.05に棄却域（17章）が得られる（付録A2）．これにより，母集団における標準偏差を推定することに伴う特別の不確定性や，サンプルサイズが小さいことによる特別の不確定性を考慮することができる．t 分布を使用することで，一般に正規分布を使うよりもやや広い信頼区間が得られる．サンプルサイズが大きければ，正規分布との違いはごくわずかになる．そのため，**たとえサンプルサイズが大きくても平均の信頼区間を計算する場合には，常に t 分布を用いる**．

慣例により，通常，95% CIが使用されている．平均について他の信頼区間，例えば99% CIを計算することができる．両側0.05にある確率に対応したt分布表の値と標準誤差をかける代わりに，両側0.01にある確率に対応したt分布表の値をかける．99% CIは，その範囲に母集団が含まれるという信頼性が増した分，この範囲は95% CIよりも広くなる．

割合に関する信頼区間

割合のサンプル分布は二項分布（8章）に従う．しかし，サンプルサイズnがかなり大きいのであれば，割合のサンプル分布は平均が π で，ほぼ正規分布となる．サンプルの割合 $p=r/n$ （rは，サンプルにおいてその特徴を有する個体の数）により p を推測する．また，その標準誤差は，次の式から推測できる（10章）．

$$\sqrt{\frac{p(1-p)}{n}}$$

割合に関する95% CIは次の式により推定できる．

$$\left[p - \left\{ 1.96 \times \sqrt{\frac{p(1-p)}{n}} \right\} \sim p + \left\{ 1.96 \times \sqrt{\frac{p(1-p)}{n}} \right\} \right]$$

サンプルサイズが小さい場合〔通常，np または $n(1-p)$ が5より小さいとき〕，正確な信頼区間を計算するためには二項分布を用いなければならない[1]．p がパーセンテージ（%）で表されるなら，$(1-p)$ を $(100-p)$ に置き換えることが必要である．

信頼区間の解釈

信頼区間を解釈しようとすると，多くの事柄が気になりはじめる．

- **どのくらいの幅か？**：区間が広ければ推定が不正確であり，区間が狭ければ推定が正確である．信頼区間の幅は，標準誤差の大きさに依存する．言い換えれば，サンプルサイズに依存するということであり，数値変数について考えたときは，データの変動性に依存する．したがって，変動するデータについての小規模研究は，それほど変動しないデータについての大規模研究よりも信頼区間が広い．
- **そこからどんな臨床上の意味が得られるか？**：上・下限値により，結果が臨床的に重要であるかどうかを冷静に判断する手段が得られる（例参照）．
- **特別に重要な値を含むか？**：母集団のパラメータに対して立てた仮説の値が，信頼区間内にあるかどうかを検定できる．信頼区間内にあれば，その仮説は矛盾しないことになる．そうでなければ，起こりそうもないこと（95% CIに対して，あってもせいぜい5%の確率）となる．

---

[1] Diem, K. (1970) *Documenta Geigy Scientific Tables*. 7th edition. Oxford: Blackwell Publishing.

自由度

統計学で「自由度」という言葉をよくみかけるであろう．一般に，それらはサンプルサイズから特定の計算における制約条件の数を差し引いたものである．これらの制約は推定すべきパラメータであることがある．簡単な例として，ある特定の合計値（T）を加算した3つの数のセットを考えてみる．2つの数はどんな値でも「自由」にとれるが，残っている数はTによる1つの制約のもとに決定される．したがって，この3つの数は自由度が2である．同様に，サンプルの分散s^2における自由度は，サンプルサイズから1を引いたものとなる．s^2は次の式から計算される．

$$s^2 = \frac{\sum (x - \bar{x})^2}{n - 1} \quad (6章)$$

s^2を評価するためには，サンプル平均（$\bar{x}$）や母平均の推定を算出しなければならないからである*．

ブートストラップ法とジャックナイフ法

ブートストラップ法（bootstrapping）とは，サンプル分布に関する仮説（例えば，サンプル平均における正規分布）を立てずに，あるパラメータの信頼区間を得るときに利用できるコンピュータの厳密なシミュレーション過程である．もとのサンプルから，置換しつつ抽出することによって，すなわち，特定のサンプルにおいて，ある個体が何度も含まれるように，選択されたこの個体を「置換」することによって，それぞれがもとのサンプルと同様の大きさとなるような莫大な数のランダムなサンプル（通常，少なくとも1000）を作り出す．サンプルごとにパラメータの推定値が提供され，これらの推定値における分布の変動を用いて，妥当なパーセンタイルを考慮することによって，パラメータの信頼区間が得られる（例えば，2.5パーセンタイルと97.5パーセンタイルから95% CIを導きだす）．

ジャックナイフ法（jackknifing）はブートストラップ法と類似した手法である．しかし，もとのサンプルのランダムサンプルを作るというより，サイズがn個のもとのサンプルから1つの観測値を取り除いて，残りの（$n-1$）個の観測値から推定パラメータを計算するものである．この過程を繰り返し，各観測値を順に取り除いていくことで，n個のパラメータの推定値を得ることができる．ブートストラップ法と同様に，信頼区間を得るために推定値の変動を利用する．

ブートストラップ法とジャックナイフ法は両方とも予後スコアを作成したり検証したりするときに利用される．

例

平均の信頼区間

出血性疾患を有する女性の第1子出産時の平均年齢を求めたいとする．1997年末までに出産した49人の女性（2章）を例にとると，

出産時の平均年齢 $\bar{x} = 27.01$ 歳
標準偏差 $s = 5.1282$ 歳
標準誤差 SEM $= \dfrac{5.1282}{\sqrt{49}} = 0.7326$ 歳

変数はおおよそ正規分布であるが，母集団での分散は不明なので，信頼区間を算出するために，t分布を使用することになる．平均の95% CIは，

27.01 ± (2.011 × 0.7326) = (25.54 〜 28.48) 歳

ここで，2.011は，0.05水準の両側分布で自由度が（49 − 1）= 48のt分布のパーセントポイントである（付録A2）．

母集団における出血性疾患を有する女性の第1子出産年齢の真の平均は，25.54〜28.48歳に分布していることが95%確実である．分布はかなり狭く，精度の高い推定であることがわかる．1997年の一般集団における第1子出産の平均年齢は26.8歳である．26.8歳は今回の信頼区間の中に入っており，出血性疾患を有する女性が他の女性と比べて高い年齢で出産しているという根拠はほとんどない．

99% CIは（25.05〜28.97）歳であり，95% CIよりもわずかに広くなっており，母集団の平均が存在する区間が広がることを示している．

比の区間推定

この調査で扱った64人の女性のうち27人（42.2%）が，週に少なくとも1回の歯肉出血を経験したと報告していた．これは相当高い頻度であり，母集団の出血性疾患でない女性と識別するうえでの方向性を示している可能性がある．母集団における歯肉出血の95% CIを計算すると，

サンプルでの頻度 = 27/64 = 0.422
頻度の標準誤差 $= \sqrt{\dfrac{0.422(1 - 0.422)}{64}} = 0.0617$
95% CI = 0.422 ± (1.96 × 0.0617)
　　　　= (0.301 〜 0.543)

出血性疾患を有する女性での歯肉出血の頻度は30.1〜54.3%であることが，95%確実である．これは相当広い信頼区間であり，精度が高いとはいえない．サンプルサイズがより大きければ，より精度の高い推定が可能となる．しかし，今回の信頼区間の上・下限値から，これらの女性はしばしば歯肉出血を経験することが示された．出血性疾患のない女性と識別できるかどうかという結論を導く前に，一般集団における歯肉出血の頻度の推定値を得る必要がある．

---

*訳注：平均が与えられることにより，変数の1つは自動的に決まるため，自由な値がとれる変数の個数は（$n-1$）となる．

12 研究デザイン I

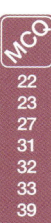

不十分な研究デザインでは，間違った結果が導かれることがあるため，研究デザインはきわめて重要となる．不十分なデザインからどんなに多くのデータが得られようと，問題解決にはならない．この章と 13 章では，研究デザインに関する主要な要素をいくつか取り上げて検討する．また，14 ～ 16 章では，特定の研究，すなわち，臨床試験，コホート研究，ケースコントロール（患者対照）研究について説明していく．

どんな研究であれ，最初にその目的を明確に述べる必要がある．例えば，母集団のパラメータ〔何らかの事象が起きるリスク（15 章）など〕を評価することや，特定の病因と関心領域のアウトカムとの間にどのような関係がみられるかを評価すること，または，ある介入（例えば，新しい治療法）の効果を評価すること，などが目的となる．このような調査で採用しうるデザインは数多くあるが，最終的にどのデザインを選択するかに際しては，研究目的だけでなく，利用できる資源や倫理的な事柄を考慮する必要があるであろう（表 12-1）．

■■ 実験的研究または観察研究

- **実験的研究**には調査者が関与しており，何らかの形でアウトカムに介入することになる．実験的研究の 1 例に臨床試験（14 章）があり，ここでは調査者が何らかの治療を導入する．他の例として，実験的な条件下で実行される動物実験や実験室での研究などがあげられる．実験的研究では，アウトカムに影響を及ぼす諸要素を管理することが一般的に可能であるため，仮説に対して最も納得のいく証拠を得ることができる．しかし，常に実行可能であるとは限らないし，ヒトや動物が関与する場合には，非倫理的である可能性もある．
- **観察研究**とは，例えば，コホート研究（15 章）やケースコントロール研究（16 章）などであり，調査者が結果に影響を及ぼす行為を一切せずに，何が起きるかを単に観察する研究である．このような研究では，アウトカムに影響を及ぼす要素すべてを管理することが不可能である場合が多く，実験的研究と比べると情報が不十分である可能性もある．ただし，ある状況下では，これが唯一の有益または可能な研究であることがある．

疫学研究では，母集団における，関心領域の要因と疾病との関係を評価するが，これは観察研究に該当する．

■■ 観察単位を定義する

観察単位は「個体」または「個体」の最小グループで，それは分析の目的から独立しているとみなされる．つまり，関心領域の応答が他の観察単位から影響を受けない．医学研究では，実験的であっても観察的であっても，研究者は個人のアウトカムに通常関心がある．例えば，臨床試験（14 章）では，観察単位は通常，個人の患者であり，患者の治療に対する応答は，臨床試験の中で他の患者が経験する治療の応答に影響されないと信じられている．しかしながら，いくつかの研究では，異なる観察単位を考慮することが適切かもしれない．この例として，次のものがあげられる．

- 歯科研究では，観察単位は，個々の歯より患者の口である．というのも，患者の口の中の歯はそれぞれ独立してないからである．
- ある実験的研究，特に実験室での研究では，異なる個体（例えば，複数のマウス）から資料を集めておく必要がある．なぜなら，個々の個体ごとに評価することが不可能であり，集められた資料（例えば，組織培養プレートのウェル）が観察単位となるからである．
- **クラスターランダム試験**（14 章）は実験的研究の 1 つの例であるが，ある教室のすべての子どもたちのように，観察単位は個体のグループである．
- **生態学的研究**は疫学研究の中で特別な形式であり，観察単位は個体ではなく，地域または個体のグループである．例えば，国別の乳がんの死亡率を多くの異なる国々間で比較することで，死亡率がある国々で他の国々より高いかどうか，または死亡率とその国の特徴とに相関があるかどうかを評価することができる．この方法で得られた関連性はさらなる研究の有意義な仮説を提供してくれる一方で，このような研究の結果を解釈する場合には，潜在的なバイアスのために，常に注意する必要がある（34 章の生態学的誤謬を参照）．

表 12-1 研究デザイン

研究のタイプ	時期	形式	過去への行動	現時点での行動（開始）	将来への行動	代表的応用
横断	横断	観察		全情報		・有病数の推定量 ・基準区間と診断検査 ・集団の健康状況
反復的横断	横断	観察		▼全情報　▼全情報	▼全情報	・時間的変化
コホート（15 章）	縦断（前向き）	観察		コホートの決定と危険因子の評価 → 追跡	アウトカムの観察	・予後や自然史（疾病に伴って発生する事象） ・原因
ケースコントロール（16 章）	縦断（後ろ向き）	観察	危険因子評価 ← 調査	ケースとコントロールの決定（例：アウトカム）		・原因（特に稀少疾患）
実験	縦断（前向き）	実験		介入の適応 → 追跡	アウトカムの観察	・治療効果評価の臨床試験（14 章） ・予防手法評価の試験（例：大規模ワクチン接種） ・実験室研究

多施設共同研究

多施設共同研究は実験的または観察的のいずれもあり，2つ以上の施設（病院の外来診療，一般診療など）からそれぞれ多数の個人を登録する．施設によって形式や規模が異なるが，すべての施設で同じ研究プロトコルが使われる．施設間で管理手続きが異なる場合，同一施設を受診する2人の患者は，異なる施設を受診する2人より似てしまう．多施設共同研究の分析は，通常1つの調整支援施設で行われるが，いかなる施設「効果」も常に考慮しなくてはならない．それは，クラスターデータ（42章）に適している分析でも，多重回帰分析（33章）における施設調整でも必要である．

因果関係の評価

医学研究では，一般的にある因子の曝露がある効果を引き起こすかどうか（例えば，喫煙は肺がんを引き起こすか）に関心が向けられている．ある要因が疾病において因果的な役割を果たすかどうかの納得のいく根拠は，ランダム化比較試験（14章）から得られることが多い．しかし，観察研究から得られる情報も，それが多くの基準を充足する限り，証拠として使用することができる．因果関係を評価する基準として最もよく知られているのは，Hill[1]によって提唱されたものである．

1. 原因が結果に先行しなければならない．
2. 関連はもっともらしいものでなければならない．すなわち，結果は生物学的に知覚できるものでなければならない．
3. 多数の研究によって，一致した結果が得られなければならない．
4. 原因と結果との関連が強くなければならない．
5. 結果との間に，用量-反応関係が存在しなければならない．すなわち，効果がより大きいということは，疾病がより重症であるとか，発症がより急激であるということである．
6. 関心領域の要因を除去したとき，疾病のリスクは減少するはずである．

横断研究または縦断研究

- **横断研究**は，時系列における単一時点で実施される．例えば，大規模な特定の集団において，ある問題に対する個体の信念や態度を調査する場合，横断研究が用いられることが多い．また，特定の集団全体を調査する国勢調査もこれにあたる．医療現場では，横断研究は，ある母集団におけるある条件の**時点有病率**＊を評価するうえで特に適切である．

$$時点有病率 = \frac{時系列の単一時点における患者数}{時系列の同一時点で調査した総数}$$

調査に先立つどの時点でその事象が起きたかを知ることはできないので，関心領域の要因と疾病との間には関連性がある，と述べることはできるが，当該疾病が当該要素によって**誘発**されたかどうかは言及できない（つまり，Hillの基準1が満たされることを説明できない）．また，当該疾病の**罹患率**，すなわち，特定の期間における新しい事象の率を評価することはできない（31章）．さらに，横断研究は時系列の一時点で実行されるだけなので，時系列上のトレンド（傾向性）を検討することはできない．しかし，これらの研究は一般的に迅速に行え，実行コストも安価である．

- 時系列上のトレンドを評価するために，時系列における異なった時点で**反復的横断研究**を実施することができる．しかし，これらの研究では，それぞれの時点で個体群が異なる可能性があるため，ときが経過するに従って明らかな変化が認められたとしても，それが調査した個体群の差異を単に反映しているものかどうかを評価するのはときとして困難である．

- **縦断研究**では，一定期間にわたって，各個体のサンプルを追跡する．時系列のある時点からその先に向かって個々の個体を追跡するという意味において，これらは通常，**前向き**（コホート研究）である（15章）．**後ろ向き**（ケースコントロール）研究は，被験者を選んで過去に起きた要素を識別する調査（16章）であるが，ときには，縦断研究とみなされることがある．縦断研究は，一般的に，横断研究よりも長い実施期間を必要とし，そのため，より多くの資源が必要となる．これらの研究が患者の記憶や医療記録に依存する場合には，バイアス（偏り）に影響を受ける可能性もある（34章）．

実験的研究は，将来起こりうるアウトカムへの介入の影響を検討する調査であるため，一般的には前向きである．これに反して，観察研究は，前向きであることもあるし，後ろ向きであることもある．

コントロール（対照）群

ある研究をデザインして結果を解釈するうえでは，比較群，すなわち**コントロール群**が重要な要素となりうる．例えば，ある疾病に対してある特定の要因が因果的役割を果たすかどうかを評価するには，関心領域の当該要因に曝露された群と曝露されていない群の双方において，疾病のリスクを検討すべきである（15, 16章）．これについては，14章の「治療法の比較」の項を参照のこと．

バイアス（偏り）

バイアスとは，ある研究から得られた結果と，事柄の真の状態との間に系統だった差異が存在する状況であり，そこにはバイアスが存在するといわれる．バイアスとその影響を減じる方法については，34章で詳細に説明する．

---

[1] Hill, A.B. (1965) The environment and disease: association or causation? *Proceedings of the Royal Society of Medicine*, 58, 295.

＊**訳注**：ある時点における普及，流行，広まり．

13 研究デザイン II

変動

データの変動の原因としては，生物学的な諸要素（つまり，性や年齢）や測定「誤差」（つまり，観察者による変動）が想定されるが，なかには説明されないランダム変動もある（39章）．母集団パラメータの評価に対して，データの変動がどのようなインパクトを与えるかについては，標準誤差（10章）を用いて測定する．変数の測定にかなりの変動が存在する場合には，その変数に関する推定は，大きい標準誤差を伴い，不正確なものとなる．変動のインパクトを可能な限り減少させ，推定の精度を増大させることが望ましいことは明らかであり，そのさまざまな方法を本章で説明する．

反復

反復すれば，評価はより正確になる（例えば，その都度，各個体に対し，所定の変数を2, 3回測定する）．ただし，反復測定は独立したものではないため，これらのデータを分析する際には注意が必要である．単純なアプローチは，分析において，もとの測定値の代わりに，それぞれの一連の反復測定における平均を使用する方法である．それ以外にも，反復測定を扱うための特別な諸手法を使用することができる（41, 42章）．

サンプルサイズ

研究デザインにおいては，適切な調査サイズを選ぶことが重要である．サンプルサイズを大きくすれば，推定の標準誤差は減少し，精度と研究の検出力（パワー）が増大する（18章）．サンプルサイズ（36章）は，研究を開始する前に計算しておかなければならない．

いかなる形式の研究であっても，研究に十分な検出力をもたせるために，最終的な研究解析におけるサンプルサイズを，計画されたサンプルサイズにできる限り近づけることが重要である（18章）．このことは，横断研究や調査では，回収率はできる限り高くすべきであることを意味する．臨床研究やコホート研究では，追跡中の脱落を最小にすべきである．このことは，不応答者や脱落集団と，応答者や追跡できた者との間に何らかの異なる点があることによって生じるバイアス（34章）を減らすことの助けにもなる．

特別な研究デザイン

単純な研究デザインを修正することで，より正確に推定できるようになる．その手段として，1つ以上の**治療**が**実験的単位**に与える影響を比較することが基本である．実験的単位（すなわち，1つの実験の観察単位；12章）とは，分析の目的上，独立しているとみなしうる「個体」または「個体」の最小群，例えば，個々の患者，一定量の血液または皮膚切片などである．実験的単位が治療に対してランダムに（すなわち，偶然に）割りつけられて（14章），このデザインに他の調整がないとすると，それは**完全無作為デザイン**であることになる．このデザインは，分析における直接的な方法であるが，実験的単位間に実質的な変動が存在する場合，非効率的になる．このような状況では，この変動の影響を減少させるために，デザインにブロッキングを組み入れたり，クロスオーバーデザインを使用したり，あるいはこの両者を併用したりすることができる．

ブロッキング（層別化）

多くの場合，類似の特徴を共有する実験的単位を，同種のブロック塊や層に編成することができる（例えば，各ブロックを年齢群別に編成する）．同じブロックに属する単位間の変動は，異なるブロックに属する単位間の変動よりも小さくなる．この手法では，各ブロック内の個体が治療に対してランダムに割りつけられる．すなわち，異なるブロックに属する個体間で全体的に比較するのではなく，各ブロック内の治療を比較する．したがって，ブロッキングしない場合よりも，治療の効果をより正確に評価することができる．

並行デザイン 対 クロスオーバーデザイン（図13-1）

一般的に，異なるグループに属する個体同士を比較する．例えば，ほとんどの臨床試験（14章）は並列（パラレル）試験であり，各患者が，比較のために2種の治療（または，場合によってはもっと多くの治療）のうちの1つを受けている．すなわち，**個体間比較**を行っている．

通常，同一個体におけるほうが異なる個体間におけるよりも測定上の変動が少ないため（6章），ある種の状況下では，各個体を自己のコントロールとして使用することを検討したほうがよいこともある．このような**個体内比較**からは，異なる個体間デザインから得られる比較よりも，より正確な比較がもたらされ，同水準の正確さを，より少ない人数で達成することができる．臨床試験設定における個体内比較の一例として，クロスオーバーデザイン[1]がある．2つの治療を比較する場合には，各個体が，暦時系列における何らかの影響を受けないように，それぞれの治療を任意の順序で交互に受ける．治療期間は，洗い出し期間で分けられる．洗い出し期間は，前回の治療の残留（繰り越し）効果をなくすために設けられる期間である．この研究デザインでは，各個体における2つの治療に対する反応の差を分析する．このデザインは，治療によって症状が治癒するのではなく，一時的に緩和する場合や，反応時間が長続きしない場合にだけ用いられる．

要因実験

複数の要因に関心がある場合には，一度に1つの要因について効果を評価する調査を何度も繰り返すのは非効率的で非経済的である．**要因デザイン**は，関心領域の任意の数の**要因**を同時に分析できる調査手法である．2×2要因実験は最も単純なデザインであり，2つの要因（例えば，2種類の異なる治療）ごとに2つの**水準**（例えば，積極的治療と消極的治療）で検討する．1つの例として，心臓病と癌の予防におけるアスピリンとβカロチンの重要性を調

表13-1 可能な治療の組み合わせ

	ベータカロチン	
アスピリン	なし	あり
なし	なし	ベータカロチン
あり	アスピリン	アスピリン+ベータカロチン

---
[1] Senn, S. (2003) *Cross-over Trials in Clinical Research*. 2nd edition. Chichester: Wiley.

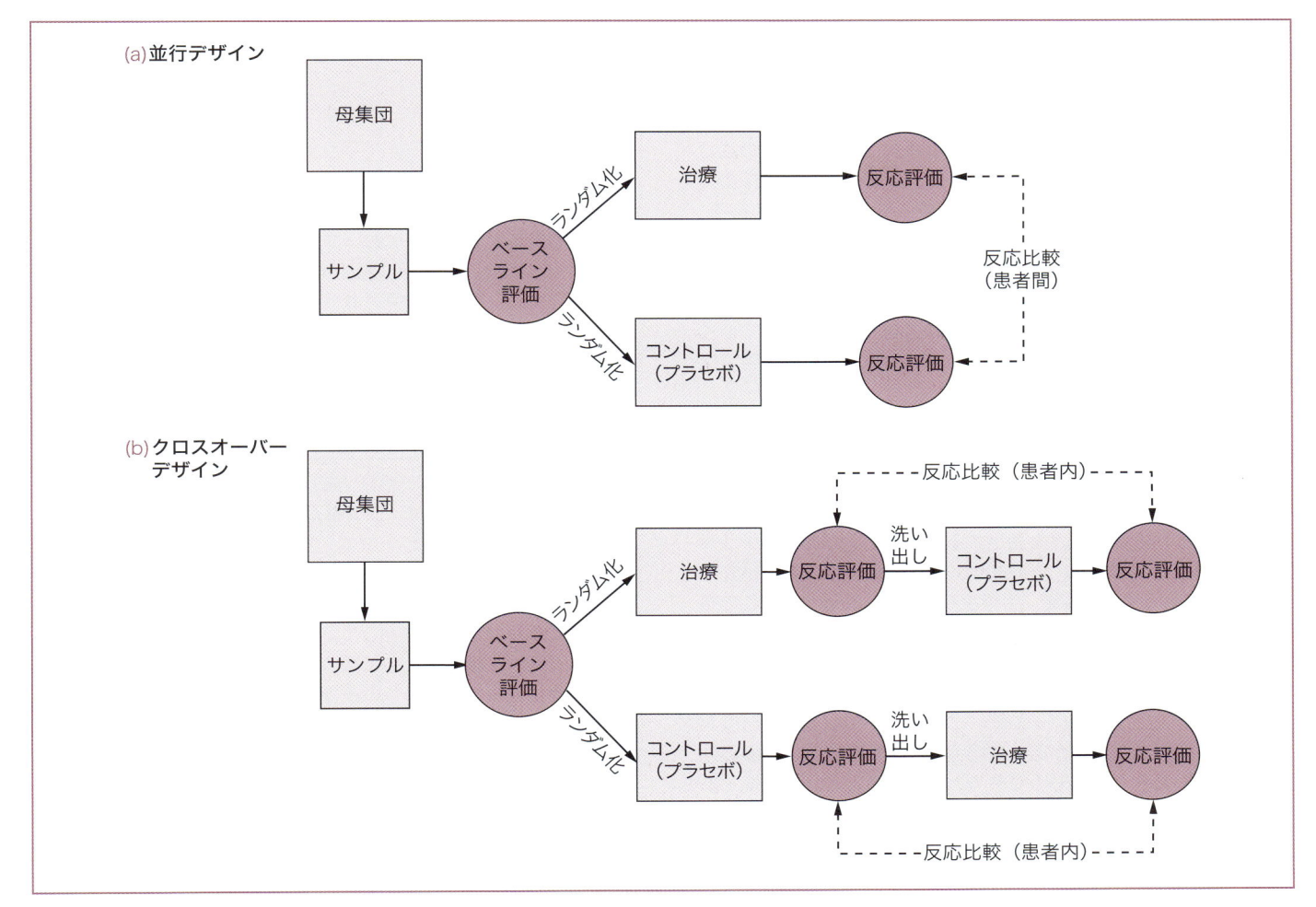

図 13-1 (a) 並行デザインと (b) クロスオーバーデザイン．

査するためにデザインされた，米国医師団健康調査（US Physicians' Health Study）[2] について検討してみよう．この調査では，異なる2つの化合物を2つの要因とし，医師がそれぞれの化合物を摂取したかプラセボだったかどうかを2つの水準とする，2×2要因デザインが使用された（14章）．表13-1に，可能な治療の組み合わせを示した．

βカロチンの効果は，左側の欄の患者と右側の欄の患者を比較することによって評価する．同様に，アスピリンの効果は，上段の患者と下段の患者との比較によって評価する．また，2つの要因間で**交互作用**があるかどうかについても検定することができる．すなわち，βカロチンの効果がアスピリンの有無によって異なる場合には，2つの要因間に交互作用が存在するということになる（33章）．この例における交互作用とは，アスピリンとβカロチンを一緒に与えた場合のほうが，それぞれの薬物単独での独立効果を足した場合よりも効果が大きい（または小さい），ということである．したがって，このデザインにより，2つの別々の調査からは得られない追加情報がもたらされるとともに，資源をより効率的に使用できるようになり，所定の精度で評価する際のサンプルサイズがより小さくてすむことになる．

■ 適切な研究エンドポイントの選択

研究エンドポイントは，データが収集される前に特定されなければならず，個体のアウトカムを明確に定義するものである．それは，その研究での関連仮説に関係している必要があり，また臨床的・生物学的に関連している必要がある．研究エンドポイントは**臨床的**（例えば，死亡，発熱の発症）であったり，**代理マーカー**（例えば，卵巣腫瘍に対して腫瘍マーカーCA125の存在や，AIDSに対してHIVウイルス量の測定）に基づくものである．代理マーカーによるエンドポイントは，臨床エンドポイントを測定することが困難，高価，時間がかかる場合に，臨床エンドポイントの代理としてしばしば用いられるバイオマーカーである．ときに**複合エンドポイント**が定義されることがある．これは，多くの潜在的エンドポイントの1つを参加者が経験する必要がある場合に定義されることが多い．例えば，心血管エンドポイントの定義では，以下のいずれのイベントが起きた場合とすることができる．すなわち，心筋梗塞，心血管疾患または脳卒中による死亡である．しかしながら，複合エンドポイントが含まれる分析は解釈が困難であり，特にエンドポイントの構成因子が異なる予後に関係する場合は，この形式のエンドポイントを選択して分析する際に留意が必要である．

臨床試験の適切な研究エンドポイントの選択に関する追加的事項については，14章で説明する．

---

[2] Steering Committee of the Physicians' Health Study Research Group. (1989) Final report of the aspirin component of the on-going Physicians' Health Study. *New England Journal of Medicine*, **321**, 129-135.

14 臨床試験

臨床試験[1]とは，何らかの形態の，計画された実験的研究のことであり，一般的には，新しい治療法がヒトにどのような臨床上のアウトカムをもたらすかを評価するためにデザインされている．臨床試験は，臨床前の研究，効果と安全性を調査するための小規模な臨床研究（第Ⅰ/Ⅱ相試験），当該新治療法に関する完全な評価（第Ⅲ相試験）に分けられる．この章では，何らかの公表資料で報告されている，第Ⅲ相試験の主要な局面について述べていく（表14-1のCONSORT[2] statementのチェックリスト項目；図14-1, 2）．

■ 治療法の比較

臨床試験は，現在施されている治療法が，将来どのようなインパクトを与えるかということを測定することに関心があるという意味で，前向き研究である．一般的に，臨床試験では，新しい介入（例えば，薬剤の種類や用量，手術手技など）を評価する．この章では，簡潔にするために，1つの試験では，1つの新しい治療法を測定していると仮定して説明していく．

臨床試験における重要な特徴の1つは，比較実験でなければならないということである（12章）．**コントロール**（対照）治療がなければ，何らかの反応があった場合に，それが新しい治療の効果だけからもたらされたものであると確認することは不可能であり，その新しい治療の重要性が過剰に述べられるおそれがある．コントロールは標準的な治療（**陽性コントロール**）でよい．あるいは，標準的な治療が存在しない場合には陰性コントロールでもよい．**陰性コントロール**には，**プラセボ**（みかけや味は新薬のようであるが，いかなる有効成分も含まれていないもの），もしくは倫理的観点から許される場合には無治療などがある．

■ 1次エンドポイントと2次エンドポイント

ある研究の企画段階でエンドポイントを選択するとき（13章），どのようなアウトカムが，最も正確に新しい治療の便益を反映しているのかを，事前に決めておかなければならない．これを，調査の**1次エンドポイント**といい，通常，治療の**効能**に関連している．**2次エンドポイント**は，多くの場合，**毒性**に関係しており，これも関心領域にあり，研究開始時に，やはり考慮しておく必要がある．一般的には，これらのエンドポイントはすべて，研究終了時に分析される．ただし，**中間分析**を事前に計画しておかなければならない場合がある（例えば，その時点までに，試験を中止しなくてはならないような重要な毒性が現れていないかどうかを確認する場合など）．このような時期に治療を比較する際には，「多重仮説検定」（18章）の問題が存在するため，注意する必要がある．独立した**データ安全性モニタリング委員会**（Data Safety and Monitoring Committee：DSMC）はしばしば暫定的な解析の解釈について責任があり，臨床試験が中止されない限り，その結果は一般的に機密として扱われ，他の臨床試験の研究者に情報が流されるべきでない．

■ サブグループ解析

臨床試験では，患者のさまざまなサブグループ（例えば，男性と女性，高齢者と若年者）において，新しい治療効果を評価したい衝動にかられる．多重仮説検定や研究検出力低下（18章）の問題があるため，事前に計画され，研究サンプルサイズが相応に計算され，その解析に適切な統計手法が使われる場合を除いて，サブグループ解析は避けるべきである．

■ 治療の割りつけ

患者が正式に臨床試験に加わったら，その患者を治療群に割りつける．一般的に，患者は**ランダム割りつけ**またはランダム化として知られる方法で，ランダム（偶然）に割りつけられる．ランダム割りつけは，コンピュータで作成する乱数リストや乱数表（付録A12）を用いて行われることが多い．例えば，患者を2つの治療に割りつける方法として，乱数の順序に従い，数字が偶数ならA治療（0は偶数として扱う）に，奇数ならB治療に，といった具合に割りつける．このような過程を踏むことにより，試験参加時（ベースライン）の特徴からみた，治療群間の類似性が高まり（すなわち，**割りつけバイアス**ひいては**交絡**が回避される；34章），試験の効率が最大限になる．ランダム化が行われていれば，（平均および標準偏差などの適切な要約指標を調べて評価された）ベースラインの特徴が，治療群において平均的に分布していない場合，その不一致は偶然によるものと考えることができる．したがって，治療群のいかなるベースラインの特徴のパラメータでも，それを比較するために型にはまった統計的仮説検定（例えば，21章のt検定）を実施することは不適切である．なぜなら，仮説検定は治療群の間でその差異が偶然かどうかを評価するために利用されるからである．

患者が新しい治療を受けるかコントロール治療を受けるかを，ランダムに決定される試験を，**ランダム化比較試験**といい，一般的にRCTと略される．この試験は，治療の評価に最適である．

患者を，例えば，通院日や生年月日によってランダムではなく系統的に治療群に割りつける方法を系統的割りつけというが，これは可能な限り避けなければならない．医師は，特定の患者が試験に参加する前に治療法を決定することができるが，これは，その患者が試験に加わるかどうかの意思決定に影響するかもしれない．

単純ランダム化の改善には以下が含まれる．

- **層別ランダム化**は，重要な因子（年齢や性別など）の効果を調整するもので，治療群とコントロール群で各因子が等しく分布していることを保証する．患者はこれらの因子により1つ以上の層に分けられ，それぞれの層で別のランダム化リストが使われる．
- **ブロックランダム化**または**限定ランダム化**は，患者の募集の終わりの時点で，治療群とコントロール群がおよそ等しいサイズとなることを保証するものである．治療数の倍数となるような比較的小さなブロックサイズ（例えば，6または9）を選び，ブロックごとに同数の患者を異なる治療に割りつけ，ランダム化の変法を使うものである．
- **クラスターランダム化**は，個体ではなく，個体の**群**または**クラスター**を，治療に割りつけるものである．これは，クラスターごとに別個に個体をランダム化することが困難な場合（例え

---

[1] Pocock, S.J. (1983) Clinical Trials: A Practical Approach. Chichester: Wiley.
[2] Moher, D., Schulz, K.F. and Altman, D.G. (2001) The CONSORT Statement: revised recommendations for improving the quality of reports of parallel-group randomised trials. Lancet, 357, 1191-1194.

表14-1 ランダム化試験を報告する際に盛り込むべき CONSORT Statement のチェックリスト項目*

論文の章とトピック	項目	記述	報告ページ番号
タイトルと抄録	1	参加者は介入に対してどのように割りつけされたか（例えば，「ランダム割りつけ」，「ランダム化」，「ランダムに割りつける」）	
はじめに			
背景	2	科学的背景と論理的根拠の説明	
方法			
参加者	3	参加者の適性基準とデータを収集した設定と場所	
介入	4	それぞれの群に対して意図された介入の正確な詳細と実際の処理の方法と時期	
目的	5	特定の目的と仮説	
アウトカム	6	1次および2次アウトカムの基準を明確に定義し，該当する場合には，計測の質を高めるために使用するすべての方法を定義する（例えば，複数の観察，評価者の訓練）	
サンプルサイズ	7	サンプル数の決定方法．該当する場合には，すべての中間分析と停止規定の説明	
ランダム化 —— 順番作成	8	すべての加えられた制限の詳細など，ランダム割りつけ順番を作成するために使用した方法（例えば，群別，層別）	
ランダム化 —— 割りつけの隠蔽	9	ランダム割りつけ順番を実施するために使用した方法（例えば，数字の付いた容器や中央電話）で，介入が割りつけられるまで，順番が遮蔽されていたかを明記	
ランダム化 —— 実施	10	誰が割りつけ順番を作成し，誰が参加者を登録し，誰が参加者をそれぞれの群に割りつけたか	
盲検（ブラインド，マスキング）	11	参加者や介入を実施する人およびアウトカムを評価する人に対して，群の割りつけがブラインドされていたかどうか．ブラインドされていた場合には，ブラインドの成功はどのように評価されたか	
統計手法	12	1次アウトカムの群間比較を行うために使用した統計手法．サブグループ解析や調整分析のような追加分析の方法	
結果			
参加者の流れ	13	それぞれの段階を通しての参加者の流れ（特にフローチャートを推薦する；図14-1），特にそれぞれの群の，ランダムに割りつけられた参加者の人数，意図した治療を受けた人数，プロトコルが完了した人数，1次アウトカムを分析された人数，計画された研究のプロトコルからの逸脱を理由を添えて説明する	
募集	14	募集と追跡の期間を決める日付	
ベースラインデータ	15	それぞれの群のベースラインにおける人口学的特性（患者属性情報）と臨床的特性	
分析した人数	16	それぞれの分析におけるそれぞれの群に属する参加者の数（分母）と，その分析が「intention-to-treat（ITT）解析」によるものかどうか．可能な場合はアウトカムを絶対数で述べる（例えば，50％でなく10/20のように）	
アウトカムと推定	17	1次および2次アウトカムのそれぞれに対する，それぞれの群でのアウトカムの要約と，推測されるエフェクトサイズとその正確性（例えば，95% CI）	
補助的分析	18	サブグループ解析や調整分析（事前に条件指定した分析か予備分析かを示す）など，実施したその他の分析．すべてを報告することにより多重性を提示	
有害事象	19	それぞれの介入群におけるすべての重要な有害事象や副作用	
考察			
（論考）解釈	20	研究の仮説や，可能性のあるバイアスまたは不正確さの原因，分析とアウトカムの多重性に関連したリスクなどを考慮し，結果を解釈	
一般化可能性	21	試験結果の一般化可能性（外的妥当性）	
全体的なエビデンス	22	現状のエビデンスと照らし合わせた結果の包括的解釈	

*訳注：このチェックリストは，著者や査読者が，論文に必要な情報が盛り込まれているかどうかをチェックするために用いられる．CONSORT Statement の最新版については，CONSORT 2010 声明（http://www.consort-statement.org/Media/Default/Downloads/Translations/Japanese_jp/Japanese%20CONSORT%20Statement.pdf）を参照してほしい．

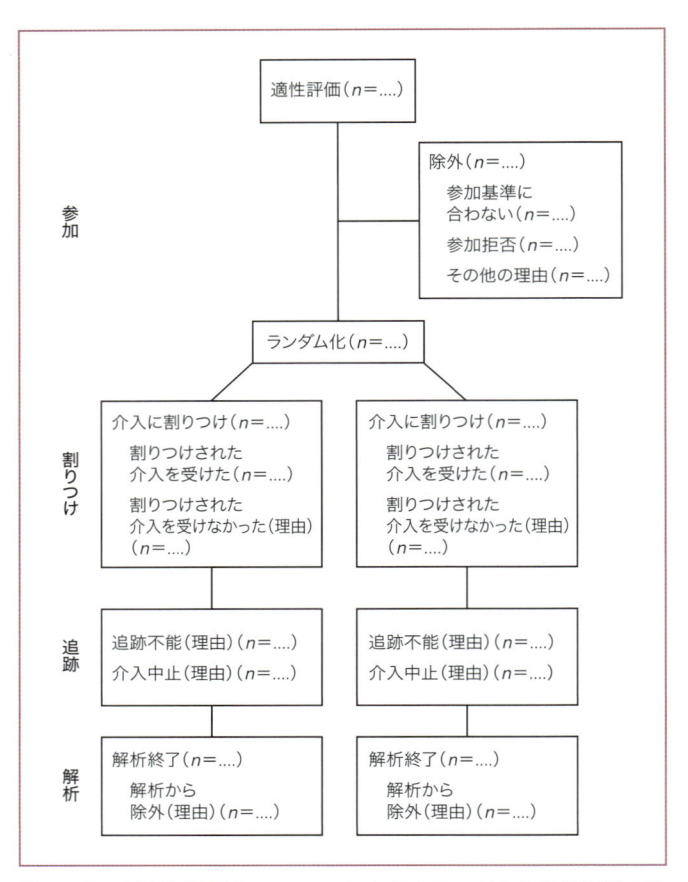

図 14-1 CONSORT Statement におけるランダム化比較試験の進捗についての試験プロファイル

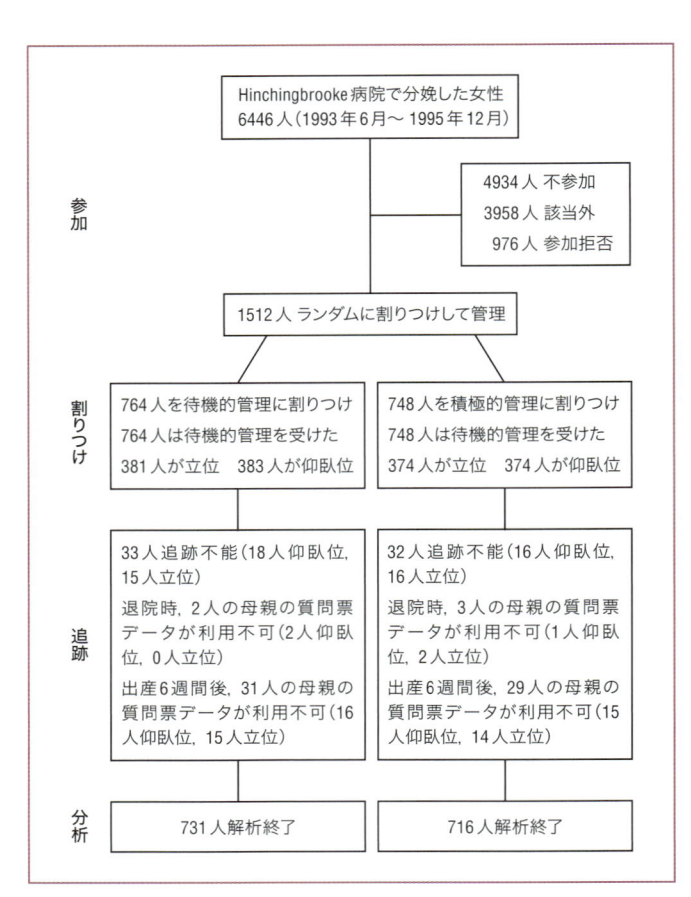

図 14-2 試験プロファイルの例（40 章で示す試験より許可を得て転載）

ば，飲料水にフッ素を入れるなど），または同一クラスター内で，ある個体の治療に対する反応が他の個体の治療に対する反応に影響を与える場合に必要である．例えば，心臓病の高リスクの人々に対する，一般開業医による健康教育プログラムで，食事と生活習慣の改善効果を評価したい場合を考えてみる．これを実現するために，関連するアウトカム（例えば，1 年後の体重と血圧の変化の平均）を，プログラムを受ける群（新「治療」群）とプログラムを受けない群（コントロール「治療」群）とにランダムに割りつけられた個体で比較する．残念なことに，この状況では個々の患者をランダムに2つの治療の群に割りつけるのは困難である．なぜなら医師には，同じクリニックで患者が受ける治療形式をランダムに変更することが非現実的だからである．さらに，たとえ個体のランダム化が実現できたとしても，ランダム化によってプログラムを受けない個体では，プログラムにおける情報格差が存在しうるため，2つの治療の群において互いに反応が独立していない．このようにすべての患者は，たとえコントロール群であっても，プログラムの恩恵を受けてしまうため，プログラムの有無にかかわらず，いかなる結果の比較も希薄化されてしまう．これらの例では，通常，治療群にランダム化されるのは医師であり，医師から医療を受ける個々の患者ではない．サンプルサイズを計画する際には，実験的単位（12 章）は群であって，群の個体ではないことに注意が必要である．また，これらのクラスターランダム化試験のデータを解析する際にも注意が必要である．（36 章，41 章，42 章）[3]．

---
[3] Kerry, S.M. and Bland, J.M. (1998) Sample size in cluster randomisation. *British Medical Journal*, **316**, 549.

順次的臨床試験（sequential trial）

ほとんどの臨床試験では，最初に（36 章）サンプルサイズを事前に決めておく（つまり**固定サイズ**のデザイン）．**順次的デザイン**は，治療と結果の時間的間隔が短いことが予測される際にまれに用いられる．2つの治療群（例えば，新「治療」群とコントロール「治療」群）を比較するような単純な状況では，2つの治療群ごとに「ペア」で1人ずつランダムに割りつけられる．ペア両者の治療結果がわかり次第，**現時点で利用できるすべてのデータ**が解析される．そして，公式の統計ルールに基づいて，臨床試験を中止すべきか（2つの治療の間で明らかな差がある場合や，差がないことが明らかになった場合），あるいは，さらなるペアの募集やランダム化を継続するか否かを決定する．このデザインの主な利点は，大きな治療効果が得られた場合，標準的な固定サイズの並行群間デザイン（13 章）より少ない患者数ですむことである．しかしながら，主に，治療から結果までの時間的間隔が短いという条件や，その他の現実的に困難な点があるため，このデザインが頻繁に用いられることはない．

盲検（ブラインド，マスキング）

患者や医療従事者，またはその両者が，治療の割りつけを知っている場合，特に反応が主観的になる場合には，**評価バイアス**が生じる可能性がある．このような場合，治療効果や副作用の徴候の記録に影響が出ることがある．したがって，できるなら，臨床試験の参加者全員（医療従事者，患者，評価者）に対し，治療の割りつけやランダム化のリストを**ブラインド**または**マスキング**すべきである．患者と，医療従事者または評価者が治療の割りつけを

知らない試験を**二重盲検試験**という．患者をブラインドすることが不可能な試験でも，治療の割りつけを医療従事者または評価者にブラインドで行えば，**一重盲検**にすることができる．

患者の問題

臨床試験にはヒトがかかわっているため，患者の問題は重要である．特に，いかなる臨床試験でも，ヘルシンキ宣言（Declaration of Helsinki）に違反していないかを判断する**倫理委員会**の審査に合格するものでなければならない．患者が試験に参加する前に，各患者（患者が未成年者の場合は法的後見人や親）から**インフォームドコンセント**を得る必要がある．

プロトコル（実施計画書）

臨床試験を実施する前に，当該試験のあらゆる局面についての文書を作成しなければならない．これを**プロトコル**という．プロトコルには，試験のねらいと目的，どのような患者を選択対象とするかということについての定義（**取り込み基準**と**除外基準**），治療スケジュール，データの収集と分析に関する事項，問題が発生した場合の偶発的事故への対処計画，試験担当者に関する情報が含まれていなければならない．真の治療効果が十分に高いことを正しく見分けるチャンスを増やすためには，十分な数の患者を募ることが重要である．したがって，どのような臨床試験でも，実行前に，最適な**試験サイズ**を計算する必要がある（36 章）．

プロトコル逸脱とは，研究に加わったがプロトコルの基準を満たしていない患者のことである．例えば，不適切に加えられた患者や，調査から脱落した患者，治療を切り替えられた患者のことである．バイアスを回避するためには，**intention-to-treat（ITT）解析**をもとにして研究の分析を行わなければならない．すなわち，当該患者が治療方式に従ったかどうかにかかわらず，調査者が情報を保持している患者全員を，最初に割りつけられた群の中で分析しなければならない．可能なら，試験から逸脱した患者に関する情報も集めるようにつとめなければならない．これに反して，治療の**全コース**を完了した患者だけを分析の対象とする**on-treatment（OT）解析**があるが，この方法では治療比較にバイアスがかかることが多いので推奨できない．

15 コホート研究

コホート研究では，ある「個体群」を対象として，通常，時系列に沿って当該群を追跡していく．この研究のねらいは，「特定の病因にさらされることは，ある疾病の将来の罹患率に影響するかどうか」を調査することである（図 15-1）．影響するのであれば，その因子は疾病のアウトカムに関する**危険因子**という．例えば，これまでに数多くのコホート研究によって，食事因子と癌との関係が研究されている．ほとんどのコホート研究は前向きであるが，ときに**歴史的**コホート研究が使われることがある．これらは後ろ向きとして認識されるもので，現時点までのアウトカムの関連情報と関心領域の曝露について，医療記録や記憶を頼りに確認する．しかしながら，歴史的コホート研究は，しばしば前向きコホート研究より短期間かつ安価で実行できる一方，収集された情報が信頼できないので質が劣ることがある．

コホート研究は，固定型研究としても，動的研究としても行われる．**固定型**コホート研究では，ある個体が固定集団を抜けてもその代わりに別の個体を加えることはない．一方，**動的**コホート研究では，誰かが集団から脱落すると，資格がそなわった時点で別の個体を加えることできる．

コホートの選択

コホートは，研究結果が一般化される対象である母集団を代表するものでなければならない．多くの場合，個体を特定の職業群（例えば，公務員，開業医など）のような類似の資源から採用できれば，研究に有利である．これは，職場に保管されている記録から，死亡率や罹患率についての情報が容易に得られたり，必要に応じて個体と連絡をとることができるからである．ただし，そのような集団は，真に一般的な母集団を代表するものでなく，また，健康度が高いかもしれない．コホートは一般医リストから採用することもできる．その場合には，異なる健康状態の個体群を調査に含めることが保証される．ただし，これらの患者は，同じ地域に住んでいるため，類似の社会的背景を有しているという難点がある．

危険因子の病因学的影響を評価しようとする場合，コホートに採用される個体は，研究の開始時点において疾病にかかっていてはならない．これにより，所定の危険因子への曝露がアウトカムの前に生じることが保証され，当該要因の因果的影響を仮定することが可能となる．この場合，研究開始時に個体は罹患していないため，往々にして**健康参加者効果**（healthy entrant effect）*が生じる．したがって，研究の最初の期間における死亡率は，母集団で期待される率を下回ることが多い．これは，研究開始後数年で，死亡率が突然上昇しはじめることにより明らかになる．

個体の追跡

時系列的に個体を追跡していく際には，**追跡不能**の問題が必ず生じる．個々の被験者が移転先の住所を連絡せずに引っ越すこともあるし，研究対象からはずれたいといいだすこともある．多くの個体が追跡不能になると，コホート研究の利点は減じてしまう．したがって，例えば，定期的に個体と連絡をとるなどして，このような脱落者を最小限に抑える方法を考えておかなければならない．

アウトカムと曝露に関する情報

研究においては，他の原因による死亡や発病を区別するなど，疾病のアウトカムについて正確な情報を得ることが重要である．そのためには，疾病記録（登録），死亡率統計，一般医，病院の記録

---

*訳注：産業保健では「健康労働者効果（healthy worker's effect）」ともいう．

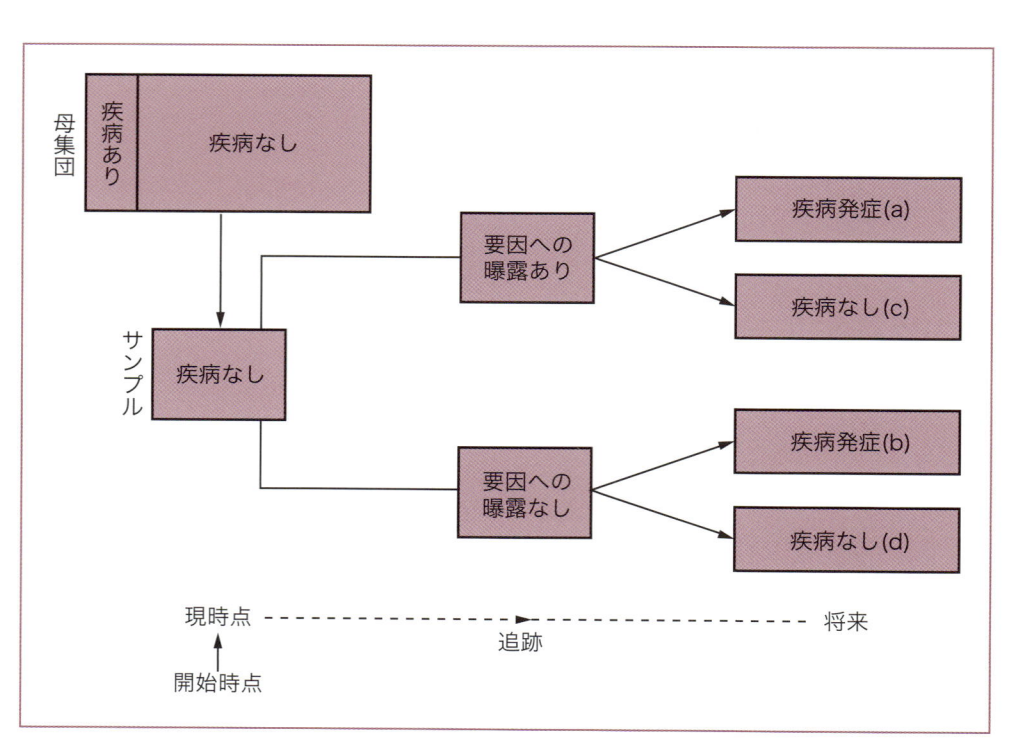

図 15-1　コホート研究の図解（枠内の度数については，表 15-1 参照）

などの調査が必要になることがある.

関心領域のリスクへの曝露は,研究期間の推移につれて変化する.例えば,アルコール摂取量と心臓病との関係を評価する際には,個体ごとの定型的アルコール摂取量は往々にして時間の推移につれて変わってくる.したがって,時間の推移に伴う曝露上の変化を調査するために,個体を何度か面接することが重要である.

コホート研究の分析

観察された頻度(観察度数)を,表15-1に示す.患者を時系列にまたがって追跡するため,被験サンプルに発生したリスクを数えれば,母集団の**罹患リスク**を評価することができる.

推定される罹患リスクは,

$$\frac{研究期間にわたる罹患者数}{母集団の総人数} = \frac{a+b}{n}$$

母集団において,関心領域の要因にさらされた個体の疾病のリスクと,さらされなかった個体の疾病のリスクも,同様に求められる.

曝露群の推定される疾病のリスクは,

$$リスク(曝露者) = a/(a+c)$$

非曝露群の推定される疾病のリスクは,

$$リスク(非曝露者) = b/(b+d)$$

したがって,**推定される相対危険度**は,

$$\frac{リスク(曝露者)}{リスク(非曝露者)} = \frac{a/(a+c)}{b/(b+d)}$$

相対危険度(relative risk:RR)とは,関心領域の要因への曝露に伴う疾病のリスクの増加(または減少)を表す値である.相対危険度が1である場合には,曝露群と非曝露群のリスクが同じであることを意味する.相対危険度が1より大きい値をとる場合には,非曝露群のリスクよりも曝露群のリスクのほうが大きいことを意味する.逆に1より小さい値をとるときは,曝露群のリスクのほうが小さいことになる.例えば,相対危険度が2だとすると,曝露群に属する個体は非曝露群の個体の2倍の罹患リスクを有していることになる.

相対危険度は,常に疾病の内在するリスクとともに解釈されなくてはならない.疾病の内在するリスクがほとんどない場合には,相対危険度が大きくても,臨床症状は限られていることもある.

また,相対危険度の信頼区間を計算する必要がある.それにより,その相対危険度が1に等しいという帰無仮説を検定したり,それに必要な検定統計量を決定することができる.これらの計算はコンピュータで容易にできるため,詳細は省略する.

表15-1 観察度数(図15-1参照)

	要因への曝露		
	あり	なし	全体
関心領域の疾病			
あり	a	b	a+b
なし	c	d	c+d
計	a+c	b+d	n=a+b+c+d

コホート研究の利点

- 事象の時間連鎖を評価することができる.
- 広範なアウトカムについての情報を得ることができる.
- 疾病の罹患率/リスクを直接測定することができる.
- 広範な要因への曝露に関する非常に詳細な情報を収集することができる.
- まれな要因への曝露を調査することができる.
- 曝露を多数の時間点で測定することができるため,ときの推移による曝露の変化を調査することができる.
- ケースコントロール研究(16章)に比べて,**思い出しバイアス**と**選択バイアス**が少ない.

コホート研究の欠点

- 一般的に,コホート研究は個々の被験者を長期間追跡するので,実行コストが割高になる.
- 関心領域のアウトカムがまれにしか生じないような事例では,非常に大きいサンプルサイズが必要になる.
- 患者が引っ越したり調査から脱落したりすることがあるため,往々にして追跡が進むにつれて追跡不能の患者が増大し,バイアスのかかった結果になりやすい.
- 調査のタイムスケールが長いために,全期間にわたって測定とアウトカムの一貫性を維持することが困難な場合が多い.さらに,最初の面接後に,個々の被験者が行動様式を変えることがある.
- 疾病のアウトカムとその確率,または疾病の病因自体が,時間の経過につれて変化する可能性がある.

研究の管理

コホート研究は一般的に臨床試験(14章)より規則に縛られないが,それでも研究プロトコルを準備することはコホート研究を着手する際の助けになる.このプロトコル文章を用意する際には,研究管理における以下の点に特に注意を払うことが重要である.

- **関心領域の結果**:結果(例えば,肥満)を特定し,それを明瞭に定義する(例えば,BMI > 30 kg/m^2).どのようにそれを確認するか(例えば,患者に直接接触,病院記録にアクセス,あるいは全国登録記録とリンク)?
- **関心領域の曝露**:どのような曝露変数が考えられるかを特定して,それらを明瞭に定義する.どのように曝露を確認するか?
- **参加者の観察**:研究参加者をどのように観察するか(例えば,患者に直接接触,郵送によるアンケート調査,病院記録にアクセス)? どれくらいの頻度で研究参加者を追跡観察するか? それぞれの時点でどの情報を収集するか? 生物学的サンプル(例えば,血液,尿,生検サンプル)を収集するか?
- **コホート集団のサイズと観察期間**:関心領域の曝露の有無により,それぞれどのくらいの頻度で結果が生じるか? 関心領域の関連性を十分に示すためには,どのくらいの研究の「サイズ」にすべきか? コホートの設定では,研究検出力(18章,36章)は,イベントの発生数に大きく依存している.コホート集団のサイズを増やしたり,追跡期間を延長することで研究検出力を大きくすることができる.
- **潜在的な交絡因子(34章)と効果修飾因子の定義と確認**:その他のどの重要な変数を調査すべきか特定し,それぞれを明瞭に定義をする.
- **統計解析の計画**:いつコホート集団の統計解析をすることを予

定しているのか（例えば，5年後）？
- **バイアスを減らすステップ**：コホート集団からの脱落を最小化するためにどのようなステップをとるか？　結果，曝露因子，およびその他の時間に伴って変化しない重要な変数に関する定義と確認を確実にするためにどのようなステップをとるか？
- **品質管理計画**：中間の時点で，統計解析（18章）に関して以下の点を確実にする．
  - 追跡中の脱落が実質的な問題にならないこと
  - 曝露，結果，その他の重要なデータを測定したり確認したりする方法が時間とともに変化しないこと
  - 研究が計画された解析の狙い通りになるように，結果が着手時に期待された率で発生すること
- **研究倫理委員会の承認と患者同意の必要性**：これらは必要か？患者同意が必要であれば，どのように取得するか？

臨床コホート

同じ臨床的症状を呈していて，1つ以上の病院に（入院患者または外来として）通っている患者のコホートを選択して追跡し，何人の患者が疾病を解決しているか（症状の好ましいアウトカムの場合に），または何人の患者が死亡や再発などの疾病の進行の徴候を示すかを観察することがある．それぞれの患者から集められた情報は通常，患者のルーチンの臨床的なケアの一部として日常的に集められた情報である．**臨床コホート**（ときに**疾病登録**または**観察データベース**と呼ばれる）の目的は，その症状をもっている患者のアウトカムを示し，異なる薬剤や治療法を適用するなどして，治療に対する異なったアプローチの効果を評価することである．試験に喜んで参加する，選択性の高い個人サンプルを含むことが多いランダム化比較試験に対して（14章），臨床コホートはその病院でその症状をもつすべての患者を含んでいることが多い．したがって，これらのコホートからのアウトカムは，臨床の場で観察されるアウトカムをより正確に反映しているものと考えられる．しかし，これらの研究における治療の割りつけがランダム化されていないために（14章），臨床コホートは特に交絡バイアスを受けやすい傾向にある（12, 34章）．

例

英国地域心臓病調査（British Regional Heart Study）[1] は，40〜59歳までの男性7735人を対象とする大規模なコホート研究である．これらのサンプルは，英国の24都市の一般的な職業人からランダムに選ばれており，調査のねらいは虚血性心疾患の危険因子を識別することである．被験者は，採用時に，喫煙習慣などの，さまざまな人口学的要因（患者属性情報）や生活様式要因についての質問を受けた．喫煙状況について回答した7718人のうち，5899人（76.4％）は，いずれかの時点で喫煙したことがある（現在の喫煙者と過去の喫煙者の両方を含む）．

その後の10年間において，この7718人のうちの650人（8.4％）が心筋梗塞を患った．右表で示されている結果は，当該10年間において心筋梗塞を患った人と患わなかった人のうち，喫煙者と非喫煙者の数（および％）を表している．

ベースライン時の喫煙状況	調査開始後10年間に心筋梗塞を生じたか？ あり	なし	合計
吸ったことがある	563（9.5％）	5336（90.5％）	5899
一度も吸ったことがない	87（4.8％）	1732（95.2％）	1819
計	650（8.4％）	7068（91.6％）	7718

$$\text{推定される相対危険度} = \frac{(563/5899)}{(87/1819)} = 2.00$$

真の相対危険度の95％ CIは，（1.60〜2.49）となる．

この相対危険度から，喫煙歴のある中年男性が今後の10年間に心筋梗塞を患う確率は，喫煙経験のない中年男性の2倍であると解釈できる．言い換えれば，喫煙歴のある男性が心筋梗塞を患うリスクは，喫煙経験のない男性より100％多い，ということである．

[1] データは，Dr F.C. Lampe と Ms M. Walker, Dr P. Whincup（Department of Primary Care and Population Sciences, Royal Free and University College Medical School, London, UK）のご厚意による．

16 ケースコントロール（患者対照）研究

ケースコントロール研究は，特有の疾病をもつ患者群（**ケース群**）と疾病をもたない個体群〔**コントロール群（対照群）**〕を比較し，コントロール群よりケース群のほうに要因の起こる頻度が高いかどうかを調べる（図16-1）．このような後ろ向きの研究では，疾病の有病数や罹患率については調べることはできないが，疾病のリスクを高める要因や減らす要因についての手掛かりを得ることができる．

ケースの選択

ケースの適格基準は正確かつ明瞭であるべきである〔例えば，糖尿病の世界保健機関（WHO）基準：随時空腹時血糖値≧7 mmol/L（126 mg/dL）または75 g経口ブドウ糖負荷試験2時間値（静脈血漿値）≧11 mmol/L（200 mg/dL）〕．特に，**罹患例**（incident；診断された際に参加した人）や**有病例**（prevalent；この研究に参加したとき，すでに疾病があった人）を含めるかどうかを明確にすることが重要である．有病例の場合，危険因子への過去の曝露について顧みたことがあったかもしれない．特に，その疾病が癌のようによく知られているものなら，診断後に生活習慣を変えているかもしれない．結果をより重視し，結論を将来の集団に対して一般化するため，できる限り多くのケースを集めることが重要である．このために，患者とコントロールが決められた期間内に死亡した場合，それを含めるためには，病院のリストや疾病登録にアクセスすることが必要になるであろう．これはケースの偏りを除くためである．

コントロールの選択

ケースと同様に，コントロールの適格基準も正確かつ明瞭であるべきである．研究の開始に際しては，コントロールが，関心領域の疾病にかかっていないことを確認する必要がある．可能であれば，コントロールは患者と同じ集団から選ぶべきである．コントロールはしばしば病院内から選ばれる．しかし，ある疾病の危険因子が他の疾病の危険因子となっていることもあるので，病院内でコントロールを選ぶことは関心領域の危険因子を保持している人が入ってしまう可能性があり，必ずしも適切ではない．一般的な集団からコントロールを選ぶこともよく行われていることではあるが，研究に対する参加意識がいくぶん低く，患者群より反応が低い場合がある．ケース群の近傍からコントロール群を選択すれば，ケース群とコントロール群の社会的背景は近いと考えられる．注意する点として，研究の途中で，ただ早く募集したいというだけの理由で，コントロール群の適格基準を緩和したくなる誘惑にかられるが，それを避けることが重要である．

ほとんどのケースコントロール研究は，1ケースに対して1コントロールだけであるが（しばしば1：1のケースコントロール研究と呼ばれる），1ケースに対して多数のコントロールを設定することも可能である（1：nのケースコントロール研究）．ケースごとのコントロール数を増やすことで，検出力を高めることができる（18章）．しかしながら，1ケースに対して4以上のコントロールを設定しても，それ以上の検出力の増加はほとんど見込めなくなる[1]．必要数以上に多数の個人が適格に選ばれた場合，

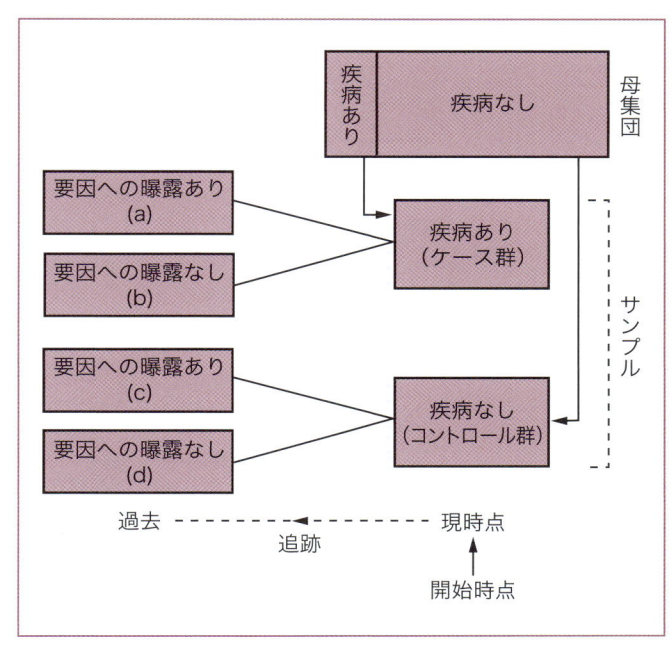

図16-1 ケースコントロール研究の流れ

どのようにコントロールを選ぶべきか（例えば，すべての適格した個人をランダムに選ぶ）を記録することが重要である．

危険因子の同定

どの疫学研究でも，研究をはじめる前に潜在的危険因子を定義しておくべきである．これらの関心領域の因子の定義は明白で明瞭であるべきである（例えば，糖尿病の発症に関するケースコントロール研究において，「運動」が関心領域の因子である場合，「運動」がどのように測定され，カテゴリー化されるかを明白に説明する必要がある）．後ろ向きにデータを取得したり，または記憶に頼らなければならない場合には，その定義が実行可能かどうかを確認するのにパイロット研究が役立つ．交絡因子や効果修飾因子などの結果に対して影響があるその他の因子（つまり，ケースコントロール状態）についても，定義して記載しておかなければならない．

マッチング

ケースコントロール研究では，できる限りケースと同じようなコントロールを選ぶため**マッチング**を行う．群間のバイアスに対して**頻度マッチング**を行う場合がある（つまり，すべてのケース群において，潜在的リスクの関連因子それぞれの平均を，すべてのコントロール群の平均と近似させる必要がある）．または，**個人**レベルで**ペアマッチング**をする場合がある（つまり，各ケースは個々に似た潜在的危険因子をもつコントロールとマッチされる）．一般的には，個人レベルのマッチングを行うとき，性別のマッチング（すなわち，患者が男性ならコントロールも男性とする）や，年齢のマッチングもよく行われる．しかし，関心領域の危険因子のもととなるものや，疾病の進行途中でなくなってしまうような要因はマッチングさせないことが肝要である（34章）．これらは，危険因子と疾病の関係を明らかにする研究の力を弱めてしま

---

[1] Grimes, D.A. and Schulz, K.F. (2005) Compared to what? Finding controls for case-control studies. *Lancet*, **365**, 1429-1433.

表 16-1 観察度数(図 16-1)

	要因への曝露		
	あり	なし	合計
状態			
ケース	a	b	a + b
コントロール	c	d	c + d
計	a + c	b + d	n = a + b + c + d

うものである．また，あまりにも多くの因子とマッチしないことが重要である．なぜなら，これは適切なコントロールの利用を制限するからである．残念ながら，マッチングを行うと，マッチングに用いた疾病に対する変数を検定することはできない．

■ マッチングのない，またはグループマッチングのあるケースコントロール研究の分析

観察された頻度（観察度数）を表 16-1 に示す．患者は疾病の状態により選択されるので，疾病の絶対的リスクは算出することができない．次の式により**オッズ比**が計算できる．

$$\text{オッズ比} = \frac{\text{曝露群で発症するオッズ}}{\text{非曝露群で発症するオッズ}}$$

曝露群で発症する見込みは，

$$\frac{\text{曝露群で発症する確率}}{\text{非曝露群で発症する確率}}$$

と同じである．
　曝露群のオッズ比と非曝露群のオッズ比は以下のとおりである．

$$\text{オッズ（曝露群）} = \frac{\left(\dfrac{a}{a+c}\right)}{\left(\dfrac{c}{a+c}\right)} = \frac{a}{c}$$

$$\text{オッズ（非曝露群）} = \frac{\left(\dfrac{b}{b+d}\right)}{\left(\dfrac{d}{b+d}\right)} = \frac{b}{d}$$

そこで**推定されるオッズ比**は，

$$\frac{a/c}{b/d} = \frac{a \times d}{b \times c}$$

で計算できる．
　疾患がまれである場合，オッズ比は相対危険度と同じとみなされる．すなわち，オッズの増加（または減少）は，その疾患が関心領域の要因への曝露に関連していることを示している．オッズ比が 1 のとき，要因を有している群と有していない群のオッズは同じである．オッズ比が 1 よりも大きい場合，非曝露群より曝露群のほうがオッズが大きい．信頼区間（CI）と仮説検定もまた，オッズ比に用いられる．

■ マッチングのあるケースコントロール研究の分析

マッチングのあるケースコントロール研究では，マッチングによりケースとコントロールが密接に対として関連している．マッチングのある研究の詳しい分析方法については，30 章（「条件つきロジスティック回帰」参照）や Breslow と Day の文献[2]に記述されている．

■ ケースコントロール研究の利点

- 一般的に比較的早く結果がでる．費用はあまりかからず，容易に行える．
- 特にまれな疾患に適している．
- 広範囲の危険因子の調査が行える．
- 追跡不能がない．

■ ケースコントロール研究の欠点

- 思い出しバイアス（過去のことを思い出すとき，よく覚えていることとそうでないことがある）がいちばん問題となる．例えば，肺癌患者は喫煙していた時期を覚えているが，コントロールは覚えていないかもしれない．ケースコントロール研究のプロトコルを準備する際には，ケースとコントロールで同じ方式で曝露データが収集されることを確認するために，思い出しバイアスの可能性を減じるすべての試みについて記載することが重要である．
- 発病が危険因子への曝露より先に起こったならば，因果関係は推測できない．
- 危険因子への曝露がまれな場合，ケースコントロール研究は適当ではない．

---

[2] Breslow, N.E. and Day, N.E. (1980) *Statistical Methods in Cancer Research. Volume I—The Analysis of Case-control Studies.* Lyon: International Agency for Cancer Research.

例

スウェーデンの大都市に在住している骨盤骨折の既往のある女性1327人（50〜81歳）をマッチングのないケースコントロール研究で調査した．戸籍からランダムに選んだ同年齢の3262人をコントロールとした．閉経後のホルモン置換療法（hormone replacement therapy：HRT）を受けている女性は，受けていない女性よりも骨盤骨折のリスクが低いかどうかを調べた．表16-2に，現在HRTを受けている人，一度も受けたことのない人または過去に受けたことのある人の数をケース，コントロールごとに示した．

観察されたオッズ比＝（40×3023）/（239×1287）
　　　　　　　　　＝0.39

オッズ比の95% CIは（0.28〜0.56）である．

つまり，スウェーデンにおけるこの年齢群の閉経後の女性では，現在もHRTを受けている人のオッズは，一度も受けたことのない人や以前受けたことのある人の39%である．すなわち，現在HRTを受けている人は，骨盤骨折のリスクが61%低下したことになる．

表16-2　骨盤骨折の研究における観察度数

	現在HRTを受けている	一度も受けたことがないまたは過去に受けたことがある	計
骨盤骨折（ケース）	40	1287	1327
骨折なし（コントロール）	239	3023	3262
計	279	4310	4589

データは，Michaelsson, K., Baron, J.A., Farahmand, B.Y., et al. (1998) Hormone replacement therapy and risk of hip fracture: population based case-control study. *British Medical Journal*, **316**, 1858-1863 から引用．

17 仮説検定

母集団についての特定の仮説に対する根拠がどれくらいあるかを調べるため，サンプルデータを集めることがしばしばある．記述的解析（4〜6章）を行う際に，この仮説を支持する，または反証するような傾向性が認められることがある．しかしながら，これらの傾向性が真の関連性を反映しているのか，あるいはあらゆるデータセットに存在する単なるばらつきに起因するランダム変動かどうかはわからない．特定の仮説に対し，考えを定量化するために**仮説検定**（有意性検定）を行う．

本章では一般的な仮説検定の形式について概説する．特別な仮説検定については，次の章で詳しく述べる．わかりやすく記載するため，簡単にBOXにしてまとめた．

仮説検定―概要
仮説検定を行う場合，5段階に分ける．
1. 研究を行うにあたり，**帰無仮説**と**対立仮説**を設定
2. 個々のサンプルから関連データを収集
3. 帰無仮説に特異的な**検定統計量**を算出
4. 検定統計量と既知の確率分布を比較
5. P値と結果を解釈

■ 帰無仮説と対立仮説の設定

帰無仮説（H_0）の検定を行い，**母集団で効果のないことを推定する**（平均に差がない）．例えば，母集団における男性と女性の喫煙率の違いに関心があるなら，帰無仮説は以下のように設定される．

H_0：母集団において喫煙率は男女同じである．

対立仮説（H_1）を決める．それは，帰無仮説が真でなければ採択される．対立仮説は調べたい理論により直接関係がある．したがって，対立仮説を以下のように設定される．

H_1：母集団において喫煙率は男女で異なる．

男性の喫煙率が女性よりも高いとか，低いというような喫煙率の違いに対して方向性を指定しない．違いがある場合，どちらの方向か**前もって**確信がもてないので，**両側検定**を用いる．非常にまれではあるが，効果の方向が H_1 に特異的である場合，**片側検定**を用いる．これは，治療しなければ死に至ることが明白である（新薬が病状を悪化させないことがわかっている）場合，または，同等性・非劣性試験（本章の最後）を行う場合に適用される．

■ 検定統計量の算出

データを集めた後，サンプルから一定の数式を用いて特異的な検定統計量を算出する．検定統計量は，帰無仮説に反対する根拠を示している．通常，正負の符号は無視して値が大きいほど，強い根拠と考える．

■ P値の算出

すべての検定統計量は既知の理論確率分布に従う（7, 8章）．P値〔確率分布の両側（時に片側）の面積〕を算出するため，既知の確率分布にサンプルの検定統計量をあてはめる．ほとんどの統計ソフトは，自動的に両側の P値をそなえている．**P値は結果を導く可能性であり，帰無仮説が真であるならばより極端になる**．帰無仮説はサンプルよりも関心領域の母集団に関連している．それゆえ，帰無仮説は真か偽のどちらかであり，帰無仮説が真である確率として P値を解釈することは**できない**．

■ P値の使用

帰無仮説を棄却し対立仮説を採択するために，どのくらい根拠が必要であるかを決めなければならない．P値が小さければ小さいほど，帰無仮説に対する根拠はより大きくなる．

- 帰無仮説が真であるなら，その結果が起こる可能性はほんの少しだけなので，慣習的に P値が 0.05 よりも小さければ帰無仮説を棄却するのに十分な根拠があるとしている．この場合，帰無仮説を**棄却**し，5% で**有意である**とする（図17-1）．
- 反対に，P値が 0.05 以上であれば，帰無仮説を棄却する根拠が十分ではないと結論する．この場合，帰無仮説を**棄却せず**，5% で**有意ではない**とする（図17-1）．これは，帰無仮説が真であるという意味ではない．ただ単に，棄却するのに十分な根拠がないというだけである．

5% は任意の値である．5% では，帰無仮説が真のときに，間違えて棄却することがある．臨床的意義のように帰無仮説の棄却の誤りに厳密さが要求されるとき，帰無仮説を棄却する前に，より強い根拠が必要とされる（例えば，P値が 0.01 または 0.001 以下なら帰無仮説を棄却すると決めることもできる）．選んだ P値のカットオフ値（0.05 または 0.01）を検定の**有意水準**という．これはデータを収集する前に決めておく．

あるカットオフ値（例えば，P値 < 0.05 とする）だけで有意であると結論するのは誤りである．例えば，P値が 0.04 ならば H_0 を棄却，0.06 であるなら棄却しない．これらの値には本当に違いがあるのであろうか？　それゆえ，コンピュータの出力から得られる正確な P値を引用することをお勧めする．

■ ノンパラメトリック検定

データが連続している既知の確率分布をもとにした仮説検定は，

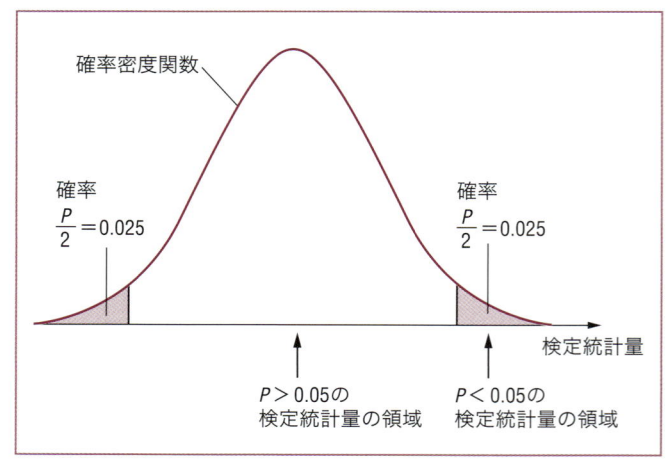

図17-1　両側検定の確率分布，$P = 0.05$

パラメトリック検定といわれている．データは，これらの方法のもとなっている仮説に対応しないことが多い（35章）．この場合，ノンパラメトリック検定（分布によらない検定，順位法ともいう）を用いる．これらの検定では一般的に，順位のあるデータに置き換え（すなわち，データセットを1，2，3…と順序づけて記述する），正規分布の仮説を立てない．

データの分布が推定できないほどサンプルサイズが小さい場合や，カテゴリースケールで測定した場合，ノンパラメトリック検定は特に有用である．しかし，ノンパラメトリック検定は情報をむだにしていることが多い．そのため，パラメトリック検定のもとになっている仮説が満たされているなら，ノンパラメトリック検定は同等のパラメトリック検定よりも検出力が劣る（18章）．さらに，ノンパラメトリック検定は，関心領域の効果を評価できない基礎的な有意性検定である．この検定法は，応用あるいはデータの理解よりも識別に向いている．

どの検定を用いるか？

どの統計検定を用いるかは，研究デザイン，変数の種類，データの分布によって決める．裏表紙の見返しにあるフローチャートが，その判断の手助けとなるであろう．

仮説検定 対 信頼区間

信頼区間（CI；11章）と仮説検定には密接なつながりがある．仮説検定の主な目的は，判断し，正確な P 値を算出することである．信頼区間は関心領域の効果（例えば，平均の差）を定量化し，結果の臨床的意義を評価できるようにする．しかし，それらが真の効果のためもっともらしい値の範囲を提供するならば，正確な P 値ではないが，判断に用いることができる．例えば，効果のために仮定した値（例えば，ゼロ）が95% CIからはずれているのであれば，仮定した値は信じがたいものであり，H_0 は棄却される．この場合，P 値が0.05より小さいことはわかるが，正確な値はわからない．

同等性試験と非劣性試験

2つまたはそれ以上の異なった治療戦略におけるたいていのランダム化比較試験（14章）では，通常はある治療法が他よりも優れていること（優越性）を実証することに興味がもたれる．しかし，新しい治療法（例えば，薬剤）が既存の治療法より効果がなくても，副作用，剤形による負担あるいは費用軽減の点からみて有益な場合がある．それゆえ，新しい治療法が既存の治療法と同等である（同等性試験），あるいは実質上劣っていない（非劣性試験）といった単純な結果を望むこともある．生物学的同等性試験はランダム化試験の特別な型で，2つの薬剤が同じ投与量で与えられた場合に，薬の新しい剤形の吸収率とその範囲が，古い剤形のそれと同じかどうかを示すことに関心がある．

同等性試験または非劣性試験を行うとき，通常の優越性試験で用いられている2つの治療法が同等であるという帰無仮説を立てる仮説検定は適当ではない．これには以下の2つの理由がある．すなわち，(1)有意差がないという結果が劣っていない，または同等であるということを示していないし，(2)たとえ統計学的に有意な効果がみられても，臨床的に重要でないかもしれないからである．その代わりに，同等性試験において帰無仮説または対立仮説を反対にする．つまり，帰無仮説は違いを，対立仮説は同等性を表す．

同等性や非劣性[1]は検定統計量を計算するよりもむしろ，関心領域の効果（例えば，2つの治療群間の平均の相違）に対する信頼区間が，完全にあるいは部分的に前もって定められた同値範囲（すなわち，臨床の専門家によって決定され，臨床的重要性がない効果に一致する値の範囲）の中に入っているかどうかで評価する．関心領域の効果に対する信頼区間の全体が同値範囲に入るなら，2つの治療法が同等であると結論する．この場合，たとえ信頼区間の上下の限界が，他の治療法よりもある治療法のほうが有益であることを示唆したとしても，それはどんな臨床上の重要性ももっていない．非劣性試験においては，新しい治療法が標準的なもの（新しい治療法が標準よりもよいことがわかったなら，これは付加的なボーナスであろう！）よりも劣っていないことが望まれる．この状況で，適切な信頼区間の下限が同値範囲の下限よりも下になければ，新しい治療法が劣っていないと結論する．

特別に指定されない限り，次の章に示す仮説検定が優越性試験である． 36章で説明するサンプルサイズを決定するための方法は，同等性試験または非劣性試験に適用されないので注意が必要である．サンプルサイズに影響するすべての要因（例えば，有意水準，検出力）が同じであるなら，一般的に同等性試験または非劣性試験に必要なサンプルサイズ[2]は匹敵する優越性試験よりも大きくなる．

---

[1] John, B., Jarvis, P., Lewis, J.A. and Ebbutt, A.F. (1996) Trials to assess equivalence: the importance of rigorous methods. *British Medical Journal*, **313**, 36-39.

[2] Julious, S.A. (2004) Tutorial in biostatistics: sample sizes for clinical trials with Normal data. *Statistics in Medicine*, **23**, 1921-1986.

18 仮説検定の過誤

判断を行う

医科統計におけるほとんどの仮説検定では，さまざまな経験のある人の群同士を比較する．例えば，乳癌の 5 年死亡率を減少させる 2 つの治療法の効果を比較することに関心があるとすると，所定のアウトカム（例えば，死亡）に対し，**関心領域の比較**（例えば，5 年死亡率の差）を関心領域の**効果**（あるいは，適切ならば**治療効果**）という．例えば，乳癌の 5 年死亡率が 2 つの治療法で同じであるなら，帰無仮説は「効果がない」と表現し，両側対立仮説は「効果がゼロでない」と表現する．帰無仮説（17 章）を棄却できる十分な根拠があるかどうかを判断するために仮説検定を行う．2 つの判断のうち 1 つを採択する．すなわち，帰無仮説を棄却するか，棄却しないかである．

誤った判断を下す

正しい結論を導くことを望んでいても，情報の一部しかもっていないため，帰無仮説を棄却するときや棄却しないときに，誤った判断を下すことがあるということを認識していなければならない．起こりうるミスを表 18-1 に示す．

- **第Ⅰ種の過誤**：**正しい帰無仮説を棄却し，実際には効果がないとき効果があると結論する**．第Ⅰ種の過誤が起こる最大の確率は α で表される．これは，検定の有意水準である（17 章）．P 値が有意水準より小さい場合（すなわち，P＜α なら），帰無仮説を棄却する．

  データを集める前に α の値を決めなくてはならない．0.01 のような制限の多い値（帰無仮説を不正確に棄却する結果について特に心配する場合），または，0.10 のような制限の少ない値（真の効果を見落としたくない場合）を選ばなくてはならないかもしれないが，通常は 0.05 を用いる．第Ⅰ種の過誤が起こる確率は，選択した有意水準（例えば，α＝0.05）を超えてはならない．なぜなら，P＜0.05 であったら，帰無仮説は棄却されるだけであるからである．P＞0.05 であるなら，帰無仮説を棄却しない．したがって，第Ⅰ種の過誤は起こらない．

- **第Ⅱ種の過誤**：**誤った帰無仮説を棄却せず，実際には効果があるのに効果の証拠はないと結論する**．第Ⅱ種の過誤が起こる確率は β で表され，（1−β）を検定の検出力（パワー）という．検出力は，帰無仮説が偽である（誤っている）ときそれを棄却する可能性をいう．すなわち，それは任意のサイズにおける真の治療効果を統計学的に有意であると検出する可能性〔通常，パーセンテージ（％）で表す〕である．

  理想的には，検出力は 100％ であることが望まれるが，それは不可能であることを認識すべきである．なぜなら，常に第Ⅱ種の過誤がわずかではあるが起こる可能性があるからである．しかし幸いなことに，どんな要因が検出力に影響を与えるのかがわかっているので，それらを考慮して，検出力をコントロールできる．

表 18-1　仮説検定の結果

	H_0 を棄却する	H_0 を棄却しない
H_0 が真	第Ⅰ種の過誤	過誤なし
H_0 が偽	過誤なし	第Ⅱ種の過誤

検出力と関連要因

調査の計画段階で，提案された検定の検出力を知っていなければならない．1 つでも臨床的に適切な効果を検出する「よい」チャンスがあると思われたなら，研究を実行すべきである（「よい」とは，検出力が少なくとも 80％ ある場合である）．真の治療効果を検出するチャンスが 40％ しかない場合，臨床試験を行うことは倫理的に無責任であり，時間と資源のむだである．

多くの要因が検定の検出力に関連している．

- **サンプルサイズ**：サンプルサイズを大きくすることにより，検出力が増加する．臨床的に重要な効果があるとすると，サンプルサイズが小さいよりも大きいほうが検出する能力は高いということである．サンプルサイズが非常に小さい場合，その検定は特定の効果を適切に検出する力をもたないであろう．36 章で検出力のあるサンプルサイズをどのように選ぶかを説明する．その方法は，特定のサンプルサイズに対する検出力を評価することにも用いられる．
- **観察値の多様性**：観察値の多様性が減少すると検出力は増加する（図 18-1）．
- **関心領域の効果**：検定の効果が大きければ，検出力は増加する．仮説検定は，小さな真の効果より大きな真の効果のほうが検出の可能性が高い．
- **有意水準**：有意水準がより高ければ，検出力は増加する．これは，第Ⅱ種の過誤（β）の確率が減少するに従い，第Ⅰ種の過誤（α）が増加することと同義である．したがって，計画段階で，有意水準として P 値を 0.01 ではなく 0.05 未満と決めたのであれば，真の効果を検出する可能性は高くなる．図 18-2 に，検出力と有意水準の関係を示した．

検出力が適切であったかどうかは，関心領域の効果に対する信頼区間（11 章）をみることでわかる．実際，多様性のある小さなサンプルやデータのとき信頼区間は広くなり，検出力が低下していることがわかる．

多重仮説検定

問題

しばしば多くの有意性検定を行いたいと考えることがある．しかし，比較の数が増えると第Ⅰ種の過誤の率が劇的に高くなり，誤った結論に導かれる．特に，検定の有意水準を 5％ とした場合，帰無仮説を誤って棄却してしまう確率は 5％ であるが，そのような検定を 20 回実行すれば，少なくとも 1 つが偽陽性の結果となる確率は 64％ である．いくつかの多重比較の結果が有意であった場合，偽陽性があったとしても，どれが偽陽性なのか，確定できないという問題が発生する．

例

データセット内における**多重検定**の問題として以下があげられる．

- **サブグループ解析**：間違った結果となりうるので避けるべきである．なぜなら，
  - 治療に関するサブグループ間比較は（サンプルサイズが小さくなるため）検出力が低くなる．したがって，真の治療効果を統計学的に有意に検出できない．
  - しばしば，研究のデザイン段階では，サブグループを生物学

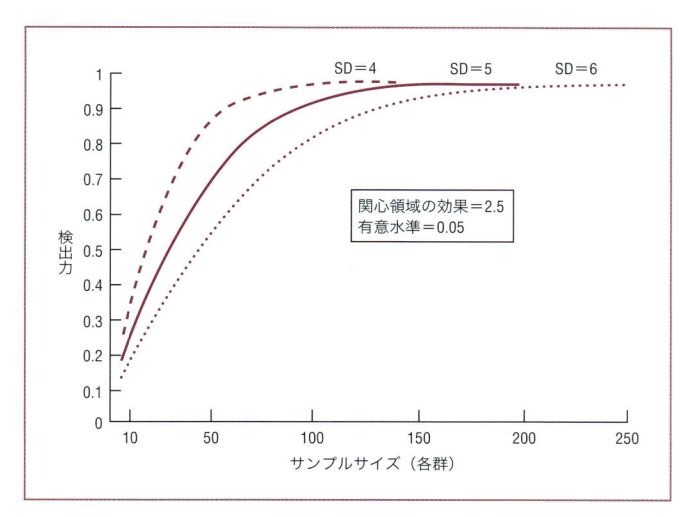

図18-1 対応のない t 検定（21章）を用いた 2 つの平均の比較のためのサンプルサイズと検出力との関係　おのおのの曲線は, 有意水準 0.05, 関心領域の効果（例えば, 治療群の平均に違いがある）が 2.5 のときの両側検定を示している. 2 群間で同じと仮定した標準偏差（SD）は, それぞれの検出力曲線で異なる（36章の例）.

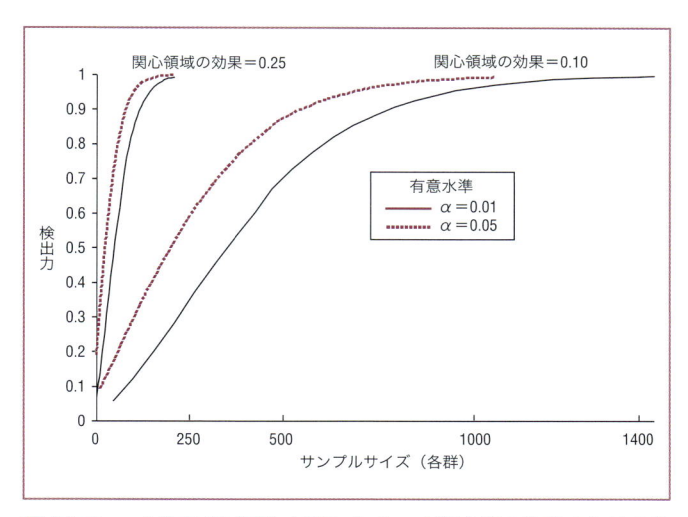

図18-2 χ^2 検定（24章）を用いた 2 つの割合間の比較のためのサンプルサイズと検出力との関係　関心領域の効果（例えば, 2 つの治療群で割合に違いがある）が 0.25（0.65 − 0.40）または 0.10（0.50 − 0.40）として曲線を引いた. 両側検定の有意差水準は 0.05 か 0.01 である（36章の例）.

的または臨床的に特定することはない. データが解析された後で, はじめて選択される.
- ランダム化臨床試験では, バイアスが生じる可能性がある. というのも, 異なるサブグループ間では, 個人をランダム化することができないからである（14, 34章）.
- **1 つのアウトカム変数に対する多重比較**：典型的な例として, 以下のような場合, すべてペア比較を行う.
  - 3 つ以上の治療群間（例えば, 治療群 A, B, C では, A 対 B, A 対 C, B 対 C）の場合.
  - 3 つ以上の時点間, 個人ごとに多数の時点で測定された反応変数がある場合.
- **複数のアウトカム変数**：治療効果を評価するため異なるエンドポイントを用いる場合（14章）.
- **中間解析**：あらかじめ定められた中間段階で, 治療群間の比較を行う場合（14章）.
- **データ浚渫（data dredging）**：比較し, 関連性を見つけるために, 特別に関心がある変数間における特別な関連性を前提とせずに,「情報の探り出し」を行う場合.

解決策
理想的には, 初期の研究目的に関連して選び, 研究のデザイン段階で指定した, 少数の検定だけを行うべきである. さらに以下のことも（関連事項として）考慮する.
- 検定する数を考慮して, 検定ごとに得られる P 値を補正する（つまり, 大きくする）手法を使う. そして, この補正した P 値と標準的なカットオフ値である有意水準 0.05 の関係をみる（22章）. 例えば, 単純なボンフェローニ法（しばしばやや保守的とみなされている）では, 各 P 値に実行した検定数をかけ算する. この多重比較の調整は, コホート研究においては, 議論がされている点には注意が必要である.
- 検定ごとに, より厳しい有意水準を用いる（例えば, 伝統的な 0.05 の代わりに 0.01）.
- 治療群とサブグループ（例えば, 性別）を定義する因子との間における**交互作用**（13, 33章）の検定に, 有意な結果が生じた場合のみサブグループ解析を行う. あらかじめ計画されたサブグループ解析は, これらの検定が適切に検出されるうえで必要条件となるかもしれない（18章）.
- 複数のペアの治療群間の多重比較を行うのは, 全体の治療効果が有意である場合のみである（例えば, 分散分析において）. そして, post hoc の多重比較検定を用いて P 値を補正するが, これは関心領域のこれらの比較の手順に限定される（22章）.
- 各個人が反復測定, すなわち多数の時点での測定値をもつ場合, クラスターデータのための特別な方法を用いる（41, 42章）.
- 多数のアウトカムがある場合には, これらを適切に結合して単一の合成エンドポイント（13章）とするか, または 1 つ以上のアウトカム変数に対する 1 つ以上の説明変数の効果を同時に考慮する**多変量解析**[1]を実行する.
- 臨床試験の中間解析では, より低い有意水準（それぞれの反復する検定の有意水準は「名目上」の有意水準と呼ばれる）を選択するべきであるが, これは必須の全体の有意水準（典型的には 0.05）が維持されることを確保するためである[2].

---
[1] Tabachnick, B.G. and Fidell, L.S. (2006) *Using Multivariate Statistics*. 5th edition. Boston: Allyn & Bacon.
[2] Pocock, S.J. (1983) *Clinical Trials: A Practical Approach*. Chichester: John Wiley & Sons.

19 数値データ：1つの集団の場合

問題

1つの個体群からサンプルを抽出して，関心領域の1つの数値変数または順序変数のデータを得たとする．この変数の平均は特定の意味をもつかどうかが知りたい．例えば，サンプルとして，ある医学的特徴をもつ患者群がある．健康な個体群の中性脂肪濃度の平均は 1.74 mmol/L であることがわかっているが，われわれが知りたいのは，患者群のサンプルの平均がこの値に等しいかどうかである．

1サンプル t 検定

仮定
変数は関心領域の母集団において任意の（通常，未知の）分散をもつ正規分布に従い，サンプルサイズは正規性（35章）を調べるのに十分なものとする．

原理
関心領域の母平均 μ が仮定した μ_1 に等しいといえるかを検討するために，サンプルの平均 $\bar{x}$ と μ_1 の差にもとづく検定統計量を用いる．母分散が未知であるとして，しばしば t という，この検定統計量は t 分布に従う．母分散が既知であるか，サンプルサイズが十分大きいのであれば，代わりに正規分布による検定（しばしば z 検定という）を用いる．ただし，この場合，どちらの手法を用いても得られる結果は変わらない．

追加の表記
サンプルサイズを n，サンプル平均を $\bar{x}$，標準偏差を s とする．

> 1. 研究を行うにあたり，帰無仮説と対立仮説を設定
> H_0：母平均 μ は μ_1 に等しい．
> H_1：母平均 μ は μ_1 に等しくない．
> 2. 1つのサンプルから関連データを収集
> 3. H_0 に特異的な検定統計量を算出
> $$t = \frac{(\bar{x} - \mu_1)}{s/\sqrt{n}}$$
>   計算された値は自由度 ($n-1$) の t 分布に従う．
> 4. 検定統計量と既知の確率分布を比較
>   付録 A2 参照．
> 5. P値と結果を解釈
>   P値を求め，真の母平均の信頼区間（CI）（11章）を計算する．95% CI は次の式から得られる．
> $$\bar{x} \pm t_{0.05} \times (s/\sqrt{n})$$
> $t_{0.05}$ は，自由度 ($n-1$) の t 分布において，両側検定確率 0.05 となるパーセントポイントを表す．

信頼区間の解釈と利用
95% CI は，真の母平均が 95% 確実に存在する範囲である．仮定した平均 μ_1 が 95% CI 内になければ，帰無仮説は有意水準 5% で棄却されるが，95% CI 内にあれば棄却できない．

仮定が満たされない場合

変数が母集団において正規分布に従わないことがある．t 検定はある程度なら非正規性にも**頑健性**がある（35章）が，極度の分布の歪みがある場合には難しい．このような場合，正規分布に従うようにデータを変換する（9章）か，符号検定やウィルコクソン符号順位検定（20章）のようなノンパラメトリック検定を用いる．

符号検定

原理
符号検定は，中央値にもとづくシンプルな検定である．サンプルが中央値 λ をもつ母集団から抽出されたならば，λ と等しい場合を除いて，サンプルの半数は λ よりも大きい値，残りの半数は λ よりも小さい値をもつはずである．そこで，符号検定では，λ よりも大きい（または小さい）値をもつ個体数を数える．

符号検定はあくまでシンプルな検定にすぎないので，より説得力のある統計学的評価には，データの符号とデータの順位の両方を考慮したウィルコクソン符号順位検定（20章）を用いる．

> 1. 研究を行うにあたり，帰無仮説と対立仮説を設定
> H_0：母集団の中央値は λ に等しい．
> H_1：母集団の中央値は λ に等しくない．
> 2. 1つのサンプルから関連データを収集
> 3. H_0 に特異的な検定統計量を算出
> λ でない n' のうち，λ よりも大きい値をもつ個体数と λ よりも小さい値をもつ個体数を数える（実際には，サンプルの各値と λ の差を計算して，その符号を調べる）．2つのカウント数のうち，小さいほうを r とする．
>   - $n' \leq 10$ ならば，r を検定統計量とする．
>   - $n' > 10$ ならば，次の式から z を計算する．
> $$z = \frac{\left|r - \frac{n'}{2}\right| - \frac{1}{2}}{\frac{\sqrt{n'}}{2}}$$
> $n'/2$ は帰無仮説が真であるとき，中央値 λ よりも大きい（または小さい）値をもつ個体数にあたる．2本の縦棒は棒にはさまれた数の絶対値（すなわち正の値）を表す．分子の $-1/2$ は連続修正項であり，不連続値である r が連続性のある正規分布に従うように加える．計算された検定統計量 z はほぼ正規分布に従う．
> 4. 検定統計量と既知の確率分布を比較
>   - $n' \leq 10$ ならば，付録 A6 参照．
>   - $n' > 10$ ならば，付録 A1 参照．
> 5. P値と結果を解釈
>   P値を求め，中央値の信頼区間を計算する．コンピュータの統計ソフトの中には自動的に計算するものもあるが，そうでない場合には，付録 A7 を用いて，サンプルサイズごとに中央値の信頼区間の上限と下限にあたる順位を調べる．中央値の信頼区間は平均の信頼区間よりも大きいのが一般的である．

例

中性脂肪濃度の高値と心疾患の関連を示したいくつかの報告がある．心疾患に関する大規模コホート研究の一環として，5年間の観察期間中に心疾患を発症した男性 232 人を対象として，中性脂肪濃度を測定した．この男性集団の中性脂肪濃度の平均が一般男性集団の値に等しいかどうか，1 サンプル t 検定を用いて検討した．中性脂肪濃度は右側へ歪んで分布していた（図 8-3a）が，対数に変換すると，ほぼ正規分布となった（図 8-3b）．そこで，中性脂肪濃度の対数値について分析した．先行研究で示されたとおり，一般男性集団の中性脂肪濃度の平均は 1.74 mmol/L であり，対数値でいえば 0.24 $\log_{10}$（mmol/L）にあたる．

1. H_0：心疾患を発症した男性集団の中性脂肪濃度の対数値の平均は 0.24 $\log_{10}$（mmol/L）に等しい．
   H_1：心疾患を発症した男性集団の中性脂肪濃度の対数値の平均は 0.24 $\log_{10}$（mmol/L）に等しくない．
2. サンプルサイズ $n = 232$
   中性脂肪濃度の対数値の平均
   $\bar{x} = 0.31 \log_{10}$（mmol/L）
   中性脂肪濃度の対数値の標準偏差
   $s = 0.23 \log_{10}$（mmol/L）
3. 検定統計量 $t = \dfrac{0.31 - 0.24}{0.23/\sqrt{232}} = 4.64$
4. 付録 A2 の自由度 231 の t 分布を参照すると，$P < 0.001$ となることがわかる．
5. 心疾患を発症した男性集団の中性脂肪濃度の平均は 1.74 mmol/L に等しいという帰無仮説を棄却する確固たる根拠がある．心疾患を発症した男性集団の中性脂肪濃度の平均は antilog（0.31）= $10^{0.31}$ であり，2.04 mmol/L となる．この平均の 95% CI は $\text{antilog}_{10}(0.31 \pm 1.96 \times 0.23/\sqrt{232})$ であり，1.90 〜 2.19 mmol/L となる．すなわち，心疾患を発症した男性集団の中性脂肪濃度の平均は，一般男性集団中性脂肪濃度の平均よりもかなり高いといえる．

中性脂肪濃度を対数変換せず，しかも分布の条件を設定せずに分析するときは，以下のように，**符号検定**を用いる．なお，中性脂肪濃度の中央値と平均は等しいと仮定する．

1. H_0：心疾患を発症した男性集団の中性脂肪濃度の中央値は 1.74 mmol/L に等しい．
   H_1：心疾患を発症した男性集団の中性脂肪濃度の中央値は 1.74 mmol/L に等しくない．
2. サンプルのデータにおいて，中央値は 1.94 mmol/L である．
3. 各男性の値と 1.74 の差を計算する．差がゼロでない 231 人のうち，正の値が 135 人，負の値が 96 人であり，$r = 96$ となる．差がゼロでない個体数が 10 よりも大きいので，次の式から z を計算する．

   $$z = \frac{\left|96 - \dfrac{231}{2}\right| - \dfrac{1}{2}}{\dfrac{\sqrt{231}}{2}} = 2.50$$

4. 付録 A1 の z を参照すると，$P = 0.012$ となることがわかる．
5. 心疾患を発症した男性集団の中性脂肪濃度の中央値は 1.74 mmol/L に等しいという帰無仮説を棄却する根拠がある．すなわち，心疾患を発症した男性集団の中性脂肪濃度の中央値は，一般男性集団の中性脂肪濃度の中央値よりもかなり高いといえる．
   付録 A7 から，この中央値の 95% CI は 101 番目と 132 番目の値であり，1.77 〜 2.16 mmol/L となる．

データは，Dr F.C. Lampe, Ms M. Walker and Dr P. Whincup. Department of Primary Care and Population Sciences, Royal Free and University College Medical School, London, UK のご厚意による．

20 数値データ：関連のある2つの集団の場合

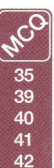

■ 問題

互いに関連のある2つの集団からサンプルを抽出して，関心領域の1つの数値変数または順序変数のデータを得たとする．

- 1つの個体につき，2種類の状況で，2回変数を測定する場合：例えば，クロスオーバー試験（13章）では，各患者は，積極的な治療を受けた場合と，プラセボを投与された場合の，2回変数を測定される．
- 各サンプルに含まれる個体は異なるが，互いに何らかの関係がある場合：例えば，ケースコントロール研究（16章）では，一方の患者群ともう一方の対照群のマッチングを行う．

このような対応のある（ペアの）データを分析するときは，2つのサンプルの関係を考慮することが重要である．そうでないと，ペアにする利点（13章）が損なわれてしまう．そこで，対をなす2つの測定値の差を考える．これにより，2つのサンプルを差という1つのサンプルに変えることができる．

■ 対応のある t 検定

仮定

対をなす2つの測定値の差は母集団において任意の（通常，未知の）分散をもつ正規分布に従い，サンプルサイズは正規性を調べるのに十分なものとする．

原理

2つの測定値が等しければ，対をなす2つの測定値の差の平均は母集団においてゼロとなるはずである．そこで，対をなす2つの測定値の差について，差の平均はゼロに等しいという帰無仮説を立て，1サンプル t 検定（19章）を用いる．

追加の表記

対応のあるデータでは，2つのサンプルのサンプルサイズはいずれも n である．対をなす2つの測定値の差は n 個あり，平均 $\bar{d}$，標準偏差 s_d である．

1. **研究を行うにあたり，帰無仮説と対立仮説を設定**
   H_0：母集団の差の平均はゼロに等しい．
   H_1：母集団の差の平均はゼロに等しくない．
2. **関連のある2つのサンプルから関連データを収集**
3. **H_0 に特異的な検定統計量を算出**

   $$t = \frac{(\bar{d} - 0)}{SE(\bar{d})} = \frac{\bar{d}}{s_d/\sqrt{n}}$$

   計算された値は，自由度 $(n-1)$ の t 分布に従う．

4. **検定統計量と既知の確率分布を比較**
   付録 A2 参照．
5. **P 値と結果を解釈**
   P 値を求め，真の母平均の信頼区間（CI）を計算する．95% CI は次の式から得られる．

   $$\bar{d} \pm t_{0.05} \times (s_d/\sqrt{n})$$

   $t_{0.05}$ は，自由度 $(n-1)$ の t 分布において両側検定確率 0.05 となるパーセントポイントを表す．

仮定が満たされない場合

2つの測定値の差が正規分布に従わなければ，t 検定を用いる前提となる条件（仮定）が満たされない．このような場合，差がゼロ付近に集まるといえるかを検討するために，データを変換する（9章）か，符号検定（19章）やウィルコクソン符号順位検定のようなノンパラメトリック検定を用いる．

■ ウィルコクソン符号順位検定

原理

19章では，数値データからなる1つのサンプルについて，母集団の中央値はある特定の値に等しいという帰無仮説を立て，**符号検定**を用いた．符号検定は，**対応のある**データ，例えば，ケースコントロール研究（16章）のようなマッチされた患者群と対照群のデータや，クロスオーバー試験（13章）のような各患者が2種類の治療，A，B を受けた場合のデータにも用いることができる．対をなす2つの測定値の**差**を求め，差がゼロよりも大きい（または小さい）ペアの数を数えることで，母集団において差の中央値がゼロに等しいといえるかを検討する．符号検定では，差の大きさは考慮されない．

一方，**ウィルコクソン符号順位検定**では，差の符号と差の大きさの両方を考慮した，より説得力のある統計学的評価（18章）を行うことができる．対をなす2つの測定値の差を計算して，差がゼロの場合を除いて，正の値と負の値に分ける．符号を無視して大きさ順になるよう並べ替え，差がゼロでないサンプル n' について，差が最も小さいものを1，次に小さいものを2，そして，差が最も大きいものを n' となるように**順位をつける**．このとき，2つ以上の差が同順位であれば，同順位でない場合につけられるはずの順位の平均をつける．対をなす2つの測定値が等しいという帰無仮説のもとでは，正の値の順位の合計と負の値の順位の合計は等しいはずである（以下の枠内参照）．

ウィルコクソン符号順位検定

1. **研究を行うにあたり，帰無仮説と対立仮説を設定**
   H_0：母集団の差の中央値はゼロに等しい．
   H_1：母集団の差の中央値はゼロに等しくない．
2. **関連のある2つのサンプルから関連データを収集**
3. **H_0 に特異的な検定統計量を算出**
   対をなす2つの測定値の差を計算する．符号にかかわらず，差がゼロでないサンプル n' について，最小値1から最大値 n' まで順位をつける．2つの測定値の差が正の値の場合（T_+）と負の値の場合（T_-）の順位を合計する．
   - $n' \leq 25$ ならば，T_+ と T_- のうち小さいほうを T として，T を検定統計量とする．
   - $n' > 25$ ならば，次の式から z を計算する．

$$z = \frac{\left|T - \dfrac{n'(n'+1)}{4}\right| - \dfrac{1}{2}}{\sqrt{\dfrac{n'(n'+1)(2n'+1)}{24}}}$$

計算された値は正規分布に従う（ただし，同順位が多い場合には，値を修正する必要がある[1]）．

4. **検定統計量と既知の確率分布を比較**
   - $n' \leq 25$ ならば，T を付録A8にあてはめる．
   - $n' > 25$ ならば，z を付録A1にあてはめる．
5. **P値と結果を解釈**
   P 値を求め，サンプルにおけるすべての n の差を用いて差の中央値の信頼区間（19章）を計算する．

---

[1] Siegel, S. and Castellan, N.J. (1988) *Nonparametric Statistics for the Behavioural Sciences*. 2nd edition. New York: McGraw-Hill.

例

英国空軍の新人である16〜20歳の男性96人を対象として，歯科検査を実施した．必要な治療を施したのち，1年後に改めて歯科検査を実施した．すべての歯がそろっていれば，親知らずを除いて，1人あたり28本の歯があり，1本の歯には4つの歯周部位がある．彼らには1人あたり最低84，最高112の歯周部位があった．歯周ポケットの深さを歯周病の指標として，治療の効果を調べた（歯周ポケットが深いほど，歯周病が重症であることを表す）．歯周ポケットの深さは測定できる歯周部位の歯周ポケットの深さの平均とした．この変数を「代表的な歯周ポケットの深さ」と呼ぶことにする．

代表的な歯周ポケットの深さはサンプルにおいてほぼ正規分布していた．そこで，新人の歯周ポケットの深さが治療前後で変わらないかどうか，**対応のある t 検定**を用いて検討した．付録Cはコンピュータ出力の代表例である．

1. H_0：新人の母集団において，歯周ポケットの深さの治療前後の差の平均はゼロに等しい．
   H_1：新人の母集団において，歯周ポケットの深さの治療前後の差の平均はゼロに等しくない．
2. サンプルサイズ $n = 96$
   歯周ポケットの深さの治療前後の差の平均
   $\bar{d} = 0.1486$ mm
   歯周ポケットの深さの治療前後の差の標準偏差
   $s_d = 0.5601$ mm
3. 検定統計量
   $$t = \frac{0.1486}{0.5601/\sqrt{96}} = 2.60$$
4. 付録A2の自由度（96 − 1）= 95 の t 分布を参照すると，$0.01 < P < 0.05$ となることがわかる（コンピュータ出力では $P = 0.011$ である）．
5. 新人の歯周ポケットの深さは治療前後で変わらないという帰無仮説を棄却する根拠がある．歯周ポケットの深さは，治療後，縮小したといえる．歯周ポケットの深さの治療前後の差の平均の95% CI は $0.1486 \pm 1.95 \times 0.5601/\sqrt{96}$ であり，0.035〜0.262 mm となる．ただし，当然のことながら，歯周ポケットの深さが治療の効果で縮小したと結論するためには，コントロールとして，治療を行わない集団を設定する必要がある．そうでないと，歯周ポケットの深さが時間の経過や口腔衛生習慣の変化で縮小した可能性を否定できない．

表20-1は，ある空軍基地に派遣された新人14人について，測定できる歯周部位のうちアタッチメントロス（付着の喪失）を伴っていた歯周部位のパーセンテージ（%）を調べたものである．図20-1は結果の結合されたペアを示す．アタッチメントロスを伴うということは，歯周ポケットが深い状態よりも，さらに歯周病が進行した状態にあることを表す．アタッチメントロスを伴う歯周部位のパーセンテージの治療前後の差はサンプルにおいて正規分布していなかった．そこで，アタッチメントロスを伴う歯周部位のパーセンテージが治療前後で変わらないかどうか，**ウィルコクソン符号順位検定**を用いて検討した．

（つづく）

表 20-1 治療前後における 14 人の新人のアタッチメントロスが起こっている部位のパーセンテージ

新人	1	2	3	4	5	6	7	8	9	10	11	12	13	14
治療前 (%)	65.5	75.0	87.2	97.1	100.0	92.6	82.3	90.0	93	100.0	91.7	97.7	79.0	95.4
治療後 (%)	100.0	10.0	100.0	97.1	99.1	100.0	91.6	94.6	95.5	97.3	92.3	98.0	100.0	99.0
差 (%)	−34.5	65.0	−12.8	0.0	0.9	−7.4	−9.3	−4.6	−2.5	2.7	−0.6	−0.3	−21.0	−3.6
順位	12	13	10	—	3	8	9	7	4	5	2	1	11	6

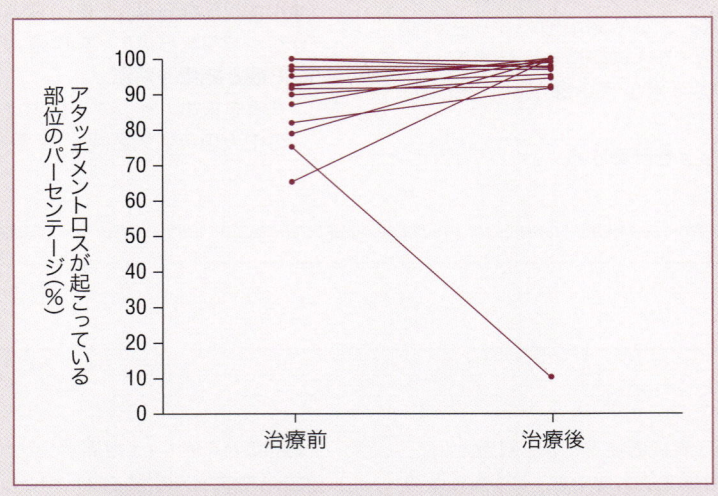

図 20-1 治療前後における 14 人の新人のアタッチメントロスが起こっている部位のパーセンテージの変化

1. H_0：新人の母集団において，アタッチメントロスを伴う歯周部位のパーセンテージの治療前後の差の中央値はゼロに等しい．
   H_1：新人の母集団において，治療前後のアタッチメントロスを伴う歯周部位のパーセンテージの治療前後の差の中央値はゼロに等しくない．
2. 表 20-1 は，測定しうる歯周部位のうち，治療前後のアタッチメントロスを伴う歯周部位のパーセンテージである．
3. 差がゼロでない $n' = 13$ のうち，正の値が 3 人，負の値が 10 人であり，正の値の場合の順位の合計は $T_+ = 3 + 5 + 13 = 21$ となる．
4. $n' < 25$ であるので，付録 A8 を参照すると，$P > 0.05$ となることがわかる（コンピュータ出力では $P = 0.09$ である）．
5. アタッチメントロスを伴う歯周部位のパーセンテージが治療前後で変わらないという帰無仮説は，根拠が不十分なため棄却できない．アタッチメントロスを伴う歯周部位のパーセンテージの治療前後の差の中央値は −2.5% と −3.6% の平均であり，−3.1% となる．有意ではないが，差の中央値が負の値であり，アタッチメントロスを伴う歯周部位のパーセンテージは概して治療後のほうが大きいといえる．付録 A7 から，この中央値の 95% CI は（差がゼロであるものを含めて）3 番目と 12 番目の値であり，−12.8 〜 0.9% となる．有意ではないが，信頼区間の下限をみる限り，アタッチメントロスを伴う歯周部位のパーセンテージは，治療後のほうが 12.8% ほど大きいかもしれないわけである！

Duffy, S. (1997) Results of a three year longitudinal study of early periodontitis in a group of British male adolescents. MSc Dissertation, University of London, Eastman Dental Institute for Oral Health Care Sciences. から転載．

21 数値データ：関連のない2つの集団の場合

問題

互いに関連のない2つの集団からサンプルを抽出して，関心領域の1つの数値変数または順序変数のデータを得たとする．変数の平均や分布は2つの群で等しいかどうかが知りたい．例えば，小児を，サプリメントを与える群と，プラセボを与える群と，2つの群にランダムに割りつけたとして，体重は2つの群で等しいかどうかが知りたい．

対応のない（2サンプルの）t 検定

仮定
変数は各群において正規分布に従い，2つの群の分散は等しく，サンプルサイズは分布の正規性と等分散性を調べるのに十分なものとする．

原理
2つの群の平均の差を考えたとき，2つの群の母平均が等しいという帰無仮説のもとでは，母平均の差はゼロとなるはずである．そこで，2つの群の平均の差と帰無仮説が真であるときの母平均の差（すなわちゼロ）にもとづく検定統計量を用いる．しばしば t が用いられる．この検定統計量は t 分布に従う．

表記
2つの群は，サンプルサイズ n_1, n_2, 平均 $\bar{x}_1$, $\bar{x}_2$, 標準偏差 s_1, s_2 である．

1. **研究を行うにあたり，帰無仮説と対立仮説を設定**
   H_0：2つの群の母平均は等しい．
   H_1：2つの群の母平均は等しくない．
2. **関連のない2つのサンプルから関連データを収集**
3. **H_0 に特異的な検定統計量を算出**
   2つのサンプル全体の標準偏差
   $$s = \sqrt{\frac{(n_1-1)s_1^2 + (n_2-1)s_2^2}{n_1+n_2-2}}$$
   検定統計量
   $$t = \frac{(\bar{x}_1 - \bar{x}_2) - 0}{\text{SE}(\bar{x}_1 - \bar{x}_2)} = \frac{(\bar{x}_1 - \bar{x}_2)}{s\sqrt{\frac{1}{n_1} + \frac{1}{n_2}}}$$
   計算された値は自由度 $(n_1 + n_2 - 2)$ の t 分布に従う．

4. **検定統計量と既知の確率分布を比較**
   付録 A2 参照．ただし，サンプルサイズが十分に大きければ，t 分布は正規分布に近似される．結果として，t の絶対値（すなわち，符号を無視する）が 1.96 よりも大きければ，有意水準 5% で帰無仮説は棄却される．
5. **P 値と結果を解釈**
   P 値を求め，2つの群の平均の差の信頼区間（CI）を計算する．2つの群の分散が等しいと仮定して，95% CI は次の式から得られる．
   $$(\bar{x}_1 - \bar{x}_2) \pm t_{0.05} \times \text{SE}(\bar{x}_1 - \bar{x}_2)$$
   $t_{0.05}$ は自由度 $(n_1 + n_2 - 2)$ の t 分布において両側検定確率 0.05 となるパーセントポイントを表す．

信頼区間の解釈
信頼区間の上限と下限から，2つの平均の差が臨床的に重要であるかどうかを評価する．例えば，信頼区間の上限または下限がゼロ付近ならば，たとえ統計学的に有意であるとしても，真の平均の差はかなり小さく，臨床的に無意味である可能性がある．

仮定が満たされない場合
サンプルサイズが十分に大きければ，t 検定はある程度なら非正規性にも頑健性がある（35 章）が，2つの群の分散が等しくない場合には難しい．このような場合，2つの群の分散が等しくなくても適応できるように，対応のない t 検定を修正する．コンピュータ出力では，すでに修正された結果が表示されることもしばしばである．心配であれば，変数がほぼ正規分布に従い，等分散になるようにデータを変換する（9 章）か，ウィルコクソン順位和検定などのノンパラメトリック検定を用いる．

ウィルコクソン順位和検定

原理
ウィルコクソン順位和検定は分布に関する仮定を設定しておらず，対応のない t 検定のノンパラメトリック版に相当する．検定統計量は各群の順位の合計にもとづくが，2つの群の分布が等しければ，サンプルサイズの差を考慮しても，2つの群の順位の合計は等しいはずである．手で計算するにはいくぶん複雑になるが，同等の手法として，**マン・ホイットニー U 検定**を用いても得られる結果は変わらない．

1. 研究を行うにあたり，帰無仮説と対立仮説を設定
   H_0：2つの群の母集団の分布は等しい．
   H_1：2つの群の母集団の分布は等しくない．
2. 関連のない2つのサンプルから関連データを収集
3. H_0 に特異的な検定統計量を算出
   どちらのサンプルに由来するかは考えずに，全体を1つの群として順位をつける．このとき，2つ以上が同順位であれば，同順位でない場合につけられるはずの順位の平均をつける．サンプルサイズが小さいほうの順位の合計を T とする．
   - サンプルサイズ $\leqq 15$ ならば，T を検定統計量とする．
   - 少なくとも一方がサンプルサイズ > 15 ならば，次の式から z を計算する．
   $$z = \frac{(T - \mu_T)}{\sigma_T}$$
   小さいほうのサンプルサイズを n_S，大きいほうのサンプルサイズを n_L として，
   $$\mu_T = \frac{n_S(n_S + n_L + 1)}{2} \quad \sigma_T = \sqrt{n_L \mu_T / 6}$$
   計算された値は正規分布に従う（ただし，同順位が多い場合には，値を修正する必要がある[1]）．
4. 検定統計量と既知の確率分布を比較
   - サンプルサイズ $\leqq 15$ ならば，T を付録A9にあてはめる．
   - 少なくとも一方がサンプルサイズ > 15 ならば，z を付録A1にあてはめる．
5. P 値と結果を解釈
   P 値を求め，2つの中央値の差の信頼区間を計算する．信頼区間の計算式は複雑であるため，ここでは割愛する．コンピュータの統計ソフトの中には信頼区間を表示するものもあるが，そうでない場合には，各群の中央値の信頼区間を目安にすればよい．

---

[1] Siegel, S. and Castellan, N.J. (1988) *Nonparametric Statistics for the Behavioural Sciences*. 2nd edition. New York: McGraw-Hill.

例1

学童のウイルス感染に伴う喘鳴について，コルチコステロイド吸入薬の予防的使用の効果を検討するために，プロピオン酸ベクロメタゾン吸入薬をプラセボとして，ランダム化二重盲検比較試験を実施した．この試験では，6か月後の平均1秒量（FEV1）を1次エンドポイントとした．そして，2つの投薬群の平均1秒量が等しいかどうか，分布の正規性と等分散性を確認した（図4-2 参照）のち，**対応のないt検定**を用いて検討した．付録Cはコンピュータ出力の代表例である．

1. H_0：学童の母集団において，2つの投薬群の平均1秒量は等しい．
   H_1：学童の母集団において，2つの投薬群の平均1秒量は等しくない．
2. 治療薬投与群：サンプルサイズ $n_1 = 50$，平均 $\bar{x}_1 = 1.64$ L，標準偏差 $s_1 = 0.29$ L
   プラセボ投与群：サンプルサイズ $n_2 = 48$，平均 $\bar{x}_2 = 1.54$ L，標準偏差 $s_2 = 0.25$ L
3. 2つの投薬群の全体の標準偏差
   $$s = \sqrt{\frac{(49 \times 0.29^2) + (47 \times 0.25^2)}{(50 + 48 - 2)}} = 0.2670 \text{ L}$$
   検定統計量 $t = \dfrac{1.64 - 1.54}{0.2670 \times \sqrt{\dfrac{1}{50} + \dfrac{1}{48}}} = 1.9145$
4. 付録A2 の自由度 $50 + 48 - 2 = 96$ の t 分布を参照する．付録A2 は，限られた自由度しか表示されていないので，表示されていない自由度については，表示されている自由度から内挿法により**推測する**必要がある．そこで，96をはさむ自由度50と自由度100のt分布を参照すると，$P > 0.05$ となることがわかる（コンピュータ出力では $P = 0.06$ である）．
5. 2つの投薬群の平均1秒量は等しいという帰無仮説は，有意水準5%として，根拠が不十分なため棄却できない．ただし，P値は0.05をわずかに超えたにすぎず，2つの投薬群の平均1秒量は等しくない可能性がある．2つの投薬群の平均1秒量の差は $1.64 - 1.54 = 0.10$ L である．真の平均の差の95% CI は，
   $$0.10 \pm \left(1.99 \times 0.2670 \times \sqrt{\frac{1}{50} + \frac{1}{48}}\right)$$
   であり，$-0.007 \sim 0.207$ L となる．

データは，Dr I. Doull, Cystic Fibrosis/Respiratory Unit, Department of Child Health, University Hospital of Wales, Cardiff, UK と Dr F.C. Lampe, Department of Primary Care and Population Sciences, Royal Free and University College Medical School, London, UK のご厚意による．

例 2

大豆誘発性喘息と通常の喘息の発症機序の違いを検討するために、大豆誘発性喘息 7 人と通常の喘息 10 人を対象として、免疫機構の指標である粘膜下組織の CD3$^+$T 細胞数を測定した。サンプルサイズが小さく、明らかに歪んで分布しているので、ウィルコクソン順位和検定を用いて検討した。

1. H_0：母集団において、2 つの患者群の CD3$^+$T 細胞数の分布は等しい。
   H_1：母集団において、2 つの患者群の CD3$^+$T 細胞数の分布は等しくない。
2. 大豆誘発性喘息群：サンプルサイズ $n_S = 7$、CD3$^+$T 細胞数（細胞/mm^2）は、34.45, 0.00, 1.36, 0.00, 1.43, 0.00, 4.01 であった。
   通常の喘息群：サンプルサイズ $n_L = 10$、CD3$^+$T 細胞数（細胞/mm^2）は、74.17, 13.75, 37.50, 1225.51, 99.99, 3.76, 58.33, 73.63, 4.32, 154.86 であった。
   表 21-1 は 2 つの患者群のデータを大きさの順に並べ替えたものである。
3. 大豆誘発性喘息群の順位の合計 = 2 + 2 + 2 + 4 + 5 + 7 + 10 = 32
   通常の喘息群における順位の合計 = 6 + 8 + 9 + 11 + 12 + 13 + 14 + 15 + 16 + 17 = 121
4. サンプルサイズ ≦ 10 であるので、付録 A9 を参照すると、$P < 0.01$ となることがわかる（コンピュータ出力では $P = 0.002$ である）。
5. 2 つの患者群の CD3$^+$T 細胞数の分布は等しいという帰無仮説を棄却する確固たる根拠がある。大豆誘発性喘息群の CD3$^+$T 細胞数の中央値は 1.36（細胞/mm^2；95% CI 0 ～ 34.45）、通常の喘息群の CD3$^+$T 細胞数の中央値は (58.33 + 73.63)/2 = 65.98（細胞/mm^2；95% CI 4.32 ～ 154.86）である。大豆誘発性喘息では CD3$^+$T 細胞が減少しており、大豆誘発性喘息と通常の喘息の発症機序は異なると思われる。

表 21-1　致死的喘息患者グループの 2 群における CD3$^+$T 細胞数（細胞/mm^2）とそのランク

大豆誘発性喘息	0.00	0.00	0.00	1.36	1.43		4.01		34.45								
通常の喘息						3.76		4.32	13.75		37.50	58.33	73.63	74.17	99.99	154.86	1225.51
順位	2	2	2	4	5	6	7	8	9	10	11	12	13	14	15	16	17

データは、Dr M. Synek, Coldeast Hospital, Sarisbury と Dr F.C. Lampe, Department of Primary Care and Population Sciences, Royal Free and University College Medical School, London UK のご厚意による。

22 数値データ：3つ以上の集団の場合

問題

互いに関連のない3つ以上の集団からサンプルを抽出して，1つの数値変数または順序変数のデータを得たとする．変数の平均は3つ以上の群で等しいかどうかが知りたい．例えば，平均血小板数は民族的背景の異なる女性群で等しいかどうかが知りたい．2つの群ずつペアで取り出し，ペアごとに平均を比較することもできるが，このような比較を繰り返すと，第Ⅰ種の過誤が増えるため，正しくない結論が導き出されるおそれがある（18章）．そこで，**包括的**な検定を1回だけ行い，変数の平均がいずれかの群で異なるかどうかを検討する．

1元配置分散分析

仮定
各群は1つの要因の水準（例えば，異なる民族的背景）で定義されている．変数は各群において正規分布に従い，各群の分散は等しく，サンプルサイズは分布の正規性と等分散性を調べるのに十分なものとする．

原理
1元配置分散分析では，全体の変動を**群間変動**（異なる群間にみられる変動）と**群内変動**（各群の個体間にみられるランダムな変動；**説明されない変動**，**残差変動**ともいう）に分け，各変動を分散として測定する．これが分散分析（analysis of variance：ANOVA）と呼ばれるゆえんである．各群の平均が等しいという帰無仮説のもとでは，群間分散と群内分散は等しいはずである．各群の平均が等しくなければ，群間分散は群内分散より大きくなる．そこで，群間分散と群内分散の比にもとづく検定統計量を用いる．

表記
互いに関連のない集団から抽出した k 個のサンプルがある．各群は，サンプルサイズ n_i，平均 x_i，標準偏差 s_i（$i = 1, 2, \cdots, k$）である．全体のサンプルサイズは $n = n_1 + n_2 + \cdots + n_k$ である．

---

1. **研究を行うにあたり，帰無仮説と対立仮説を設定**
   H_0：すべての群の母平均は等しい．
   H_1：少なくとも1つの群の母平均は等しくない．
2. **サンプルから関連データを収集**
3. **H_0 に特異的な検定統計量を算出**
   分散分析の検定統計量は群内分散に対する群間分散の比 F であり，自由度 $(k-1, n-1)$ の F 分布（8章）に従う．
   分散分析の計算式は複雑であるため，ここでは割愛する．たいていのコンピュータの統計ソフトは，分散分析表の中に，F 比と P 値を表示している（例1参照）．
4. **検定統計量と既知の確率分布を比較**
   付録 A5 参照．群間分散 ≧ 群内分散なので，片側検定の P 値をみればよい．
5. **P 値と結果を解釈**
   この最初の段階において有意な結果が得られたときは，さらに詳細な検討として，2つの群ずつペアで**事後**

（*post-hoc*）比較する．これには，**ダンカン検定**や**シェフェ検定**のような，この目的のために考案された特別な検定を用いることもできるし，多重検定（18章）を修正した対応のない t 検定（21章）を用いることもできる．また，各群の平均の信頼区間（11章）を計算することもできる．ちなみに，信頼区間の計算や t 検定には，すべての群をプールして計算した分散を用いる．たいていのコンピュータの統計ソフトは，分散分析表の中に，**残差の分散**または**残差の平均平方**として，この値を表示している．

分散分析と対応のない t 検定は違うようにみえるかもしれないが，2つの群しかない場合，どちらの手法を用いても得られる結果は変わらない．

仮定が満たされない場合
分散分析はある程度なら非正規性にも頑健性がある（35章）が，各群の分散が等しくない場合には難しい．分析を行う前に，よく眺めるか，**ルビーン検定**や**バートレット検定**（35章）を行い，分布の正規性と等分散性を確認する必要がある．分布の正規性と等分散性の仮定が満たされない場合，変数がほぼ正規分布に従い，等分散になるようにデータを変換する（9章）か，1元配置分散分析のノンパラメトリック版に相当する**クラスカル・ウォリス検定**を用いる．

クラスカル・ウォリス検定

原理
クラスカル・ウォリス検定はウィルコクソン順位和検定（21章）を拡張したものである．各群の分布が等しければ，サンプルサイズの差を考慮しても，k 群の順位の合計は等しいはずである．

---

1. **研究を行うにあたり，帰無仮説と対立仮説を設定**
   H_0：各群の母集団の分布は等しい．
   H_1：各群の母集団の分布は等しくない．
2. **サンプルから関連データを収集**
3. **H_0 に特異的な検定統計量を算出**
   全体を1つの群として $1 \sim n$ まで順位をつける．各群の順位の合計 $R_1 \cdots R_k$ を計算する．次の式から H を計算する（ただし，同順位が多い場合には，値を修正する必要がある[1]）．

   $$H = \frac{12}{n(n+1)} \sum \frac{R_i^2}{n_i} - 3(n+1)$$

   計算された値は自由度 $(k-1)$ の χ^2 分布に従う．
4. **検定統計量と既知の確率分布を比較**
   付録 A3 参照．
5. **P 値と結果を解釈**
   P 値を求め，有意な結果が得られたときは，さらに詳

---

[1] Siegel, S. and Castellan, N.J. (1988) *Nonparametric Statistics for the Behavioural Sciences*. 2nd edition. New York: McGraw-Hill.

細な検討として，多重検定を修正した 2 サンプルのノンパラメトリック検定を行い，各群の中央値の信頼区間を計算する．

各群が 1 つの要因のレベルで定義され，互いに独立であるとき，1 元配置分散分析または同等のノンパラメトリック検定を用いるが，研究デザインがさらに複雑である場合には，他の形の分散分析を用いる[2]．

例 1

民族的背景の異なる女性 150 人を対象として，血液凝固の関連要因に関する横断研究を実施した．4 つの女性群の平均血小板数が等しいかどうか，**1 元配置分散分析**を用いて検討した．

1. H_0：すべての女性群の平均血小板数は等しい．
   H_1：少なくとも 1 つの女性群の平均血小板数は等しくない．

2. 次の表は，4 つの女性群のデータをまとめたものである．

付録 C はコンピュータ出力の代表例である．そこに示されているように，分布の正規性と等分散性の仮定は満たされていた．

群	サンプルサイズ n（%）	平均（$\times 10^9$）$\bar{x}$	標準偏差（$\times 10^9$）s	平均の 95% CI（すべての群をプールして計算した標準偏差を用いた；項目 3. 参照）
コーカサス人	90（60.0）	268.1	77.08	252.7 〜 283.5
アフリカ系カリブ人	21（14.0）	254.3	67.50	220.9 〜 287.7
地中海沿岸住民	19（12.7）	281.1	71.09	245.7 〜 316.5
その他	20（13.3）	273.3	63.42	238.9 〜 307.7

3. 次の表はコンピュータ出力の分散分析表である．

要因	平方和	自由度	平均平方	F 比	P 値
民族間	7711.967	3	2570.656	0.477	0.6990
民族内	787289.533	146	5392.394		

すべての群をプールして計算した標準偏差 $= \sqrt{5392.394} \times 10^9 = 73.43 \times 10^9$

4. 分散分析表から $P = 0.70$ である．なお，付録 A5 の自由度（3, 146）の F 分布を参照しても，P 値を求められる．

5. すべての女性群の平均血小板数は等しいという帰無仮説は，根拠が不十分なため棄却できない．

データは，Dr R.A. Kadir, University Department of Obstetrics and Gynaecology と Professor C.A. Lee, Haemophilia Centre and Haemostasis Unit, Royal Free Hospital, London, UK のご厚意による．

---

[2] Mickey, R.M., Dunn, O.J. and Clark, V.A.（2004）*Applied Statistics: Analysis of Variance and Regression*. 3rd edition. Chichester: Wiley.

例2

重度の血友病患者群，軽度/中等度の血友病患者群，コントロール群という3つの群を対象として，SF-36質問票によりQOLスコアを測定した．各群は20人からなる．QOLスコアのうち，身体機能スケール（physical funetioning scale: PFS）の得点（0〜100で表される）に注目した．図22-1のみた目の評価により，明らかに正規分布していないので，**クラスカル・ウォリス検定**を用いて検討した．

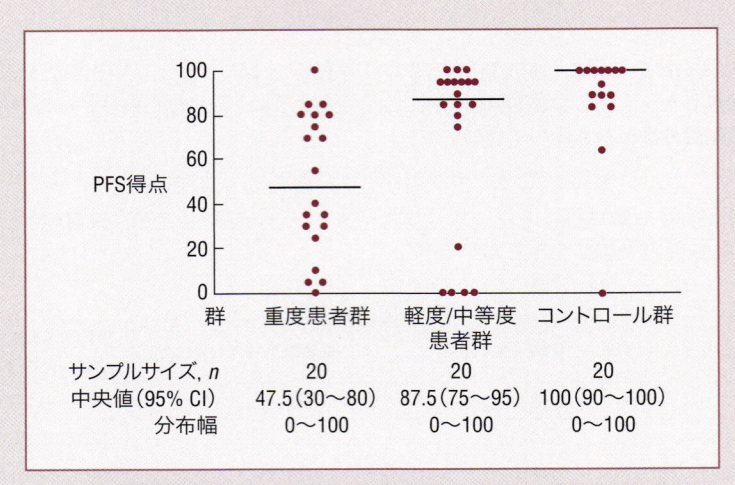

図22-1 重度患者群，軽度/中等度患者群，コントロール群におけるSF-36質問票の身体機能スケール（PFS）の得点のプロット　水平線は中央値を表す．

群	重度患者群	軽度/中等度患者群	コントロール群
サンプルサイズ, n	20	20	20
中央値（95% CI）	47.5（30〜80）	87.5（75〜95）	100（90〜100）
分布幅	0〜100	0〜100	0〜100

1. H_0：すべての群のPFS得点の分布は等しい．
   H_1：少なくとも1つの群のPFS得点の分布は等しくない．
2. 図22-1は3つの群のデータである．
3. 重度患者群の順位の合計 = 372
   軽度/中等度患者群の順位の合計 = 599
   コントロール群の順位の合計 = 859

$$H = \frac{12}{60(60+1)}\left(\frac{372^2}{20} + \frac{599^2}{20} + \frac{859^2}{20}\right) - 3(60+1)$$
$$= 19.47$$

4. 付録A3を参照すると，$P < 0.001$となることがわかる．
5. すべての群のPFS得点の分布は等しいという帰無仮説を棄却する確固たる根拠がある．さらに詳細な検討として，ウィルコクソン順位和検定を用いて2つの群ずつペアで比較した．P値は，ボンフェローニ修正（18章）を用いて，検定の回数を調整した．PFS得点は，重度患者群と軽度/中等度患者群のほうがコントロール群よりも有意に低かった（順に，$P = 0.0003$，$P = 0.03$）が，重度患者群と軽度/中等度患者群の間では有意差が認められなかった（$P = 0.09$）．

データは，Dr A. Miners, Department of Primary Care and Population Sciences, Royal Free and University College Medical School, London, UKとDr C. Jenkinson, Health Services Research Unit, University of Oxford, Oxford, UKのご厚意による．

23 カテゴリーデータ：1つの割合の場合

問題

n 個体からなる 1 つのサンプルを得たとする．各個体は関心領域の属性が「ある」（例えば，男性，妊娠，死亡）か，「ない」（例えば，女性，非妊娠，生存）かどちらかで，このような場合，データを要約する指標として，関心領域の属性をもつ個体の**割合**（比率）が用いられる．母集団における真の割合はある特定の値になるかどうかが知りたい．

$$p \pm 1.96 \sqrt{\frac{p(1-p)}{n}}$$

信頼区間から，得られた結果が臨床的または生物学的に重要であるかどうかを評価できる．信頼区間が広ければ，得られた結果の精度はそれほど高いとはいえない．

1 つの割合の検定

仮定
母集団から 1 つのサンプルを抽出する．各個体は特定の属性をもつか，もたないかのどちらかである．

表記
特定の属性は n 個体のうち r 個体にみられた．推定される特定の属性をもつ個体の割合は $p = r/n$ である．母集団において特定の属性をもつ個体の割合は π である．母割合（母比率）π は特定の値 π_1 になるかどうかが知りたい．

原理
特定の属性をもつ個体数は二項分布（8 章）に従うが，np と $n(1-p)$ が 5 よりも大きければ，正規分布に近似できる．p は，

$$平均 = p,\ 標準偏差 = \sqrt{\frac{p(1-p)}{n}}$$

の正規分布に従うので，p にもとづく検定統計量もまた正規分布に従う．

1. **研究を行うにあたり，帰無仮説と対立仮説を設定**
   H_0：母割合 π は特定の値 π_1 に等しい．
   H_1：母割合 π は特定の値 π_1 に等しくない．
2. **1 つのサンプルから関連データを収集**
3. **H_0 に特異的な検定統計量を算出**

$$z = \frac{|p - \pi_1| - \frac{1}{2n}}{\sqrt{\frac{\pi_1(1-\pi_1)}{n}}}$$

計算された値はほぼ正規分布に従う．
分子の $-1/2n$ は**連続修正項**であり，連続性のない二項分布を連続性のある正規分布に従わせるために加える．

4. **検定統計量と既知の確率分布を比較**
   付録 A1 参照．
5. **P 値と結果を解釈**
   P 値を求め，真の母割合 π の信頼区間（CI）を計算する．95% CI は次の式から得られる．

割合に関する符号検定

原理
関心領域の反応が**選択**（例えば，クロスオーバー試験において，患者は治療 A と治療 B のどちらを選択するか）として表される場合には，符号検定（19 章）を用いて検討する．全体として選択に偏りがなければ，A を選択する割合は 1/2 であるはずである．

19 章と本章では，問題の定式化の方法も検定統計量も違うようにみえるかもしれないが，どちらの手法を用いても得られる結果は変わらない．

1. **研究を行うにあたり，帰無仮説と対立仮説を設定**
   H_0：A を選択する母割合 π は 1/2 に等しい．
   H_1：A を選択する母割合 π は 1/2 に等しくない．
2. **1 つのサンプルから関連データを収集**
3. **H_0 に特異的な検定統計量を算出**
   どちらも選択しない個体を除いたら，サンプルサイズは n から n' に減少した．A を選択した個体数は r であり，A を選択した個体の割合は $p = r/n'$ となる．
   - $n' \leq 10$ ならば，r を検定統計量とする．
   - $n' > 10$ ならば，次の式から z' を計算する．

$$z' = \frac{\left|p - \frac{1}{2}\right| - \frac{1}{2n'}}{\sqrt{\frac{0.5(1-0.5)}{n'}}}$$

計算された値は正規分布に従う．この計算式は前述の検定統計量 z'（母割合 π は特定の値 π_1 に等しいという帰無仮説を検定する）を基礎にしており，n を n'，π_1 を 1/2 に置き換えたにすぎない．

4. **検定統計量と既知の確率分布を比較**
   - $n' \leq 10$ ならば，r を付録 A6 にあてはめる．
   - $n' > 10$ ならば，z' を付録 A1 にあてはめる．
5. **P 値と結果を解釈**
   P 値を求め，n 個体全体として A を選択する割合の信頼区間を計算する．

例 1

ヒトヘルペスウイルス 8 (human herpesvirus type 8: HHV-8) は，カポジ肉腫や原発性滲出リンパ腫や多中心性キャッスルマン病の特殊型に関係しており，性行為により感染する可能性が指摘されている．性行為と HHV-8 感染の関係を検討するために，ロンドン性感染症クリニック (London sexually transmitted disease clinic) を受診したホモセクシャル / バイセクシャルの男性 271 人を対象として，HHV-8 抗体価を測定した．英国の献血者集団の HHV-8 抗体の陽性の割合 (陽性率) は 2.7% であることが報告されている．ホモセクシャル / バイセクシャルの男性集団の HHV-8 抗体陽性率が 2.7% に等しいかどうか，**1 つの割合の検定**を用いて検討した．

1. H_0：ホモセクシャル / バイセクシャルの男性の母集団における HHV-8 抗体陽性率は 2.7% に等しい．
   H_1：ホモセクシャル / バイセクシャルの男性の母集団における HHV-8 抗体陽性率は 2.7% に等しくない．
2. サンプルサイズ $n = 271$
   HHV-8 抗体の陽性者数 $r = 50$
   HHV-8 抗体陽性率 $p = 50/271 = 0.185$ (すなわち，18.5%)
3. 検定統計量
$$z = \frac{|0.185 - 0.027| - \frac{1}{2 \times 271}}{\sqrt{\frac{0.027(1 - 0.027)}{271}}} = 15.86$$
4. 付録 A1 を参照すると，$P < 0.0001$ となることがわかる．
5. 性感染症クリニックを受診したホモセクシャル / バイセクシャルの男性の母集団における HHV-8 抗体陽性率は献血者の母集団における HHV-8 抗体陽性率よりも高いという確固たる根拠がある．ホモセクシャル / バイセクシャルの男性の母集団における HHV-8 抗体陽性率の 95% CI は
$$\left\{ 0.185 \pm 1.96 \times \sqrt{\frac{0.185 \times (1 - 0.185)}{271}} \right\} \times 100\%$$
であり，13.9 〜 23.1% となる．

データは，Dr N.A. Smith, Dr D. Barlow, Dr B.S. Peters, Department of Genitourinary Medicine, Guy's and St Thomas' NHS Trust, London と Dr J. Best, Department of Virology, Guy's, King's College and St Thomas's School of Medicine, King's College, London, UK のご厚意による．

例 2

通年性アレルギー性鼻炎患者 36 人を対象として，吸入性アレルゲンとプラセボの皮下注射を一定期間，毎日投与する二重盲検クロスオーバー試験を実施した．吸入性アレルゲンとプラセボのどちらがよいかを患者に選択してもらった．吸入性アレルゲンとプラセボを選択する割合が等しいかどうか，**符号検定**を用いて検討した．

1. H_0：母集団において，吸入性アレルゲンを選択する割合は 0.5 に等しい．
   H_1：母集団において，吸入性アレルゲンを選択する割合は 0.5 に等しくない．
2. 36 人のうち 27 人はどちらかを選択した (吸入性アレルゲン 21 人，プラセボ 6 人)．
   吸入性アレルゲンを選択する割合
   $p = 21/27 = 0.778$
3. 検定統計量
$$z' = \frac{|0.778 - 0.5| - \frac{1}{2 \times 27}}{\sqrt{\frac{0.5(1 - 0.5)}{27}}} = 2.697$$
4. 付録 A1 を参照すると，$P = 0.001$ となることがわかる．
5. 母集団において吸入性アレルゲンとプラセボを選択する割合が等しいという帰無仮説を棄却する確固たる根拠がある．真の母割合の 95% CI は
$$0.778 \pm 1.96 \times \sqrt{\frac{0.778 \times (1 - 0.778)}{27}}$$
であり，0.62 〜 0.94 となる．
　以上より，少なくとも患者の 2/3 が吸入性アレルゲンを選択するといえる．

データは，Radcliffe, M.J., Lampe, F.C., Brostoff, J. (1996) Allergen-specific low-dose immunotherapy in perennial allergic rhinitis: a double-blind placebo-controlled crossover study. *Journal of Investigational Allergology and Clinical Immunology*, **6**, 242-247. を改変して転載．

24 カテゴリーデータ：2つの割合の場合

問題

- 互いに関連のない2つの個体群（例えば，ホモセクシャルの男性のうち，淋菌感染歴がある者とない者）について，特定の属性〔例えば，ヒトヘルペスウイルス8（HHV-8）の感染〕がある割合が等しいかどうかを知りたい．
- 互いに関連のある2つの個体群（例えば，複数の個体がマッチした場合，または1つの個体につき治療前後のような2種類の状況で2回変数を測定した場合）について，特定の属性（例えば，検査結果の上昇）をもつ割合が等しいかどうかを知りたい．

対応のない2つの群：χ^2 検定

用語
データは**頻度**，すなわち，サンプルの中で特定の属性をもつ個体数ともたない個体数として得られる．頻度を書き込む表を**分割表**という．表24-1は2行2列に囲まれた4つのセルからなる分割表であり，**2×2の表**という．4つのセルには，各行各列の組み合わせで**観察された**頻度（観察度数），周辺には，**周辺度数和**（行や列ごとの合計；例えば，$a+b$）と全体の合計 n が書かれている．帰無仮説が真であるときに**期待される**4つのセルの頻度（期待度数）を計算することができる（下記の「原理」参照）．

仮定
互いに関連のない2つの個体群からサンプルサイズ n_1, n_2 のサンプルを抽出する．特定の属性をもつ個体の割合が2つの群で等しいかどうかを知りたい．各個体は1回だけ数えられる．分割表の行（および列）は**相互に排反**するので，各個体は1つの行と1つの列にだけ属することができる．絶対ではないが，通常，4つのセルの期待度数は5以上である必要がある．

原理
特定の属性をもつ割合が2つの群で等しければ，全体として特定の属性をもつ割合は $p=(a+b)/n$ であり，群1の**期待度数**は $n_1 \times p$，群2の期待度数は $n_2 \times p$ となる．同様にして，特定の属性をもたない割合についても計算できる．**各セルの期待度数は，関連する行の合計×関連する列の合計／全体の合計である．**観察度数（O）と期待度数（E）の食い違いが大きければ，特定の属性をもつ割合は2つの群で等しくないといえる．検定統計量はこの食い違いにもとづく．

1. 研究を行うにあたり，帰無仮説と対立仮説を設定
   H_0：特定の属性をもつ母割合は2つの群で等しい．
   H_1：特定の属性をもつ母割合は2つの群で等しくない．
2. サンプルから関連データを収集
3. H_0 に特異的な検定統計量を算出

$$\text{検定統計量 } \chi^2 = \sum \frac{\left(|O-E|-\frac{1}{2}\right)^2}{E}$$

O は各セルの観察度数，E は各セルの期待度数である．2本の縦棒は棒にはさまれた数（$O-E$）の絶対値を表す．分子の $-1/2$ は連続修正項（19章）である．計算された検定統計量 χ^2 は自由度1の χ^2 分布に従う．

4. 検定統計量と既知の確率分布を比較
   付録 A3 参照．
5. P 値と結果を解釈
   P 値を求め，真の母割合の差の信頼区間（CI）を計算する．95% CI は次の式から得られる．

$$(p_1 - p_2) \pm 1.96 \sqrt{\frac{p_1(1-p_1)}{n_1} + \frac{p_2(1-p_2)}{n_2}}$$

仮定が満たされない場合
どこか1つのセルが $E<5$ であれば，χ^2 分布にあてはめる必要がない，**フィッシャー正確確率検定**を用いる．フィッシャー正確確率検定の計算式は複雑であるため，ここでは割愛する．コンピュータの統計ソフトに任せたほうがよい．

2×2表の結合
異なる研究の分割表（例えば，男性と女性のように集団の異なるサブグループから，あるいは英国人と米国人のように異なる集団から得られた）にある2つ以上の類似するセルの頻度を単純に足してはならない．このような結合データで χ^2 検定を行うと，**シンプソンの（逆説）パラドックス**を引き起こす．これは，サブグループから得られたデータを1つの群に結合した場合，関連性の方向が逆転してしまうパラドックスである．例をあげると，2つの2×2表の解析において，未治療の男性と未治療の女性の両者ともに，対応する治療群より回復率が**低い**場合，結合した2×2表の全体で解析すると，未治療の患者群では治療の患者群より**高い**回復率を示すことがある．このパラドックスは，一般的に，データを結合した場合には，異なるサブグループにおいて不適切な重みづけが起きることによる．このようなデータに対して多くの修正する手法がある．例えば，マンテル・ヘンツェル法，ロジスティック回帰（30章），メタアナリシス（43章）などがある．

表24-1　観察度数

属性	群1	群2	計
あり	a	b	$a+b$
なし	c	d	$c+d$
計	$n_1 = a+c$	$n_2 = b+d$	$n = a+b+c+d$
属性をもつ割合	$p_1 = \dfrac{a}{n_1}$	$p_2 = \dfrac{b}{n_2}$	$p = \dfrac{a+b}{n}$

---
[1] Fleiss, J.L., Levin, B. and Paik, M.C. (2003) *Statistical Methods for Rates and Proportions*. 3rd edition. New York: John Wiley & Sons.

対応のある2つの群：マクネマー検定

仮定
互いに関連のある2つの群（例えば，1つの個体につき，2種類の状況で，2回変数を測定した場合）がある．各個体は特定の属性を両方ともももつか，片方のみもつか，両方ともももたないかで分けられる（表24-2）．

原理
特定の属性が状況1で観察度数は $(w+y)/m$，状況2で観察度数は $(w+x)/m$ である．x と y が等しくなければ，これらの頻度もまた等しくない．そこで，状況1と状況2が一致しない x と y に注目する．

表24-2 個人属性の有無における対応のあるペアデータの観察度数

状況2	状況1 あり	なし	計（ペア）
あり	w	x	w + x
なし	y	z	y + z
計	w + y	x + z	m = w + x + y + z

---

1. **研究を行うにあたり，帰無仮説と対立仮説を設定**
   H_0：特定の属性をもつ母割合は2つの群で等しい．
   H_1：特定の属性をもつ母割合は2つの群で等しくない．
2. **サンプルから関連データを収集**
3. **H_0 に特異的な検定統計量を算出**

$$\chi^2 = \frac{(|x-y|-1)^2}{x+y}$$

   計算された値は自由度1の χ^2 分布に従う．分子の -1 は連続修正項（19章）である．
4. **検定統計量と既知の確率分布を比較**
   付録A3参照．
5. **P 値と結果を解釈**
   P 値を求め，真の母割合の差の信頼区間を計算する．95% CI は次の式から得られる．

$$\frac{x-y}{m} \pm \frac{1.96}{m}\sqrt{x+y-\frac{(x-y)^2}{m}}$$

例1

性行為とヒトヘルペスウイルス8（HHV-8）感染の関係を検討する（23章）ために，ホモセクシャル/バイセクシャルにおける男性のHHV-8抗体陽性率は淋菌感染歴のある者とない者で等しいかどうか，χ^2 検定を用いて検討した．付録C はコンピュータ出力の代表例である．

1. H_0：母集団において，HHV-8抗体陽性率は淋菌感染歴のある者とない者で等しい．
   H_1：母集団において，HHV-8抗体陽性率は淋菌感染歴のある者とない者で等しくない．
2. 観察された HHV-8抗体陽性率は，分割表に示したように，淋菌感染歴のある者が 14/43（32.6%），淋菌感染歴のない者が 36/228（15.8%）である．
3. 期待度数は分割表に示したとおりである．
   検定統計量は，

$$\chi^2 = \frac{(|14-7.93|-1/2)^2}{7.93} + \frac{(|36-42.07|-1/2)^2}{42.07}$$
$$+ \frac{(|29-35.07|-1/2)^2}{35.07} + \frac{(|192-185.93|-1/2)^2}{185.93}$$
$$= 5.70$$

4. 付録A3 の自由度1の χ^2 分布を参照すると，$0.01 < P < 0.05$ となることがわかる（コンピュータ出力では $P = 0.017$ である）．
5. 2つの群の HHV-8抗体陽性率は等しくないという根拠がある．2つの群の差は 32.6% − 15.8% = 16.8% である．2つの群の HHV-8抗体陽性率の真の差の 95% CI は，

$$16.8 \pm 1.96 \times \sqrt{\frac{32.6 \times 67.4}{43} + \frac{15.8 \times 84.2}{228}}$$

であり，2.0 〜 31.6% となる．

HHV-8抗体価	淋菌感染歴 あり 観察値	期待値	なし 観察値	期待値	計（観察値）
陽性	14	(43 × 50/271) = 7.93	36	(228 × 50/271) = 42.07	50
陰性	29	(43 × 221/271) = 35.07	192	(228 × 221/271) = 185.93	221
計	43		228		271

例2

虫歯の空洞の有無を評価する2つの評価法を比較した．虫歯の空洞がないか，きわめて小さい第1大臼歯100本を対象にして，1人の歯科医が，はじめに，X線画像診断法で評価した．ついで，より客観性のある視覚的評価法で評価した．虫歯の空洞の発見の割合（発見率）が2つの評価法で等しいかどうか，**マクネマー検定**を用いて検討した．

1. H_0：母集団において，虫歯の空洞の発見率は2つの評価方法で等しい．
   H_1：母集団において，虫歯の空洞の発見率は2つの評価方法で等しくない．

2. マッチングしたペアの度数は分割表に示したとおりである．

視覚的評価法	X線画像診断法 空洞あり	空洞なし	計
空洞なし	45	4	49
空洞あり	17	34	51
計	62	38	100

3. 検定統計量 $\chi^2 = \dfrac{(|17-4|-1)^2}{17+4} = 6.86$

4. 付録A3の自由度1の χ^2 分布を参照すると，$0.001 < P < 0.01$ となることがわかる．

5. 虫歯の空洞の発見率は2つの評価法で等しいという帰無仮説を棄却する確固たる根拠がある．虫歯の空洞の発見率はX線画像診断法のほうが視覚的評価法よりも低いといえる．2つの評価法の差は $51\% - 38\% = 13\%$ である．2つの評価法の虫歯の空洞の発見率の真の差の95% CI は

$$\left\{ \frac{|17-4|}{100} \pm \frac{1.96}{100} \times \sqrt{(17+4) - \frac{(17-4)^2}{100}} \right\} \times 100\%$$

であり，4.4～21.6%となる．

データは，Ketley, C.E. & Holt, R.D. (1993) Visual and radiographic diagnosis of occlusal caries in first permanent molars and in second primary molars. *British Dental Journal*, **174**, 364-370. を改変して転載．

25 カテゴリーデータ：3つ以上の割合の場合

χ² 検定：大きな分割表

問題
各個体は 2 つの要因のレベルで分けられる．2 つの要因が関係しているかどうかを知りたいとする．例えば，1 つの要因は疾病重症度（軽症，中等症，重症），もう 1 つの要因は血液型（A, B, O, AB）であるとして，疾病重症度は特定の血液型で高いかどうか知りたい．

仮定
データを r 行 c 列の分割表（$r×c$ の表）に表す（表 25-1）．各セルには **頻度**，すなわち，各行各列の組み合わせで観察された個体数が書かれている．各個体は 1 回だけ数えられる．分割表の行（および列）は相互に排反するので，各個体は 1 つの行と 1 つの列にだけ属することができる．期待度数は少なくとも 80% のセルで 5 以上である．

原理
2 つの要因は関係していないという帰無仮説を立てる．2 行 2 列しかないのであれば，2 つの割合の検定（24 章）を用いる．帰無仮説が真であるときに期待される各セルの頻度を計算する．各セルの期待度数は，関連する行の合計 × 関連する列の合計 / 全体の合計である（24 章）．検定統計量は各セルの観察度数と期待度数の食い違いにもとづく．全体として食い違いが大きければ，帰無仮説は真であるといえない．

---

1. **研究を行うにあたり，帰無仮説と対立仮説を設定**
   H_0：母集団において，2 つの要因は関係している．
   H_1：母集団において，2 つの要因は関係していない．
2. **サンプルから関連データを収集**
3. **H_0 に特異的な検定統計量を算出**

$$\chi^2 = \sum \frac{(O-E)^2}{E}$$

   O は各セルの観察度数，E は各セルの期待度数である．計算された検定統計量 χ^2 は自由度 $(r-1)×(c-1)$ の χ^2 分布に従う．
   自由度が 1 よりも大きければ，χ^2 分布にあてはめることは妥当であり，24 章のように，連続修正項を加える必要がない．
4. **検定統計量と既知の確率分布を比較**
   付録 A3 参照．
5. **P 値と結果を解釈**

仮定が満たされない場合
20% 以上のセルで期待度数が 5 未満であれば，科学的に意味をなすように 2 つ以上の行と 2 つ以上の列を結合して，期待度数を再計算する．必要であれば，$E ≧ 5$ を確保できるまで，行と列の結合を繰り返す．2 × 2 の表になるまで行と列を結合しても，期待度数が 5 未満であれば，フィッシャー正確確率検定（24 章）を用いる．コンピュータの統計ソフトの中には，大きな分割表についてでも，フィッシャー正確確率検定を行えるものもある．

χ² 値によるトレンドの検定（傾向性検定）

問題
2 つの要因のうち，1 つの要因は 2 個のカテゴリー（例えば，属性の有無），もう 1 つの要因はある順番に並ぶ相互に排反する k 個のカテゴリーからなるとする．属性をもつ割合は k 個のカテゴリーでトレンドがあるかどうかを知りたい．例えば，1 つの要因は治療効果あり，治療効果なしという治療効果のカテゴリー，もう 1 つの要因は 65 ～ 69 歳，70 ～ 74 歳，75 ～ 79 歳，80 歳以上という年齢のカテゴリーであるとして，治療効果ありの割合は年齢カテゴリーで増加するかどうかを知りたい．

表 25-1　$r × c$ 表の観察度数

	列 1	列 2	列 3	…	列 c	計
行 1	f_{11}	f_{12}	f_{13}	…	f_{1c}	R_1
行 2	f_{21}	f_{22}	f_{23}	…	f_{2c}	R_2
行 3	f_{31}	f_{32}	f_{33}	…	f_{3c}	R_3
…	…	…	…	…	…	…
…	…	…	…	…	…	…
行 r	f_{r1}	f_{r2}	f_{r3}	…	f_{rc}	R_r
計	C_1	C_2	C_3	…	C_c	n

表 25-2　$2 × k$ 表の観察度数とスコア

属性	列 1	列 2	列 3	…	列 k	計
あり	f_{11}	f_{12}	f_{13}	…	f_{1k}	R_1
なし	f_{21}	f_{22}	f_{23}	…	f_{2k}	R_2
計	C_1	C_2	C_3	…	C_k	n
スコア	w_1	w_2	w_3	…	w_k	

1. **研究を行うにあたり，帰無仮説と対立仮説を設定**
   H_0：母集団において，特定の属性をもつ割合にはトレンドがない．
   H_1：母集団において，特定の属性をもつ割合にはトレンドがある．
2. **サンプルから関連データを収集**
   k 個のカテゴリーごとに特定の属性をもつ割合を計算して，スコアを付与する（表25-2）．スコアは，一般には，1, 2, 3, …, k という連続値を用いるが，カテゴリーの設定方法次第で相対的位置を表す数（例えば，各カテゴリーを定義する年齢の中央値）やトレンド（例えば，一次式，二次式）を用いることもある．一次式によるトレンド（線形関係）を調べるには，1, 2, 3, …, k のように等間隔に並ぶ数を用いる．

   注意：比例した線形関係を検定する代替方法は，ロジスティック回帰分析（30, 33 章）である．

3. **H_0 に特異的な検定統計量を算出**

$$\chi^2 = \frac{\left(\sum w_i f_{1i} - R_1 \sum \frac{w_i c_i}{n}\right)^2}{\frac{R_1}{n}\left(1 - \frac{R_1}{n}\right)\left\{\sum c_i w_i^2 - n\left(\sum \frac{w_i c_i}{n}\right)^2\right\}}$$

   上の式は，表25-2 の表記による．Σは k 個のカテゴリーの合計を表す．計算された検定統計量 χ^2 は自由度 ($k - 1$) の χ^2 分布に従う．
4. **検定統計量と既知の確率分布を比較**
   付録 A3 参照．
5. **P 値と結果を解釈**
   P 値を求め，k 個の割合の信頼区間（11章）を計算する．

例

ブラジル南部に居住している 13〜14 歳の学生を対象に横断研究が行われた．その目的は肥満指数〔body mass index: BMI；体重を身長の二乗で割った値（kg/m²）〕と多数の喘息関連症状の発生率との関連性を調査するためである．4010 人の学生（男児 1933 人，女児 2077 人）は，BMI カテゴリーで分類された．これは，面接時の BMI パーセンタイルで定義されたものである（低体重：5 パーセンタイル＜，適正体重：5 パーセンタイル≦ BMI ＜85 パーセンタイル，過体重：85 パーセンタイル≦ BMI ＜95 パーセンタイル，肥満：BMI ≧95 パーセンタイル）．χ^2 検定を用いて，4 つの BMI 群で運動後の喘鳴（喘息関連症状）の頻度が異なるかを検討した．

1. H_0：13〜14 歳の学生集団において，BMI と運動後の喘鳴との間に関連性がない．
   H_1：13〜14 歳の学生集団において，BMI と運動後の喘鳴との間に関連性がある．
2. 観察度数（%）と期待度数を次の分割表に示す．
3. 検定統計量

$$\chi^2 = \frac{(23 - 32.0)^2}{32.0} + … + \frac{(197 - 208.6)^2}{208.6}$$
$$= 7.27$$

4. 付録 A3 における自由度 3 の χ^2 値を参照する〔0.05 ＜ P ＜ 0.10（コンピュータの結果では P = 0.06）〕．
5. 13〜14 歳の若者の集団において，BMI と運動後の喘鳴との間に関連性がないとする帰無仮説を棄却するには根拠が不十分である．4 つの連続する BMI 群において，推定される運動後の喘鳴のパーセンテージ（95% CI）は，低体重から順に，14%（9〜19%），19%（18〜20%），21%（17〜25%），24%（19〜29%）である．

運動後の喘鳴	BMI 群 低体重	適正体重	過体重	肥満	合計
あり					
観測値	23 (13.8%)	598 (18.9%)	86 (20.7%)	61 (23.6%)	768
期待値	32.0	606.9	79.7	49.4	
なし					
観測値	144 (86.2%)	2571 (81.1%)	330 (79.3%)	197 (76.4%)	3242
期待値	135.0	2562.1	336.3	208.6	
合計	167	3169	416	258	4010

（つづく）

4つのBMI群は順番に並んでいるので，これらのデータは，群の順番を考慮した**トレンドのχ^2検定**によっても解析可能である．この検定では，一般的な検定で有意な関連性が得られない場合でも，有意な結果が得られることがある．4つのBMI群それぞれに対して1，2，3，4のスコアを割りつけて，線形トレンドを検定した．

1. H_0：13〜14歳の集団において，BMIと運動後の喘鳴との間に線形関係がない．
   H_1：13〜14歳の集団において，BMIと運動後の喘鳴との間に線形関係がある．
2. データは前の表に示されている．4つのBMI群それぞれに対して1，2，3，4のスコアを割りつける．
3. 検定統計量 χ^2

$$\chi^2 = \frac{\left[\{(1 \times 23)+...+(4 \times 61)\} - 768 \times \left\{\left(\frac{1 \times 167}{4010}\right)+...+\left(\frac{4 \times 258}{4010}\right)\right\}\right]^2}{\frac{768}{4010}\left(1-\frac{768}{4010}\right) \times \left[\{(167 \times 1^2)+...+(258 \times 4^2)\} - 4010 \times \left\{\left(\frac{1 \times 167}{4010}\right)+...+\left(\frac{4 \times 258}{4010}\right)\right\}^2\right]} = 6.51$$

4. **付録A3**において自由度1のχ^2値を参照する〔$0.01 < P < 0.05$（コンピュータの結果では$P = 0.011$）〕．
5. 13〜14歳の学童の集団において，BMIと運動後の喘鳴との間に線形関係がないとする帰無仮説を棄却する根拠がある．したがって，ブラジル南部の13〜14歳の学童において，BMIが増加するに伴って，運動後の喘鳴のパーセンテージが有意に増加すると推論できる．4つの連続するBMI群において，推定される運動後の喘鳴のパーセンテージ（95% CI）は，低体重から順に，13.8%（8.6%〜19.0%），18.9%（17.5%〜20.3%），20.7%（16.8%〜24.6%），23.6%（18.4%〜28.8%）である．

データは，Cassol, V., Rizzato, T., Teche, S.P., *et al*. (2005) [Prevalence and severity of asthma among adolescents and their relationship with the body mass index]. *Jornal de Pediatria (Rio J)*, **81**, 305-309. を改変して転載．

26 回帰と相関：相関

はじめに

相関分析は 2 つの変数 x と y の関係の強さを評価する．最初に x と y が身長と体重のような**数値変数**である場合を考えてみる．

サンプルの n 個体において，関連する 2 つの変数の値（x, y）を測定する．各個体を二次元の**散布図**（4 章）にプロットする．慣例として，x を横軸，y を縦軸にとる．1 つの点が 1 つの個体を表す．n 個の点の散らばりが 2 つの変数 x と y の関係を表す．

ピアソンの積率相関係数

n 個の点の中央を通る直線が観察された 2 つの変数 x と y の関係を表す最適な近似であるならば，x と y は**線形関係**にある．**ピアソンの積率相関係数**（いわゆる**相関係数**）は n 個の点と直線の近さを表す．ピアソンの積率相関係数の**母集団**における真の値 ρ は**サンプル**における r から計算する．

$$r = \frac{\sum(x-\bar{x})(y-\bar{y})}{\sqrt{\sum(x-\bar{x})^2 \sum(y-\bar{y})^2}}$$

コンピュータ出力では，通常，r が表示される．

特性

- r は −1 〜 +1 で表される．
- r の**符号**は，一般に，一方の変数が増加したとき，もう一方の変数が増加する（r が正の値の場合）か，減少する（r が負の値の場合）かを表す（図 26-1）．
- r の**大きさ**は n 個の点と直線の近さを表す．r = +1 または −1 ならば，x と y は完全なる線形関係にあり，n 個の点がすべて直線上にある（このような状況はめったに起こらない）．一方，r = 0 ならば，**線形関係**にない（ただし，非線形関係にある可能性がある）．r が +1 または −1 に近いほど，線形関係が強い（図 26-1）．
- r は単位をもたない．
- r はサンプルにおいて観察された 2 つの変数 x と y の範囲内でのみ有効である．x と y の分布範囲が広くなれば，r の絶対値（符合は無視する）が大きくなる．したがって，x と y の値に上限と下限をつけサンプルを制限することや，もとのサンプルよりもきわめて範囲が広い x と y の値をもつ個体をサンプルに追加することは，相関係数の大きさに影響を与える．さらに相関係数は，それぞれ異なる x と y の範囲をもつ集団で比較すべきではない．
- x と y を置き換えても，r は変わらない．
- x と y の相関関係は必ずしも「因果関係」を意味するわけでない．
- r^2 は，y の変動のうち，x と y の線形関係が寄与する割合（28 章）を表す．

相関係数 r を計算すべきでない場合

- 2 つの変数 x と y が二次式（33 章）のような非線形関係にある場合（図 26-2a）．
- 1 つの個体につき複数回測定したデータが含まれる場合．
- 1 つ以上の外れ値がある場合（図 26-2b）．
- 平均がはずれたサブグループが含まれる場合（図 26-2c）．

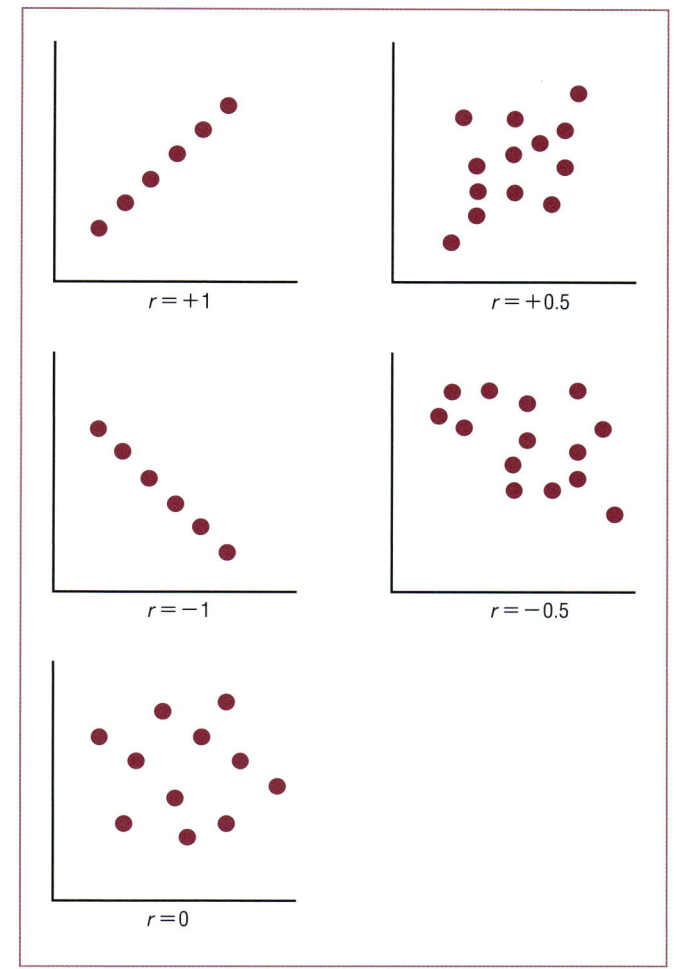

図 26-1 5 種類の r を示した散布図

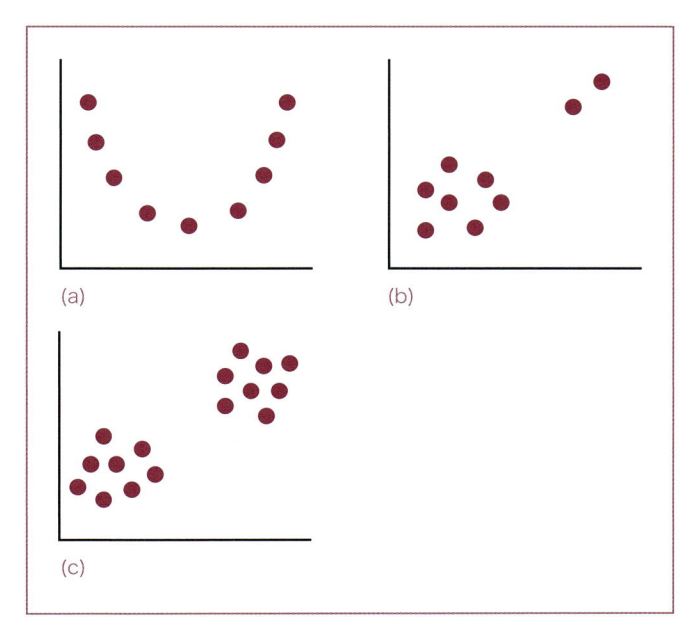

図 26-2 相関係数 r を計算すべきでない場合を示した散布図　(a) 非線形関係にある（r = 0），(b) 外れ値がある，(c) データがサブグループからなる．

仮定の検定

2つの数値変数が線形関係にあるかどうかが知りたいとする．n個体について，関連する2つの変数の値(x, y)を測定する．2つの変数のうち，少なくとも一方は正規分布に従う．

1. 研究を行うにあたり，帰無仮説と対立仮説を設定
   H_0：$\rho = 0$
   H_1：$\rho \neq 0$
2. 1つのサンプルから関連データを収集
3. H_0に特異的な検定統計量を算出
   rを計算する．
   ● $n \leq 150$ならば，rを検定統計量とする．
   ● $n > 150$ならば，次の式からTを計算する．

   $$T = r\sqrt{\frac{(n-2)}{(1-r^2)}}$$

   計算された値は自由度$(n-2)$のt分布に従う．
4. 検定統計量と既知の確率分布を比較
   $n \leq 150$ならば，rを付録A10にあてはめる．
   $n > 150$ならば，Tを付録A2にあてはめる．
5. P値と結果を解釈
   ρの信頼区間（CI）を計算する．2つの変数はどちらもほぼ正規分布に従うものと仮定して，ρの95% CIは次の式から得られる．

   $$\left(\frac{e^{2z_1} - 1}{e^{2z_1} + 1} \sim \frac{e^{2z_2} - 1}{e^{2z_2} + 1}\right)$$

   以上より，

   $$z_1 = z - \frac{1.96}{\sqrt{n-3}},\ z_2 = z + \frac{1.96}{\sqrt{n-3}},$$

   $$z = 0.5\ln\left\{\frac{(1+r)}{(1-r)}\right\}$$

サンプルサイズが大きければ，たとえrがゼロに近くても，帰無仮説は棄却される可能性がある．一方，サンプルサイズが小さければ，たとえrが+1または−1に近くても，帰無仮説は棄却されない可能性がある．

そこで，r^2を計算する．r^2は，yの変動のうちxとyの線形関係が寄与する割合を表す．例えば，25個体からなるサンプルにおいて，$r = 0.40$，$P < 0.05$であるとき，xとyの線形関係はyの変動の16%（$= 0.40^2 \times 100$）しか説明しない．

スピアマンの順位相関係数

次の条件が1つ以上あてはまる場合には，ピアソンの積率相関係数のノンパラメトリック版に相当する**スピアマンの順位相関係数**を用いる．
● xとyの少なくとも一方が順序（尺度）による変数である．
● xもyも正規分布に従わない．
● サンプルサイズが小さい．
● xとyが線形関係にない．

計算

スピアマンの順位相関係数の母集団における値ρ_sはサンプルにおけるr_sから計算する．
1. xを小さいほうから順番に並べ，1, 2, 3, …, nのように順位をつける．このとき，2つ以上が同順位であれば，同順位でない場合につけられるはずの順位の平均をつける．
2. 同様にして，yについても順位をつける．
3. r_sはxの順位とyの順位の関係を表すピアソンの積率相関係数である．

特性および仮説検定

次の例外を除いて，前述のピアソンの積率相関係数の特性および仮説検定と変わらず，rをr_sに置き換えたにすぎない．
● r_sは2つの変数xとyの関係（必ずしも線形関係に限らない）を表す．
● $\rho_s = 0$という帰無仮説を検討するにあたり，サンプルサイズが10以下ならば，付録A11にあてはめる．
● r_s^2は計算しない（yの変動のうち，xとyの線形関係が寄与する割合を表すわけでない）．

例

小児の血圧変化の関連要因を検討するために，5～7歳の小児 4245 人を対象として，人口統計学的要因（患者属性情報）と生活習慣に関する調査，身体計測，臨床検査を実施した．図 28-1 は，そのうち 100 人の身長（cm）と収縮期血圧（mmHg）をプロットした散布図である．サンプルにおいて，身長が高いほど，収縮期血圧が高い傾向がみられる．そこで，身長と収縮期血圧のピアソンの積率相関係数を計算した．付録 C はコンピュータ出力の代表例である．

---

1. H_0：ピアソンの積率相関係数の母集団における値 ρ はゼロに等しい．
   H_1：ピアソンの積率相関係数の母集団における値 ρ はゼロに等しくない．
2. サンプルにおいて，身長と収縮期血圧はほぼ正規分布に従う（図 37-1）．
3. r は 0.33 である．$n \leq 150$ なので，r を検定統計量とする．
4. 付録 A10 のサンプルサイズが 100 の場合を参照すると，$P < 0.001$ となることがわかる．
5. ピアソンの積率相関係数の母集団における値 ρ はゼロに等しいという帰無仮説を棄却する確固たる根拠がある．小児集団において身長と収縮期血圧は線形関係にあるといえる．ただし，$r^2 = 0.33 \times 0.33 = 0.11$ であり，有意ではあるが，身長と収縮期血圧の関係は収縮期血圧の変動の 11% しか説明しない．

母集団における真の値 ρ の 95% CI を計算する．

$$z = 0.5\ln\left(\frac{1.33}{0.67}\right) = 0.3428$$

$$z_1 = 0.3428 - \frac{1.96}{9.849} = 0.1438$$

$$z_2 = 0.3428 + \frac{1.96}{9.849} = 0.5418$$

以上より，

$$\frac{(e^{2 \times 0.1438} - 1)}{(e^{2 \times 0.1438} + 1)} \sim \frac{(e^{2 \times 0.5418} - 1)}{(e^{2 \times 0.5418} + 1)}$$

すなわち，

$$\frac{0.33}{2.33} \sim \frac{1.96}{3.96}$$

であり，0.14～0.49 となる．

身長も収縮期血圧も正規分布に従うとすれば，**スピアマンの順位相関係数**は 0.32 である．$\rho_s = 0$ という帰無仮説を検定するために，付録 A10 を参照すると，やはり，$P < 0.001$ となることがわかる．

データは，Ms O. Papacosta と Dr P. Whincup, Department of Primary Care and Population Sciences, Royal Free and University College Medical School, London, UK のご厚意による．

27 回帰と相関：線形回帰の理論

線形回帰とは？

2つの数値変数，xとyの関係を検討するために，サンプルのn個体において，関連する2つの変数の値(x, y)を測定する．各個体を散布図（4, 26章）にプロットする．データが直線に近似できれば，xとyは**線形関係**にある．yがxに依存する，すなわち，xの変化がyの変化をもたらすとき，xとyの線形関係を表す直線として，**yのxに対する線形回帰直線**を求める．本章では，xを1つだけ扱う単変量の回帰を説明するが，xを2つ以上扱う多変量の回帰もある（29～31章）．

回帰直線

線形単回帰直線を数式で表すと，$Y = a + bx$である．
- xは**独立変数**，**予測変数**，**説明変数**という．
- Yは推定される直線上にある，任意のxに対するyの値である．yは**目的変数**，**アウトカム変数**，**応答変数**という．Yはxがある値であるときに**期待される**yの平均の推定値であり，yの**推定値**という．
- aは推定される直線の**切片**であり，$x = 0$のときのYにあたる（図27-1）．
- bは推定される直線の**傾き**であり，xが1単位増加するときにYが増加する量の平均にあたる（図27-1）．

aとbは推定される直線の**回帰係数**という（しばしばbだけを表す）．回帰係数の計算方法は28章に示す．線形単（単変量線形）回帰は説明変数を2つ以上おくことも可能であり，**多変量回帰**または**重回帰**（29章）という．

最小二乗法

回帰分析はサンプルを用いる．aとbは母集団における線形回帰直線を定義する真の回帰係数，αとβのサンプルにおける値である．**最小二乗法**〔しばしば，一般最小二乗法（ordinary least square：OLS）という〕により，直線$Y = a + bx$が散布図の点にうまく適合するような値を決定する．適合しているどうかかは**残差**（すなわち，直線と散布図の各点の垂直距離）＝**観察されたy－Yの推定値**（図27-2）を用いて評価する．そして，残差の**二乗値**の合計が**最小**になる**直線**を選択する．

仮定

1. xとyは線形関係にある．
2. サンプルにおいて，観察されたデータは互いに独立である．
   1つの個体につき複数回測定したデータが含まれなければ，観察されたデータは互いに独立である．
3. 母集団において，任意のxに対するyの値は正規分布している．任意のxに対するyの値の分布の平均は真の線形回帰直線上にある（図27-3）．
4. 母集団において，yの値の分布の変動はすべてのxにおいて等しく，分散σ_2は一定である（図27-3）．
5. xは誤差なく測定される．xの分布に関する仮定は設定しない．

回帰分析における仮定の多くは特定のxの値に対するyの分布に関するもので，残差の問題として検討できる．仮定の検定（28章）には，yの値を用いるよりも残差を用いるほうが簡単である．

分散分析表

表記

回帰分析に関するコンピュータ出力では，通常，**分散分析表**（表28-1）が表示される．分散分析（22章）は関心領域の変数（この場合，y）の全体の変動を成分に分ける．xに対するyの線形関係であるから，xが変化するにつれてyが変化すると期待される．これは**回帰に起因する変動**あるいは，**回帰で説明される変動**という（単に**モデル変動**または**回帰変動**とときに呼ばれることも

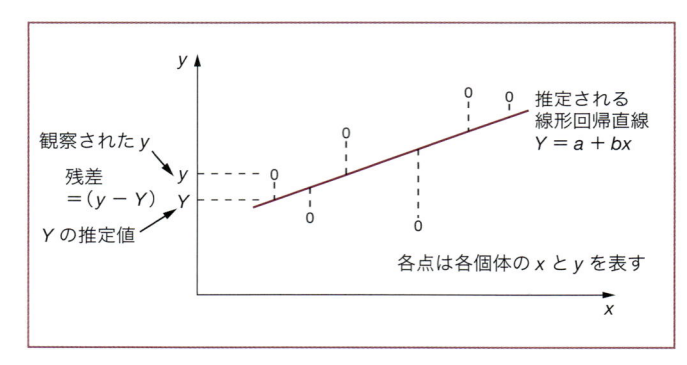

図27-2 推定される線形回帰直線　縦の破線は各点の残差を表す．

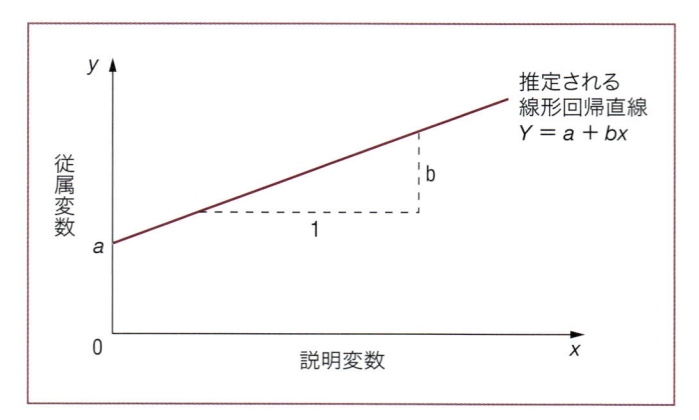

図27-1 推定される線形回帰直線　aは直線の切片，bは傾き（xが1単位増加するときにYが増加する量の平均）を表す．

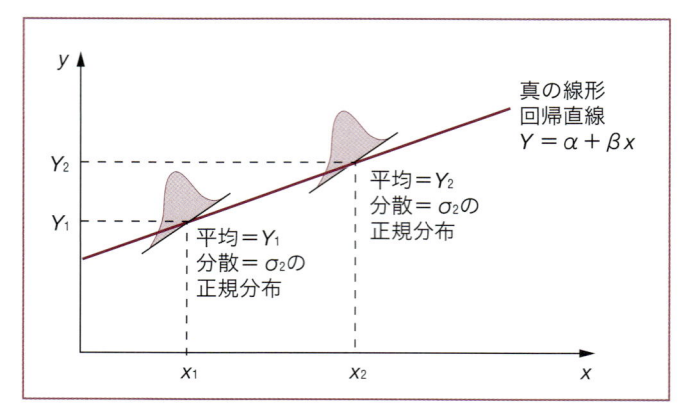

図27-3 線形回帰における仮定を説明した図

64 データ分析の基本テクニック

ある）．残りは**説明されない変動**，**残差誤差**という（単に**残差変動**または**誤差変動**とときに呼ばれることもある）．説明されない変動が小さいほど，y の変動のうち回帰で説明される部分が大きい，すなわち，直線が散布図の点に**うまく適合**しているといえる．

目的
分散分析表を用いて，次のような検討が可能である．
1. 直線が散布図の点に適合しているかどうかを評価する．分散分析表から，y の変動のうち回帰で説明される割合 R^2 を計算する．R^2 は線形単回帰の r^2，すなわち，相関係数の二乗（26章）に相当するもので，通常，パーセンテージ（％）で表される．回帰式の**適合度**（goodness of fit）を主観的に評価する．
2. 真の傾き $β$ はゼロに等しいという**帰無仮説**を検定する．有意な結果を得られたら，x と y の線形関係を示す根拠がある．
3. 傾きや切片に関する仮定の検定には，**残差誤差**を計算して，回帰係数と y の予測値の信頼区間を計算する．

計算方法の詳細は 28 章の本文と例で説明する．

平均への回帰

「回帰」という言葉は，1889 年，フランシスコ・ゴルトン卿が報告した，**平均への回帰**という現象に由来する．背の高い父親は背の高い息子をもつ傾向にあるが，息子の身長の平均は背が高い父親の身長の平均よりも小さい．母集団において，息子の身長の平均は全父親の身長の平均に「回帰」する．そのため，平均して背の高い父親はより背の低い（通常より高いが）息子を，また，背の低い父親はより背の高い（通常より低いが）息子をもつ．

　スクリーニング（38 章）や**臨床試験**（14 章）では，治療の対象として，ある変数のレベルがきわめて高い（または低い）患者のサブグループを選択するので，平均への回帰がみられる．繰り返し測定した場合，2 回目に測定した値の平均は，通常，1 回目に測定した値の平均よりも小さい．そして，治療の状況にかかわらず，性と年齢の一致した母集団の平均に回帰する．1 回目の測定でコレステロールが高いとして臨床試験に参加した患者は，たとえ治療を受けなくても，概して 2 回目の測定でコレステロール値が下がる．

28 回帰と相関：線形回帰分析の実施

線形回帰直線

母集団からサンプルサイズ n のサンプルを抽出する．各個体を**散布図**にプロットして，データが直線に近似できることを確認する．x に対する y の回帰を数式で表すと次の式のようになる．

$$Y = a + bx$$

Y は y の推計値，a は推定される切片，b は推定される傾き（x が 1 単位変化するときに Y が変化する量の平均）である（27 章）．

直線を描く

散布図に直線 $Y = a + bx$ を描く．観察された x の範囲内において，3 つの x（x_1, x_2, x_3）を選ぶ．線形回帰直線を示す数式に x_1 を代入して，x_1 に対する Y，すなわち，$Y_1 = a + bx_1$ を計算する．Y_1 は x_1 について推定される y の**推定値**であり，**観察された** y_1 に相当する．同様にして，x_2 と x_3 に対する Y_2 と Y_3 を計算する．散布図に 3 つの点をプロットして，これらを直線で結ぶ．

仮定を検定する

残差は観察された x における，観察された $y - Y$ の推定値であり，正の値にも負の値にもなる．次のような線形回帰分析における仮定の検定には，残差を用いる．

1. **x と y は線形関係にある**：x に対する y をプロットしたとき，データが直線に近似できる．また，x に対する残差をプロットしたとき，系統的でなくランダムに散らばる．
2. **観察されたデータは互いに独立である**：1 つの個体につき複数回測定したデータが含まれない．
3. **残差は平均ゼロの正規分布に従う**：残差について，ヒストグラムや幹-葉プロットや箱ひげ図（4 章）や正規分布図（35 章）を描いて，「よく眺める」．
4. **残差はすべての y の推定値において等しい変動（等分散性）をもつ**：y の推定値 Y に対する残差をプロットしたとき，ランダムに散らばる．Y が増加するときに残差が漸増する（または漸減する）ならば，仮定を満たさない．
5. **x は誤差なく測定される**．

仮定が満たされない場合

直線性，正規性，等分散性の仮定が疑わしい場合には，x や y を変換する（9 章）か，仮定を満たすような新たな回帰直線を計算する．ただし，いつもうまくデータを変換できるとは限らない．直線性と独立性の仮定は特に重要である．正規性と等分散性の仮定については，仮定が疑わしくても計算できるが，仮説検定の P 値や標準誤差が影響される可能性がある．x は誤差なく測定されることがまれであるが，誤差が小さければ，結論に与える影響はわずかで，通常，許容しうる．

外れ値と影響点

- **影響点**は，これを除外すると，モデルの 1 つ以上のパラメータ（切片や傾き）が変化する点のことである．影響点をみつける方法は 29 章で簡単に説明する．この方法を利用できない場合には，自分の直感に頼らざるをえない．
- **外れ値**はデータの大部分の点に調和しない点であり（3 章），影響点である場合もない場合もある．散布図や残差のプロット（29 章）を眺めることでみつけられる．

外れ値についても，影響点についても，疑わしい個体のデータを含むモデルと含まないモデルをあてはめ，推定に与える影響を調べる．外れ値と影響点は，これらを除外すると，結論に影響を与える可能性があるので，やみくもに除外してはならない．これらが存在する理由を調べて報告する．

適合度を評価する

R^2 を計算して，直線が散布図の点に適合しているかどうかを評価する．R^2 は相関係数の二乗（26, 27 章）に等しく，通常，パーセンテージ（%）で表され，y の変動のうち，x と y の関係で**説明される**パーセンテージを表す．一方，$100 - R^2$ は y の変動のうち，x と y の関係で**説明されない**パーセンテージを表す．R^2 検定方法は特に決められておらず，回帰直線に適合しているかどうかを主観的に評価する．

傾きを計算する

直線の傾きがゼロであれば，x と y は線形関係になく，x が変化しても y が変化しない．真の傾き β はゼロに等しいという帰無仮説を検定する方法として，2 つの手法がある．どちらの手法を用いても得られる結果は変わらない．

- 分散分析表の F 比（「説明されない」変動の平方平均に対する「説明される」変動の平方平均の比）を計算する．計算された値は自由度（1, $n - 2$）の F 分布に従う．
- 検定統計量 $= \dfrac{b}{SE(b)}$ を計算する．$SE(b)$ は b の標準誤差である．計算された値は自由度（$n - 2$）の t 分布に従う．

どちらの手法についても，有意な結果（通常，$P < 0.05$）であれば，帰無仮説は棄却される．

b の 95% 信頼区間（CI）は $b \pm t_{0.05} SE(b)$ である．$t_{0.05}$ は自由度（$n - 2$）の t 分布において，両側検定確率 0.05 となるパーセントポイントを表す．95% CI は，真の傾き b が 95% の確からしさで存在する範囲である．サンプルサイズが大きければ（$n \geq 100$），$t_{0.05}$ は 1.96 に近似できる．

回帰分析は手で行うことがまれである．コンピュータ出力では通常，このような情報がすべて表示される．

線形回帰直線を用いて予測する

観察された x の範囲内において（この範囲を越えた x にはあてはまらない），x に対する y を線形回帰直線を用いて予測する．線形回帰直線を示す数式に x を代入して，その x の値をもつ個体群における y の値の平均を予測する．例えば，$x = x_0$ ならば，$Y_0 = a + bx_0$ となる．推定される y の予測値とその標準誤差から，

母集団における y の真の平均の信頼区間を計算する．この手順を x の値を変えて繰り返すことで，線形回帰直線の信頼区間を作図する．95% CI は線形回帰直線が95%確実に存在する領域（幅）である．同様にして，観察されたデータの大部分（通常，95%）が存在すると期待される，より幅広い領域も計算することができる．

手で計算するときに有用な数式

$$\bar{x} = \frac{\sum x}{n},\ \text{そして}\ \frac{\sum y}{n}$$

$$a = \bar{y} - b\bar{x}$$

$$b = \frac{\sum (x - \bar{x})(y - \bar{y})}{\sum (x - \bar{x})^2}$$

推定される残差 $s_{res}^2 = \dfrac{\sum (y - Y)^2}{(n - 2)}$

$$SE(b) = \frac{s_{res}}{\sqrt{\sum (x - \bar{x})^2}}$$

モデル解釈の改善

ある状況では，説明変数を**センタリング**（中心移動）や**スケーリング**（拡大）〔または**リスケーリング**（縮小）〕することで，回帰モデルのパラメータの解釈を改善できることがある．つまり，適切な定数で引き算したり，割り算したりすることで改善できる．

- **センタリング**：意味のある個体において，モデル切片から従属変数の予測値が得られない場合，一般的に説明変数をセンタリングさせる〔例えば，収縮期血圧（mmHg）が身長（cm）によって回帰される場合，切片は子どもの身長をゼロとしたときの平均収縮期血圧を示す〕．サンプルの個体ごとの説明変数の値から定数を引き算することで，説明変数を**センタリング**する．この定数は，例えば，サンプルの中の最小値にしてもよい．このようにして修正されたモデルの切片は，説明変数が最小値の場合の，アウトカム変数の予測値を示す．しかしながら，しばしば行われるのは，説明変数のサンプル平均を，それぞれの値から引き算して，センタリングする方法である．そして，説明変数がこの手順でセンタリングされると，回帰モデルの切片は説明変数が平均の場合の，アウトカム変数の予測値または平均に相当することになる．

- **スケーリング**（拡大・縮小）：ある変数の係数が，測定で臨床的に意味をもつ変化を反映していない場合，説明変数をスケーリングすることがある（例えば，身長が cm でなく mm で測定されていると，回帰係数は身長の mm の変化に対する収縮期血圧の平均的変化を示すことになり，とても小さい数値となってしまう）．この状況では，説明変数を，適切な定数で割算してスケーリングすることによって，より意味がある回帰係数が得られる（例えば，身長を 1/10 にリスケールし，cm で測られた変数とする）．

注意が必要なのは，センタリングは切片にだけ影響して，説明変数の推定回帰係数には影響がないことである．対照的に，スケーリングは，説明変数の推定回帰係数に影響して，切片には影響がないことである．センタリングもスケーリングも回帰係数の有意性やモデルの適合性には影響しない．

例

図28-1 は小児100人における身長（cm）と収縮期血圧（mmHg）の関係（26章）を示した散布図である．身長（説明変数）と収縮期血圧（従属変数）に関する線形単回帰分析を実施した．線形単回帰分析の仮定は図28-2～図28-4 で確認した．付録C はコンピュータ出力の代表例である．分散分析表（表28-1）では，有意な F 比を認めるので，身長と収縮期血圧は有意な線形関係にある．R^2 は，回帰平方和の全平方和〔相関係数の平方和にも等しく，0.33066 と推定される（26章，付録C）〕に対するパーセンテージ（%）で表され，10.9% = 962.714 / 8808.306 × 100 である．得られたモデル（すなわち，身長と収縮期血圧の関係）は，収縮期血圧の変動の約10%しか説明しないため，回帰直線の適合性は悪い．

「切片」というパラメータが a，「身長」というパラメータが b（線形回帰直線の傾き）に相当する．推定される線形回帰直線を示す数式は，収縮期血圧 = 46.28 + 0.48 × 身長である．この例では，切片は特に意味をもたない（身長 0 cm の小児の収縮期血圧にあたり，どの場合においても無意味な値で明らかに観察される範囲を越える）．一方，傾きは身長が 1 cm 高いと，収縮期血圧が平均して 0.48 mmHg 高いと解釈される．

真の傾き β はゼロに等しいという帰無仮説について，$P = 0.0008$（表28-2）であり，予想されたとおり，分散分析表（表28-1）から得られたものに一致する．

サンプルサイズが大きければ（$n \geq 100$），$t_{0.05}$ は1.96に近似できるので，真の傾きの 95% CI は，

$$b \pm 1.96 \times SE(b) = 0.48 \pm (1.96 \times 0.14)$$

であり，身長 1 cm あたり 0.21～0.75 mmHg となる．この信頼区間はゼロを含まず，傾きは有意にゼロに等しくないという結果を支持する．

身長がわかれば，線形回帰直線の数式を用いて，その小児の収縮期血圧を予測できる．例えば，身長 115 cm であれば，推定される収縮期血圧の予測値は 46.28 + (0.48 × 115) = 101.48 mmHg，身長 130 cm であれば，推定される収縮期血圧の予測値は 46.28 + (0.48 × 130) = 108.68 mmHg となる．

表28-1 分散分析表の分析

ソース	平方和	自由度	平均平方	F 値	P 値
回帰	962.714	1	962.714	12.030	0.0008
残差誤差	7842.592	98	80.026		
合計	8805.306	99			

（つづく）

表28-2 パラメータの推定値

変数	パラメータ	標準誤差	検定統計量	P値
切片	46.2817	16.7845	2.7574	0.0070
身長	0.4842	0.1396	3.4684	0.0008

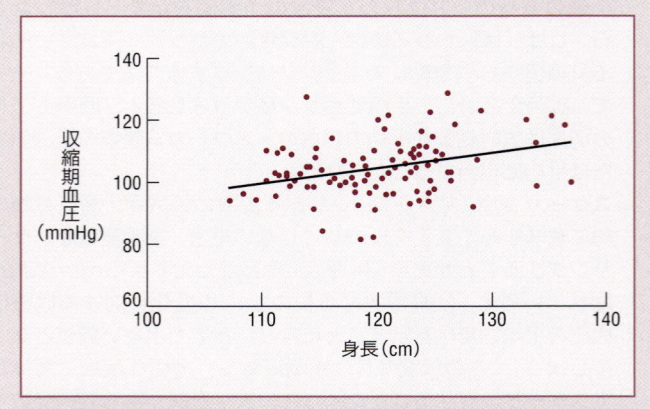

図28-1 身長と収縮期血圧の関係を示した散布図 推定される線形回帰直線（収縮期血圧 = 46.28 + 0.48 ×身長）を記した．

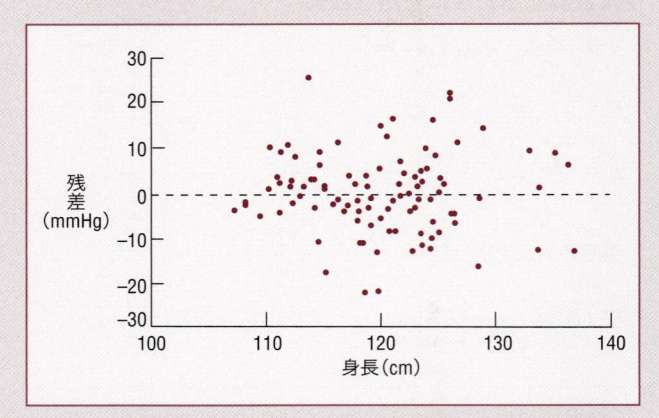

図28-2 身長に対する残差はプロットしたとき，系統的なパターンを認めない．身長と収縮期血圧は線形関係にある．

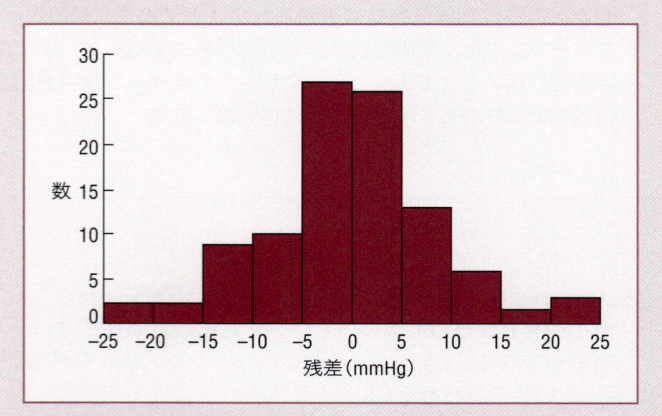

図28-3 残差はほぼ正規分布に従う．

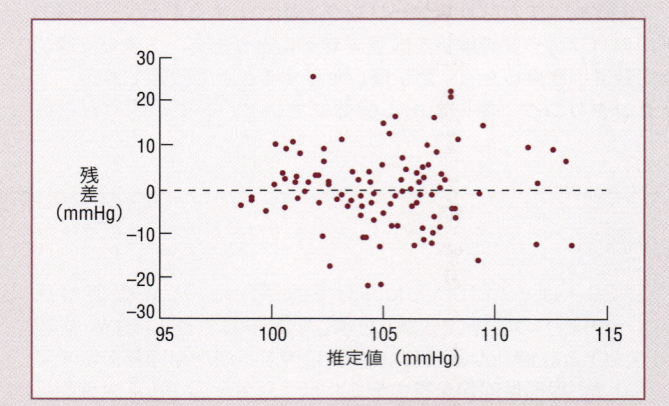

図28-4 推定値に対する残差をプロットしたとき，推定値に合わせて増減しない．等分散性の仮定を満たす．

29 回帰と相関：重回帰

重回帰とは？

2つ以上の説明変数 $x_1, x_2, \ldots, x_k$ が目的変数 y に与える影響を知りたいとする．x が互いに関係している場合には，x が y に与える影響は，どれか1つの x だけに注目するのでなく，それ以外の x を考慮して検討する必要がある．例えば，身長と体重は強く関係しているので，身長と収縮期血圧の関係（28章）は体重を考慮することで変更されるかもしれない．重回帰は2つ以上の説明変数が目的変数 y に与える複合的影響を評価する．**多変量解析**の1つであり，1つの目的変数を同時に2つ以上の説明変数に関係づける．説明変数は独立変数ともいうが，互いに関係していることもあるので，名称として不適切である．

サンプルの n 個体において，各変数の値を測定する．重回帰を数式で表すと，

$$Y = a + b_1 x_1 + b_2 x_2 + \cdots + b_k x_k$$

である．

- x_i は i 番目の説明変数（**共変数**）である（$i = 1, 2, 3, \ldots, k$）．
- Y は $x_1, x_2, \ldots, x_k$ がある値であるときに期待される y の平均の推定値（y の推定値）である．
- a は推定される切片（定数項）であり，すべての x がゼロのときの Y にあたる．
- $b_1, b_2, \ldots, b_k$ は推定される**偏回帰係数**であり，b_1 は x_1 以外の x を変えずに（すなわち，**調整する**，あるいは**コントロールする**），x_1 が1単位増加するときに Y が増加する量の平均を表す．x_1 とそれ以外の x が関係していれば，b_1 は x_1 だけで計算した（x_1 以外の x を調整しない）回帰係数に等しくない．b_1 は，x_1 がそれ以外の x に**依存せず**，y に与える影響を表す．

重回帰分析は必ずコンピュータで行うので，計算式は割愛する．

目的

重回帰分析を行うことで，次のことが可能となる．
- 根本的なプロセスを理解するために，従属変数に関係している説明変数を確認する．
- 関係している他の変数を調整して，1つ以上の説明変数と従属変数が線形関係にある範囲を測定する．
- 場合によっては，説明変数から，従属変数をできる限り正確に予測する．

仮定

重回帰の仮定は線形単回帰の仮定（27章）と変わらず，「x」を「2つ以上の x」に置き換えたにすぎない．仮定の検定についても同様である．直線性と独立性の仮定は特に重要である．これらの仮定が疑わしい場合には，x や y を変換する（9章）．そして，仮定の検定を含めて分析を繰り返す．

説明変数がカテゴリーデータである場合

重回帰分析は説明変数が**カテゴリーデータ**である場合にも用いられる．例えば，x_1 が男性＝0，女性＝1という**2値変数**であるとき，x_1 が1単位増加することは男性から女性に「変わる」ことを意味する．b_1 は，x_1 以外の x を調整して，推定される y の値の平均の差（女性－男性）を表す．

説明変数が3つ以上のカテゴリーからなる**名義変数**（1章）である場合には，**ダミー変数**（指標変数）を作成する必要がある[1]．一般には，k 個のカテゴリーがあれば，$(k-1)$ 個の2値変数のダミー変数を作成する．各ダミー変数は，k 個のカテゴリーの1つを**参照カテゴリー**として，残りの $(k-1)$ 個のカテゴリーの1つと参照カテゴリーを比較する．例えば，ヨーロッパの4つの国（オランダ，英国，スペイン，フランス）の住民の平均収縮期血圧を比較したいとする．オランダを参照カテゴリーとして，英国の住民であることを示す2値変数（英国の住民＝1，それ以外の国の住民＝0）を作成する．同様にして，スペインとフランスについてもその国の住民であることを示す2値変数を作成する．3つの2値変数がすべてゼロであれば，デフォルトとして，オランダの住民であることを意味する．重回帰分析において，2値変数の回帰係数は，その国の住民の収縮期血圧 Y がオランダの住民に比べ平均してどれほど差があるかを表す．切片は推定されるオランダの住民の平均収縮期血圧を表す．コンピュータの統計ソフトの中には，変数がカテゴリーデータであると指定すると，自動的にダミー変数を作成するものもある．

説明変数が3つ以上のカテゴリーからなる**順序変数**であり，各カテゴリーに意味のある線形スケール（例えば，社会的階級1〜5）がつけられている場合には，直接，重回帰の数式にあてはめる（33章）か，名義変数である場合のように，ダミー変数を作成する（ただし，カテゴリーの順番は考慮されない）．

共分散分析

共分散分析は分散分析（22章）を拡張したもので，2つ以上の個体群の反応を，各個体において測定された他の変数を調整して比較する．個体群を識別する2値変数のダミー変数を1つ以上作成して，重回帰の手法を用いて分析する．例えば，2つの治療群の y の値の平均を，$x_2, x_3, \ldots, x_k$ を調整して比較したいとする．「治療法」を示す2値変数 x_1（治療A＝0，治療B＝1）を作成する．重回帰の数式において，b_1 は，x_1 以外の x を調整して，推定される y の値の平均の差（治療B－治療A）を表す．

治療法を比較するランダム化比較試験では，各個体はベースライン（試験開始時）と治療後に測定される．分析方法として，共分散分析が好ましい．目的変数 y は治療後の測定値，2つの説明変数は治療法を示す2値変数 x_1 とベースラインの測定値 x_2 である．ベースラインからの変化量や治療後からの変化率を目的変数とするよりも大きい検出力を得られる（36章）．

説明変数の選択

重回帰分析は，だいたいの目安として，変数の数が個体数の10倍を超える場合には用いるべきでない．たいていのコンピュータの統計ソフトには，ステップワイズ選択法（33章）のように，自動的に変数を選択する機能がある．この機能は，説明変数の多くが互いに関係しているとき，特に有用である．共線性がある，すなわち，説明変数がきわめて強く関係している場合には，特別な問題が発生する（33章）．

---

[1] Armitage, P., Berry, G. and Matthews, J.N.S. (2001) *Statistical Methods in Medical Research*. 4th edition. Oxford: Blackwell Science.

■■ 分析

コンピュータ出力では，通常，次のような項目が表示される．

1. 適合度の評価

調整 R^2 は，y の変動のうち，x と y の関係で説明される割合〔通常，パーセンテージ（%）で表される〕を表す．説明変数の数が違うモデルを比較できるように調整されている．調整 R^2 が（主観的に評価して）小さければ，モデルはうまく適合しているといえない．適合度は，重回帰の数式を用いて予測するときに，特に重要である．

2. 分散分析表の F 検定

母集団においてすべての偏回帰係数 $\beta_1, \beta_2, \cdots, \beta_k$ はゼロに等しいという帰無仮説を立てる．有意な結果を得られたら，少なくとも 1 つの x と y の線形関係を示す根拠がある．

3. 偏回帰係数 $\beta_i (i = 1, 2, \cdots, k)$ **の t 検定**

1 つの説明変数につき 1 つの t 検定を行う．他の共変数の影響を調整して，各説明変数が目的変数に与える影響を評価する．$\beta_i = 0$ という帰無仮説（H_0）を検定するために，

$$\text{検定統計量} = \frac{b_i}{\text{SE}(b_i)}$$

を計算する．計算された値は自由度（$n -$ **説明変数の数** $- 1$）の t 分布に従う．コンピュータ出力では，b_i，SE(b_i)，検定統計量と P 値が表示される．b_i の 95% CI が表示されるものもあるが，そうでない場合には，$b_i \pm t_{0.05}\text{SE}(b_i)$ を計算する．

■■ 外れ値と影響点

28 章で簡単に説明したとおり，**外れ値**はデータの大部分の値に調和しない観察値であり（3 章），**影響点**（これを除外すると，モデルのパラメータ推定値が変化する）である場合も，そうでない場合もある．外れ値と影響点は，次の一方または両方を満たす．

- **残差**（個体の説明変数の値における，目的変数 y の観察された値と予測された値の差）が大きい．
- 個体の説明変数の値が平均から離れているときの**てこ比**が大きい〔説明変数の数を k，個体数を n として，$2(k + 1)/n$ よりも大きい〕．

疑わしい影響力のある観察値は，例えば，次のような方法により決定することができる．

- 残差が大きい，てこ比が大きい，**クックの距離**（残差とてこ比を合わせた総合的指標）が 1 よりも大きい個体か，他と著しく関連がある個体を精査する．
- 影響点が明白になるような診断専用のプロットを精査する．

すべての影響点と外れ値を完全に精査して，測定と転記の誤りについて確認するべきである．

モデルの**感度**，すなわち，データのサブセットが推定に影響を与える範囲を調べる方法はいろいろある．典型的には，回帰係数の影響を評価するために，影響点を加味して，あるいはしないでモデルを適合させる．しかし，最終モデルをつくるデータセットから影響力のある観察値または外れ値を排除することが正当化されることはまれである．

例

28 章において，小児 100 人における身長と収縮期血圧の関係を示した．身長と体重は相関していることが知られている．そこで，この小児において，身長（cm），体重（kg），性別（男児＝0，女児＝1）が収縮期血圧（mmHg）に与える影響を評価する**重回帰分析**を実施した．重回帰分析の仮定は**図 29-1～図 29-4** において確認した．

付録 C はコンピュータ出力の代表例である．**付録 C** の分散分析表では，有意な F 比〔自由度（3, 96）において，F =14.95, P = 0.0001〕が認められるので，少なくとも 1 つの説明変数と収縮期血圧は有意な線形関係にある．調整 R^2 は 0.2972 であり，得られたモデルは収縮期血圧の変動の 29.7%を説明する（身長差，体重差，性別による部分を表す）．線形単回帰分析（28 章）の $R^2 = 0.11$ よりも大きいことから，重回帰直線のほうが線形単回帰直線よりもデータに適合している．コンピュータ出力では，説明変数について，次の表のような情報が表示される．

変数	パラメータ	標準誤差	95% CI	検定統計量	P 値
切片	79.4395	17.1182	45.89 ～ 112.99	4.6406	0.0001
身長	−0.0310	0.1717	−0.37 ～ 0.31	−0.1807	0.8570
体重	1.1795	0.2614	0.67 ～ 1.69	4.5123	0.0001
性別	4.2295	1.6105	1.07 ～ 7.39	2.6261	0.0101

推定される重回帰直線を示す数式は

収縮期血圧
 $= 79.44 − (0.03 ×$ 身長$) + (1.18 ×$ 体重$) + (4.23 ×$ 性別$)$

である．

身長と性別を調整した体重と収縮期血圧の関係は有意であり（$P < 0.0001$），体重が 1 kg 重いと，収縮期血圧は平均して 1.18 mmHg 高い．しかし，体重と性別を調整した身長と収縮期血圧の関係は有意でない（$P = 0.86$）．線形単回帰分析（28 章）でみられた身長と収縮期血圧の関係は，身長の高い小児は身長の低い小児よりも体重が重い傾向にあることを反映していると思われる．身長と体重を調整した性別と収縮期血圧の関係は有意であり（$P = 0.01$），女児のほうが男児よりも収縮期血圧が平均して 4.23 mmHg 高い．以上より，体重と性別は小児の収縮期血圧の独立した予測因子である．

身長と体重がわかれば，推定される重回帰直線の数式を用

（つづく）

いて，その小児の収縮期血圧を予測できる．例えば，身長115 cm，体重37 kg の女児であれば，推定される収縮期血圧の予測値は 79.44 － (0.03 × 115) + (1.18 × 37) + (4.23 × 1) = 123.88 mmHg（28章で予測された 101.48 mmHg よりも高い），身長130 cm，体重30 kg の男児であれば，推定される収縮期血圧の予測値は 79.44 － (0.03 × 130) + (1.18 × 30) + (4.23 × 0) = 110.94 mmHg（28章で予測された 108.68 mmHg よりも高い）となる．

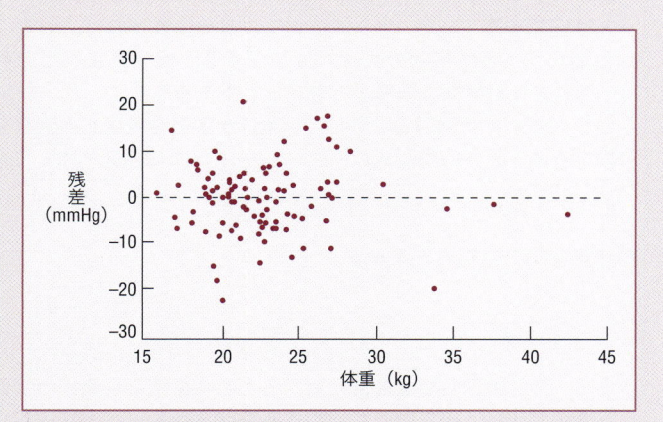

図 29-1　体重に対する残差をプロットしたとき，系統的なパターンを認めない．身長に対する残差をプロットしたときも，図 28-2 と同様に，系統的なパターンを認めない．

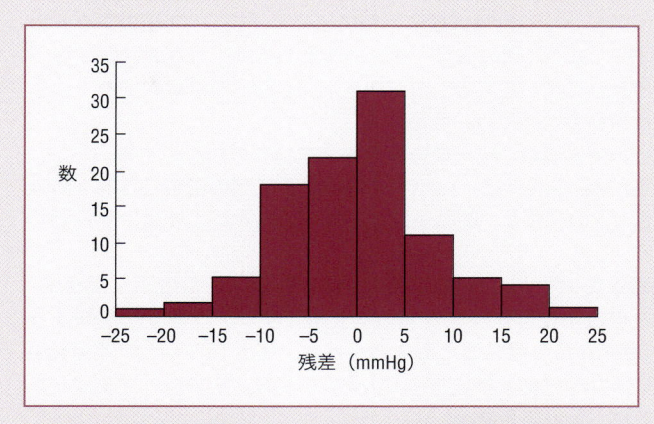

図 29-2　残差はほぼ正規分布に従う．分散は線形重回帰のほうが線形単回帰よりも小さいことから，線形重回帰直線のほうが線形単回帰直線よりも適合している．

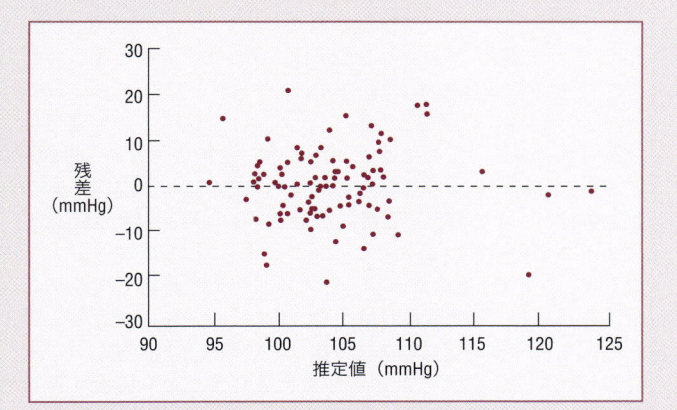

図 29-3　推定値に対する残差をプロットしたとき，推定値に合わせて増減しない．等分散性の仮定を満たす．

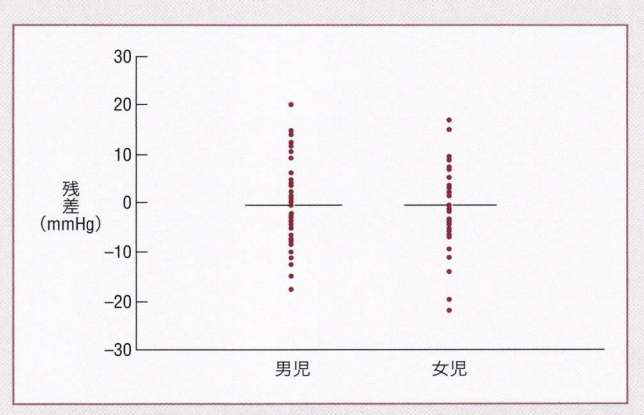

図 29-4　残差の分布は男児も女児も等しい．モデルの適合度は男児も女児も等しい．

30 回帰と相関：2値のアウトカムとロジスティック回帰

はじめに

ロジスティック回帰は線形回帰によく似ており，**2値のアウトカム**（例えば，症状の有無，疾病の有無）といくつかの説明変数があるときに用いられる．ロジスティック回帰解析は以下の1つまたは複数の目的で行われる．

- どの説明変数が結果に影響を与えているのか決定する．
- 特別な共変量パターン（つまり，説明変数の値の特異的な組み合せ）の個体が，関心領域のアウトカムを起こす確率を評価する．
- 個体をアウトカム群に割りつけるのにはこの確率を用いる．この確率は個体がアウトカムを起こすリスク確率を反映する（通常，この目的のためにカットオフ値として0.5の確率を用いるが，アウトカムを判別するのによりよいカットオフ値があれば，その値を選ぶ）．
- 2つのアウトカムが「ケース」と「コントロール」の場合，マッチングのないケースコントロール研究（16章）を解析する．

推論

まず，アウトカムを表す2値変数（「疾病を発症する」＝1，「疾病を発症しない」＝0）を作成する．この変数は正規性の仮定を満たさないので，線形回帰分析の従属変数のように扱えない．また，予測値が0か1に等しくない場合には解釈できない．そこで，個体がいちばん大きいコードをつけられたカテゴリー（疾病を発症する＝1）に分類される確率pを従属変数とする．数学的難しさを減らすため，回帰式では，ロジット変換（9章）したpを用いる．

$$\text{logit}(p) = \ln \frac{p}{1-p}$$

これは，「疾病」のオッズの自然対数（底がeである対数）である．

ロジスティック回帰式

サンプルデータから，推定される**ロジスティック回帰式**を作成する．このとき，最小二乗法でなく，**最尤推定**（32章）と呼ばれる反復処理を用いる（線形回帰分析の統計ソフトでは実行できない）．

$$\text{logit}(p) = a + b_1 x_1 + b_2 x_2 + \cdots + b_k x_k$$

- x_iはi番目の説明変数（共変量）である（$i = 1, 2, 3, \cdots, k$）．
- pは$x_1, x_2, \cdots, x_k$がある値であるときに，その個体が疾病を発症する真の確率の推定値である．これは二項分布に従う（8章）．
- aは推定される切片（定数項）である．
- $b_1, b_2, \cdots, b_k$は推定される**ロジスティック回帰係数**である．ロジスティック回帰係数の指数（例えば，e^{b_1}）は推定される**オッズ比**（16章）である．オッズ比とは，x_1がある値であるときにx_1に関して推定される疾病のオッズに対する（$x_1 + 1$）に関して推定される疾病のオッズの比である．これは，x_1以外のxを調整して得られる（したがって，しばしば**調整オッズ比**と呼ばれる）．オッズ比が1（1単位）であれば，2つのオッズは等しい．

したがって，x_1の値が増加してもオッズ比には変化がない．オッズ比が1よりも大きければ，x_1が1単位増加すると，疾病のオッズは増加する．一方，オッズ比が1よりも小さければ，x_1が1単位増加すると，疾病のオッズは減少する．疾病がまれであれば，オッズ比は相対危険度とみなすことができる．

ロジスティック回帰式を用いて，個体が疾病を発症する確率を計算できる．個体の説明変数（$x_1, x_2, \cdots, x_k$）の値を代入して，

$$z = a + b_1 x_1 + b_2 x_2 + \cdots + b_k x_k$$

個体が疾病を発症する確率は，

$$p = \frac{e^z}{1+e^z}$$

である．多くの各共変量の値に対するこれらの確率を連続にプロットすることは，研究結果を説明する助けとなる．

ロジスティック回帰モデルは対数目盛に適合するので，x_iの影響は疾病のオッズにおいて**掛け算的**に増加する．すなわち，x_iの影響は$x_1, x_2, \cdots, x_k$の影響の積となる．例えば，次を仮定する．x_1とx_2が2つの2値変数（それぞれ0と1にコード化されている）であり，それぞれに推定されたロジスティック係数がb_1とb_2であった場合，各変数に対して，カテゴリー0と比較したカテゴリー1の疾病推定オッズは$OR_1 = e^{b_1}$と$OR_2 = e^{b_2}$である．$x_1 = 0, x_2 = 0$の個体と比較した$x_1 = 1, x_2 = 1$の個体の推定疾病オッズを得るためには，OR_1とOR_2を掛け算する（例参照）．この概念は数値化説明変数にも広げられる．オッズスケールの倍数効果は，x_iの影響が足し算的に増加する線形回帰とは異なる．

いくつかの統計ソフトでは，デフォルトで，確率を，$p = 1$ではなく，$p = 0$（疾病がない）とするモデルを設定していることに注意が必要である．これは，逆数のロジスティック回帰モデルから得られる推定値になる（つまり，得られる推定値は$1/OR$）．この場合には，正確な推定値が表示されることを確認するために，これらの設定を変更する．

説明変数

コンピュータ出力では，一般的に，各説明変数について，推定されるロジスティック回帰係数とその標準誤差，推定されるオッズ比（回帰係数の指数）とその真の値の信頼区間が表示される．どの変数が関心領域のアウトカム（例えば，疾病）に関連するかを決定するのは，その変数のロジスティック回帰係数がゼロである（すなわち，その変数に関連する疾病のオッズ比が1に等しい）とする帰無仮説を検定することによりなされる．これは通常，次のどちらかの検定を行うことで得られる．

- **ワルド検定**：標準正規分布に従う検定統計量で，推定ロジスティック回帰係数を標準誤差で割ったものに等しい．その二乗は自由度1のχ^2分布に近似する．
- **尤度比検定**（32章）：検定統計量は全体モデルの**デビアンス**〔逸脱度；**尤度比統計量**（likelihood ratio statistic：LRS），-2対数尤度ともいう〕から，関連する説明変数を除外した全体モデルのデビアンスを**引き算**したもので，この検定統計量は自由度1のχ^2分布に従う．

これらの検定は，サンプルサイズが大きい場合，似た結果となる．ワルド検定の検出力は高くなく（18章），各説明変数の値に不十分なデータがあるとバイアスが生じうるが，一般的にこの検

定はコンピュータの出力結果に含まれているので（通常，尤度比検定は含まれていない），通常好まれる．

説明変数の最もよい組み合せを選択するのに，重回帰にあるような自動的に変数を選択する機能（33 章）を用いる．ただし，だいたいの目安として，変数の数がアウトカムを定義する 2 つのカテゴリー（疾病の有無）の一方のイベント数の 10 倍を超える場合には用いるべきでない[1]．

モデルの妥当性の評価

通常，興味の対象は説明変数と説明変数がアウトカムに与える影響を評価することであり，上級版の統計ソフトはこれらをルーチンで計算する．一方，モデルの妥当性を評価・記述する方法は統計ソフトごとに異なる．k 個の共変数でサンプルサイズが n のロジスティックモデルに関して，コンピュータの出力結果に（何らかの様式で）含まれるであろうものの説明を以下に示す（完全な詳細は上級用の教科書[2]を参照してほしい．また例は付録 C で示す）．

モデル評価とその適合

- **デビアンス（LRS，−2 対数尤度）**：k 個の共変数の飽和した（つまり，完全に適合している）モデルの尤度と比較する（別モデルのデビアンスから引き算せずに）．この検定統計量は，自由度（$n - k - 1$）の χ^2 分布にほぼ従う．つまり，有意な結果はモデルがデータに良く適合していないことを示唆する．したがって，デビアンスは適合の悪さの指標である．
- **χ^2 モデル，共変数の χ^2 値，G**：これは，モデルの k 個のすべての回帰係数がゼロであるという帰無仮説の検定であり，モデルのデビアンスから，1 つも説明変数を含まないヌルモデル（ゼロモデル）のデビアンスを引き算して検定する．G は自由度 k の χ^2 分布にほぼ従う．有意な結果は少なくとも 1 つの共変数が従属変数と有意に関連していることを示唆する．
- **ホスマー・レメショウ検定**〔n が大きいとき（例えば，400）に限り推奨される〕とは，適合度を評価する検定である（46 章）．

適合度の指標として，R_L^2 と疑似 R^2 などがあり，これらは線形回帰の R^2（27 章）と似ている．ただし，ロジスティック回帰分析では説明がより困難である．

予測能の評価

- **2 × 2 の表**：これは，関心領域のアウトカム（例えば，疾病）をもつ者ともたない者を正確に判別するモデルの力を説明するものである．しばしば，行はモデルの予測されるアウトカム〔疾病の有無；ある個体の予測確率を（一般的な）カットオフ値の 0.5 と比較して〕を，列は観察されたアウトカムを表す．表のすべてのセルには頻度が入力される．ロジスティックモデルにより，患者を完璧に分類できれば（つまり，患者の誤分類がなければ），ゼロと入力されていないセルは対角で一致し，全体の正確さは 100％ となる．（極限までいくと）個体の 100％ がより高い頻度でアウトカムを生じる群（疾病がある）に属し，もう一方は 0％ であるような場合，正確性の高い予測能（例えば，70％）をもつことが可能となる．分類表に関連する用語は以下に示す．

- **感度**：疾病があることを正確に予測する割合（％）
- **特異度**：疾病がないことを正確に予測する割合（％）
- **偽陽性率**：疾病があることを不正確に予測する割合（％）
- **偽陰性率**：疾病がないことを不正確に予測する割合（％）
- **ヒストグラム**：これは，患者の観察されたアウトカム（例えば，疾病の有無）を，関心領域のアウトカムカテゴリーに属する予測確率（p）に基づいて説明するものである．横軸は 0 〜 1 の目盛で，個体が疾病を有する予測確率を示す．縦棒は特定の予測確率を示し，「1」または「0」で表される．それぞれは特定の個体の観察されたアウトカムを説明するものである（個体ごとに「疾病あり」＝ 1，「疾病なし」＝ 0）．優れたモデルであれば，2 つの記号は重複せず，また大きな重なりもなく，2 群に分けられる．つまり，ほとんどすべての「0」はヒストグラムの左に偏り，ほとんどすべての「1」は右に偏る．「1」がヒストグラムの左にあり（$p < 0.5$），「0」が右にある（$p > 0.5$）場合は，個体が誤分類されていることを示す．
- **受信者動作特性（ROC）曲線**：予測確率（p）の異なるカットオフ値に対するモデルの感度と（1 − 特異度）からなる（38 章）．カットオフ値を下げることはモデルの感度を高め，カットオフ値を上げることは特異度を高める．ROC 曲線が図の左上の角に近いほど，モデルの予測能が優れていることを示す．ROC 曲線下面積（AUC；上限は 1）が大きいほど，アウトカムの判別に優れたモデルである．

仮定の検証

線形性の仮定の評価については 33 章で説明する．

ロジスティック回帰係数で大きな標準誤差がある場合は，次のことが示唆される．

- **共線性**（33 章）：説明変数同士が高い相関性をもつ．
- **ゼロのセル**：質的説明変数の特定のカテゴリーに属するすべての個体が同じアウトカム（例えば，疾病を有する）をもつときに生じ，そのため誰も他方のアウトカム（疾病なし）にならない．この際に，共変数が 3 つ以上ある場合，カテゴリーの統合，あるいはこれが不可能な場合，共変数をモデルから除外すべきである．すべてのカテゴリーでデータが「まばら（sparse）」（例えば，期待度数が 5 未満）な場合にも，同様の手順を適応すべきである．

二項モデルのもとで，残差変動が期待値と一致する場合，自由度（$n - k - 1$）で割り算したデビアンスは期待値 1 となる比である．その比が実質的に 1 より大きい場合は，**二項分布の範囲外変動**（extra-Binomial variation）が存在し，過剰な散布度を意味する〔おそらく独立性がないために，回帰係数の標準誤差は過小評価される（41，42 章）〕．その比が実質的に 1 より小さい場合は，過小な散布度を意味する（31，42 章）．

ロジスティック回帰診断

ロジスティック回帰における外れ値と影響点は，通常，適切な図を構築してデータの主な分布（本体）から離れてみえる点をみつけることで同定される．これらの状況の「点」は，同じ共変数パターンの個体と関係しているが，重回帰のような場合は特定の個体と関係しない（29 章）．例えば，予測能に対する外れ値は，ロジスティック残差（ピアソン残差または偏差残差など）をプロットすることで特定でき，予測能に対する影響点は，影響統計量（解析から個体を削除することに起因するデビアンスの変化など）をプロットすることで特定できるかもしれない[2]．

---

[1] Peduzzi, P., Concato, J., Kemper, E., Holford, T.R. and Feinstein, A.R. (1996) A simulation study of the number of events per variable in logistic regression analysis. *Journal of Clinical Epidemiology*, 49, 1373-1379.

[2] Menard S. (2002) *Applied Logistic Regression Analysis*. 2nd edition. Sage University Paper Series on Quantitative Applications in the Social Sciences, Series no. 07-106. Thousand Oaks, California: Sage University Press.

■ オッズ比と相対危険度の比較

オッズ比はしばしば相対危険度の推定値とみなされるが，これはアウトカムがまれである場合にしかあてはまらない．アウトカムがまれでない場合，相対危険度が1よりも大きければ，オッズ比は相対危険度よりも大きく，相対危険度が1よりも小さければ，オッズ比は相対危険度よりも小さく，両者は等しくない．オッズ比は相対危険度ほどたやすく解釈できないが，統計学的に魅力のある特性をもつので，通常，相対危険度よりも好まれる．当然ながら，相対危険度を計算できないケースコントロール研究（16章）では，オッズ比に頼らざるをえない．

■ 多値の名義変数と順序変数のロジスティック回帰

多値の名義変数と**順序変数**のロジスティック回帰は，2つ以上の**カテゴリーからなる従属変数**をもつときに用いられる．従属変数が**名義変数**〔1章；例えば，3種類の腰の疾病（腰椎ヘルニア，慢性の腰痛，急性の腰痛）であれば，**多値の名義変数のロジスティック回帰**を用いる．従属変数が**順序変数**（例えば，軽度の痛み，中等度の痛み，重度の痛み）であれば，**順序変数のロジスティック回帰**を用いる．この計算方法は複雑であるため，上級版の教科書[3]を参考にするか，専門家のアドバイスを受けてほしい．

簡単な代案として，カテゴリーを適当に結合して，新しい2値変数を作成して，通常の2つのカテゴリーのロジスティック回帰分析を実施する（ただし，目的変数の情報の一部が切り捨てられる可能性がある）．カテゴリーをどのように結合するかは，バイアスを避けるため，データをみる前に決めておく必要がある．

■ 条件つきロジスティック回帰

条件つき**ロジスティック回帰**は，マッチングのある**ケースコントロール研究**（16章）のように，マッチングのある個体群において，可能性のある交絡因子を調整したいときに用いる．通常のロジスティック回帰や16章に示した方法では，ケースとコントロールが互いにリンクしていることを認知していないので，バイアスのある結果が生み出され，マッチングのあるケースコントロール研究では十分でなく，検出力（パワー）不足である．条件つきロジスティック回帰により，ケースとそれにマッチされた「コントロールのペア」を比較することができる．アウトカムはケースの患者である（通常，1とコードされる）か，コントロールの患者である（通常，0とコードされる）かにより定義される．上級版の統計ソフトには，いきなり条件つきロジスティック回帰を実施するものもあるが，そうでない場合には，**コックス比例ハザード回帰モデル**（44章）を用いる．

例

性行為とヒトヘルペスウイルス8（HHV-8）感染の関係を検討する研究（23章）において，ホモセクシャル/バイセクシャルの男性271人を対象として，性感染症〔淋病，梅毒，単純ヘルペスウイルス2（herpes simplex type 2：HSV-2），ヒト免疫不全ウイルス（human immunodeficiency virus：HIV）〕の感染歴を質問した．24章では，淋菌感染歴のある者は淋菌感染歴のない者よりもHHV-8抗体陽性率が高いことを示した．この関係が，HHV-8とそれ以外の感染との関係や年齢との関係を反映したものでないかどうかを検討するために，**多重ロジスティック回帰分析**を実施した．説明変数は4種類の性感染症の感染歴（感染歴がなければ0，感染歴があれば1）と年齢（歳）である．

付録Cはコンピュータ出力の代表例である．説明変数のχ^2は24.598（自由度5において，$P = 0.0002$）であり，少なくとも1つの説明変数がHHV-8感染に関係している．次の表は各説明変数に関するデータである．

変数	パラメータ	標準誤差	ワルドの検定統計量	P値	オッズ比	95% CI
切片	−2.2242	0.6512	−3.416	0.0006	—	—
淋菌	0.5093	0.4363	1.167	0.2431	1.664	0.71〜3.91
梅毒	1.1924	0.7111	1.677	0.0935	3.295	0.82〜13.28
HSV-2	0.7910	0.3871	2.043	0.0410	2.206	1.03〜4.71
HIV	1.6357	0.6028	2.713	0.0067	5.133	1.57〜16.73
年齢	0.0062	0.0204	0.302	0.7628	1.006	0.97〜1.05

（つづく）

---

[3] Ananth, C.V. and Kleinbaum, D.G. (1997) Regression methods for ordinal responses: a review of methods and applications. *International Journal of Epidemiology*, 27, 1323-1333.

HSV-2感染（$P=0.04$）とHIV感染（$P=0.007$）は独立してHHV-8感染に関係している．HSV-2感染歴のある者のHHV-8感染のオッズは，他の感染を調整して，HSV-2感染歴のない者の2.21（=exp[0.7910]）倍である．言い換えれば，HSV-2感染があると，HHV-8感染のオッズは121％増加する．オッズ比の信頼区間の上限はこのオッズが最大371％まで増加することを示している．HSV-2感染は確立された性的活動性のマーカーである．HHV-8感染とHSV-2感染の関係は，HSV-2感染がHHV-8感染の原因であるというよりも，個人の性的活動性を反映したものである可能性がある．

　さらに，HSV-2とHIVの両方の感染歴のある者のHHV-8感染のオッズは，他の感染を調整して，どちらも感染歴のない者の2.206×5.133＝11.3倍である．

　梅毒感染は有意ではない（$P=0.09$）が，HHV-8感染に関係している傾向がある．オッズ比の信頼区間の上限は13.28である．それに対して，淋菌感染とHHV-8感染の有意な関係は認めない．単変量χ^2検定（24章）でみられた淋菌感染とHHV-8感染の関係は，淋菌以外の性感染症の感染歴のある者は淋菌感染歴もあることを反映していると考えられる．年齢とHHV-8感染の有意な関係は認めない．オッズ比は，年齢が1歳高いと，推定されるHHV-8感染のオッズは0.6％高いことを示している．

　淋菌陽性，HSV-2陽性，HIV陰性の51歳の男性であれば，HHV-8に感染している確率は，0.2242＋0.5093＋0.7910＋0.0062×51＝−0.6077より，exp｛−0.6077｝/｛1＋exp（−0.6077）｝＝0.35となる．

　付録CよりROC曲線下面積は0.6868であり，これはモデルが中等度に適合していて合理的な判別能を有することを示す．予測確率の2つの異なるカットオフ値は，ROC曲線を検討することで選択できる．付録Cの2×2の表からみてとれるように，カットオフ値0.5では，感度（19.15％）がきわめて低くなり，特異度（97.65％）は著しく高くなる．一方，カットオフ値0.2では，感度は51.06％まで上がり，特異度は79.81％まで下がる．

31 回帰と相関：率とポアソン回帰

率

事象（例えば，死亡）の発生を検討する縦断研究（12章）では，個体の観察期間（追跡期間）がばらばらである事実を考慮しないといけない．これは，研究の途中でドロップアウトする者がいたり，研究に参加するタイミングがまちまちであるためである．そのため，研究終了時点までの観察期間はばらばらで一致しないことになる．観察期間の長い者のほうが観察期間の短い者よりも事象を経験しやすいので，**期間あたりの人数あたりの事象発生率**を計算する．期間の単位は，通常，年を用いる（分，日，週などでもかまわない）．期間あたりの人数あたりの事象発生率（すなわち，**観察人年**）は次の式で求められる．

$$発生率 = \frac{事象発生数}{すべての個体の観察年数の合計}$$

$$= \frac{事象発生数}{観察人年}$$

各個体の観察期間は，研究に参加した時点から事象を経験した時点または研究終了時点（事象が発生しない場合）までである．総観察期間は各個体の観察期間の合計である．

期間あたりの人数あたりの事象発生率は，事象が疾病のような新規の状態であれば**罹患率**，事象が死亡であれば**死亡率**という．率がきわめて小さい場合には，1000のような**便宜的**（都合のよい）**数値**をかけて，1000人年あたりで表す．

率の特性

- 率を計算するとき，同じ個体に由来する観察人年であるか，違う個体に由来する観察人年であるかは区別しない．例えば，10人を1年観察した場合の観察人年と1人を10年観察した場合の観察人年は同等である．
- 同一個体に発生した複数回の事象を率の計算に含めるかどうかは仮説次第である．最初の事象に注目するならば，最初の事象を経験したら，その個体はもはや最初の事象のリスクがないとして，観察を終了する．同一個体に発生した複数回の事象を率の計算に含める場合には，**クラスターデータ**（41章）の特殊型として，それにふさわしい統計学的手法を用いる必要がある（41, 42章）．
- 横断研究（12章）では，時間を考慮しないので，率を計算できない．

率とリスクの比較

事象の**リスク**（15章）は，事象発生数／研究開始時点の参加者数であり，観察期間を考慮しない．観察期間の長い者のほうが観察期間の短い者よりも事象を経験しやすいので，事象のリスクは観察期間の長い者のほうが観察期間の短い者よりも大きい．それに対して，**事象発生率**は観察期間を考慮しており，このような状況においても比較的安定である．

相対率

関心領域の要因に曝露された個体群の罹患率〔罹患率（曝露者）〕と曝露されていない個体群の罹患率〔罹患率（非曝露者）〕を比較したいとする．

$$相対率 = \frac{罹患率（曝露者）}{罹患率（非曝露者）}$$

相対率（ときに**罹患率比**という）は**相対危険度**（15章）やオッズ比（16, 30章）と同様に解釈される．相対率が1（1単位）であれば，2つの群の罹患率は等しい．相対率が1よりも大きければ，曝露された個体群の罹患率は曝露されていない個体群の罹患率よりも大きい．一方，相対率が1よりも小さければ，曝露された個体群の罹患率は曝露されていない個体群の罹患率よりも小さい．

相対率はしばしば相対危険度の推定値として用いられるが，これは事象（疾病）がまれである場合にしかあてはまらない．事象がまれでなく，個体の観察期間がばらばらな場合，率と相対率は観察期間に影響されないが，リスクと相対危険度は影響される．個体の観察期間がばらばらな研究では，相対率のほうが好まれる．

ポアソン回帰

ポアソン回帰とは？

ポアソン分布（フランスの数学者の名前から命名された）は，ある期間（または地域）において，一定の頻度でランダムに発生するまれな事象の総数の確率分布（8章）であり，ポアソン回帰を基礎とする．ポアソン回帰は，個体の観察期間がばらばらな研究において，事象発生率を分析するときに用いられる．これは，事象が発生するかどうかだけに注目してオッズ比を計算するときに用いられるロジスティック回帰と対をなす（30章）．ポアソン回帰では，説明変数（例えば，年齢，性別）が等しい個体群の事象発生率は観察期間を通して一定であると仮定する．そして，どの説明変数が事象発生率に影響を与えるかを検討するときや，異なる曝露群の事象発生率を比較するとき，特定の属性をもつ個体群の事象発生率を予測するときなどに用いる．

回帰式とその解釈

ポアソン回帰モデルはロジスティック回帰モデル（30章）によく似ており，数式の右側は説明変数の線形結合である．ポアソン回帰分析では，数学的難しさを減らすため，ロジスティック回帰分析のように，目的変数を変換する．率を自然対数（ln）に変換したら，サンプルのデータから，推定される回帰式を作成するために，反復処理〔最尤推定（32章）〕を実施する．

$$\ln(r) = a + b_1 x_1 + b_2 x_2 + \cdots + b_k x_k$$

- x_i はi番目の説明変数である（$i = 1, 2, 3, \cdots, k$）．
- r は $x_1, x_2, \cdots, x_k$ がある値であるときに期待される率の平均の推定値である．
- a は推定される切片（定数項）であり，すべての x_i がゼロのときの率の対数にあたる．
- $b_1, b_2, \cdots, b_k$ は推定される**ポアソン回帰係数**である．

ポアソン回帰係数の指数（例えば，e^{b_1}）は推定される**相対率**である．これは，x_1 がある値であるときに x_1 に関して推定される罹患率に対する（$x_1 + 1$）に関して推定される罹患率の比であり，x_1 以外の x を調整して得られる．相対率が1（1単位）であれば，2つの罹患率は等しい．相対率が1よりも大きければ，x_1 が1単位増加すると罹患率は増加する．一方，相対率が1よりも小さければ，x_1 が1単位増加すると罹患率は減少する．

ポアソン回帰モデルは，ロジスティック回帰モデルのように，対数目盛に適合するので，x_i の影響は罹患率において**掛け算的**に増加する．

ポアソン回帰式を用いて，個体の事象発生率を計算できる．個体の説明変数（x_1, x_2, …, x_k）の値を代入して，

$$z = a + b_1x_1 + b_2x_2 + \cdots + b_kx_k$$

そして，個体の事象発生率は $r = e^z$ である．

補正値

ポアソン回帰では，事象発生率（事象発生数 / 観察人年）をモデル化するが，たいていの統計ソフトは，目的変数として，事象発生率でなく，事象発生数を指定させる．個体の観察人年の対数は**補正値**としてモデルに含める．1 個体につき 1 事象に注目するならば，個体の事象発生数は 0（事象が発生しなかった場合）か 1（事象が発生した場合）かになる．この場合，モデルの公式化が若干異なり，計算的に徹底的にしなくても推定値を一般化できる．なお，事象発生率をモデル化しても，得られる結果は変わらない．

群ごとのデータの入力

すべての説明変数がカテゴリーデータである場合には，率を計算するとき，同じ個体に由来する観察人年であるか，違う個体に由来する観察人年であるかは区別しないという特性を利用する．例えば，性別（男性，女性）と年齢（16 歳未満，16 〜 20 歳，21 〜 25 歳）という 2 つの説明変数がある事象発生率に与える影響を知りたいとする．2 つの説明変数を組み合わせた，6 つの群（16 歳未満の男性，16 歳未満の女性，…，21 〜 25 歳の女性）を設定する．群ごとに事象の総数と総観察人年を測定して，推定される事象発生率（事象の総数 / 総観察人年）を計算する．この方法では，n 個体のデータを 1 つ 1 つ入力しなくても，群ごとのデータを入力すればよい．6 つの群のデータを入力し，説明変数を性と年齢を示す 2 値変数のダミー変数（29 章）とするモデルを作成することで，これは可能となる．ただし，この場合，群を示す変数として，数値変数（共変数）を用いることや，1 つの群の中で個体ごとに値が異なる共変数を加えることはできない．

時間の経過で変化する変数

観察期間を短い区間に分割することで，**時間の経過で変化する変数**をモデルに含めることができる．例えば，中年男性において，喫煙歴は肺癌の罹患率に影響を与えるかどうかを知りたいとする．観察期間中，禁煙した者がいれば，肺癌の罹患率は低下する．そのため，男性を研究開始時点の喫煙状態により分類すると，喫煙が肺癌に与える影響を正しく評価できない可能性がある．そこで，期間中，喫煙状態が一定になるように，観察期間を短い区間に分割する．そして，各男性の各区間の情報（事象の発生の有無，観察期間，喫煙状態）を異なる男性に由来するように取り扱い，ポアソン回帰分析を実施する．

コンピュータ出力

コンピュータ出力では，各説明変数について，推定されるポアソン回帰係数とその標準誤差，推定される相対率（回帰係数の指数）とその真の値の信頼区間，ワルドの検定統計量〔ポアソン回帰係数はゼロに等しい，すなわち，疾病の相対率は 1（1 単位）に等しいという帰無仮説を検定する〕と P 値が表示される．モデルの妥当性の評価には，ロジスティック回帰（30 章）のように，−2 対数尤度（尤度比，デビアンス），モデルの χ^2 値，説明変数の χ^2 値を用いる（32 章）．

ポアソン分布の範囲外変動

ポアソン回帰モデルを適合させたとき，**ポアソン分布の範囲外変動**（extra-Poisson variation）の可能性が懸念される．ポアソン分布の範囲外変動は，通常，**過分散**（overdispersion）を意味する．おそらく外れ値が存在する（3 章）か，重要な説明変数がモデルに含まれていないか，またはデータがクラスター化されているが（41, 42 章），クラスターが適切に考慮されていないため，残差分散がポアソン回帰モデルから期待される値よりも大きくなる．標準誤差は過小評価され，結果として，パラメータの信頼区間は狭く，P 値は小さくなる．過分散の可能性を調べる方法として，−2 対数尤度（尤度比，デビアンス）/ 自由度（$n − k − 1$；n は個々のデータ数，k はモデルの説明変数の数）を計算する．ポアソン分布の範囲外変動がなければ，この指数はほぼ 1 に等しい．1 よりも大きければ，過分散がある．過分散がある場合は，過分散データに適したポアソン回帰モデルに適合させるために，**スケール（拡大）パラメータ**〔ポアソン分布の範囲外変動がなければ，通常は 1 に等しいと仮定〕を利用することが可能である．ポアソン分布ではなく，負の二項分布（negative binomial distribution；計数のために使用できる確率分布の 1 種）にもとづく回帰モデルに適合させることが望ましい場合もある．一方，データが正しく記録されていない場合などには，残差分散がポアソン回帰モデルから期待される値よりも小さい**過小分散**（underdispertion）もありうる．−2 対数尤度 / 自由度（$n − k − 1$）が 1 よりも小さければ，過小分散である．過分散と過小分散はロジスティック回帰（30 章）においても問題になり，**二項分布の範囲外変動**と呼ばれる．

ポアソン回帰分析の代案

個体群を人為的でない「開始点」（例えば，手術）から関心領域のエンドポイントの発生まで追跡する場合には，ポアソン回帰分析の代案として，**生存分析**を実施する．生存分析では，ポアソン回帰分析のような，ハザード（短期間の事象発生率）が一定であるという仮定は設定しない．詳細については，44 章で説明する．

例

高活性抗レトロウイルス療法（highly active antiretroviral therapy：HAART療法）を受けているHIV感染患者は，初回反応として，HIVウイルス量が検出限界以下まで低下する．しかし，患者の一部は，この段階の後に，再度，HIVウイルスが検出されるようになり，ウイルス学的失敗（治療失敗）* を起こす．ウイルス学的失敗の率の増加に関与する要因を発見することはウイルス学的失敗の予防に貢献する．患者の観察期間がばらばらなので，ポアソン回帰分析を実施した．

初回反応を経験した患者516人を対象として，ウイルス量がはじめて検出限界以下まで低下した時点からウイルス学的失敗が起きた時点または観察終了時点（HIVウイルス量が抑えられている場合）まで追跡した．いちばんの関心事の説明変数は初回反応からの治療期間であるが，これは，各患者において，観察期間中，たえず変化する．ウイルス学的失敗の率が時間の経過で変化するかどうかを検討するために，期間中，ウイルス学的失敗の率がほぼ一定になるように，初回反応からの治療期間を3つの区間（1年未満，1～2年，2年以上）に分割した．これにより，各患者の各区間の情報として，988データが作成された．そして，3つの区間のウイルス学的失敗の率を比較した．各患者の各区間の情報（ウイルス学的失敗の経験の有無，観察期間，関連のある説明変数）はスプレッドシートに入力した．関連のある説明変数として，人口統計学的特性（患者属性情報），治療開始時点の疾病のステージ，治療開始年，治療歴（これまで治療を受けたことがあるかどうか）を考慮した．

多変量のポアソン回帰モデルに含める説明変数の数を制限するために，説明変数ごとに単変量のポアソン回帰モデルを作成して，ウイルス学的失敗に関係しているかどうかを検討した（34章）．

総観察人年718人年において，ウイルス学的失敗を経験した患者は61人存在した．粗事象発生率は8.50/100人年（95% CI 6.61～10.92）であった．区間別にみると，初回反応～1年未満が8.13/100人年（95% CI 6.31～10.95），1～2年が12.22/100人年（95% CI 7.33～17.12），2年以上が3.99/100人年（95% CI 1.30～9.31）であった．2つのカテゴリー（初回反応～1年未満に対して，1～2年，2年以上）に対応する2つのダミー変数（29章）を作成して，ポアソン回帰モデルに含めると，初回反応からの治療期間はウイルス学的失敗に有意に関係していた（$P = 0.04$）．それに加えて，単変量のポアソン回帰モデルにおいて，性別（$P = 0.03$），治療開始時点のCD8数（$P = 0.01$），治療歴（これまで治療を受けたことがある，治療を受けたことがない；$P = 0.008$）はウイルス学的失敗に有意に関係していた．これらの説明変数を調整して，ウイルス学的失敗と治療期間の関係を検討するために，多変量のポアソン回帰分析を実施した．付録Cはコンピュータ出力の代表例である．表31-1は結果の要約である．

ウイルス学的失敗の率は有意ではないが，初回反応～1年未満に比べ，1～2年で高い（率は53%増加する），2年以上で低い（率は44%減少する）傾向がある．他の説明変数を調整して，今回初めて治療を受ける患者の推定されるウイルス学的失敗の率はこれまで治療を受けたことがある患者よりも44%低い．男性患者の推定されるウイルス学的失敗の率は有意ではないが，女性患者よりも39%低い．治療開始時点のCD8数が100細胞/mm^{3}多ければ，推定されるウイルス学的失敗の率は65%低い．

本章のポアソン回帰モデルに関する追加の分析として，過分散，モデルの適合度，線形性の評価については，32, 33章の例を参照してほしい．

表31-1 ウイルス学的失敗に関係する要因に関する多変量のポアソン回帰分析の結果

変数*	パラメータ	標準誤差	推定される相対率	相対率の95% CI	ワルドのP値[†]
初回反応からの治療期間（年）					
1年未満	参照カテゴリー	—	1	—	—
1～2年	0.4256	0.2702	1.53	0.90～2.60	0.12
2年以上	−0.5835	0.4825	0.56	0.22～1.44	0.23
治療歴					
これまで治療を受けたことがある（0）	参照カテゴリー	—	1	—	—
治療を受けたことがない（1）	−0.5871	0.2587	0.56	0.33～0.92	0.02
性別					
女性（0）	参照カテゴリー	—	1	—	—
男性（1）	−0.4868	0.2664	0.61	0.36～1.04	0.07
CD8数（100細胞/mm^3）	−0.0558	0.0267	0.95	0.90～1.00	0.04

* 2値変数（治療歴，性別）に関するコードを括弧内に示した．初回反応からの治療期間はダミー変数（初回反応～1年未満に対して，1～2年，2年以上）としてモデルに含めた．
[†] 3つ以上のカテゴリーからなる説明変数の有意性の評価方法の代案については，32, 33章で説明する．

データは，Ms Colette Smith, Department of Primary Care and Population Sciences, Royal Free and University College Medical School, London, UK を改変して転載．

*訳注：薬物に対してウイルスが抵抗性を示している状態．

32 回帰と相関：一般化線形モデル

統計学的モデルとして，線形単回帰，線形重回帰（27～29章），ロジスティック回帰（30章），ポアソン回帰（31章），生存データを処理する手法（44章）があげられる．これらの手法はすべて，1つ以上の説明変数とアウトカムの関係を最もよく表す**数理モデル**を作成することに依存している．モデルを作成することで，他の説明変数を調整して，各説明変数がアウトカムに関係している範囲を測定することができる．また，必要ならば，説明変数からアウトカムを予測することもできる．

一般化線形モデル（generalized linear model：GLM）を数式で表すと，

$$g(Y) = a + b_1 x_1 + b_2 x_2 + \cdots + b_k x_k$$

ここで，
- Y は既知の確率分布（例えば，正規分布，二項分布，ポアソン分布）に従う従属変数の平均または期待値の推定値である．
- $g(Y)$ は説明変数 $x_1, \cdots, x_k$ と Y が線形関係になるように Y を変換したもので，**リンク関数**という．
- a は推定される切片（定数項）である．
- $b_1, \cdots, b_k$ は推定される回帰係数である．

31章で説明した回帰モデルは一般化線形モデルの特定のタイプである（表32-1）．リンク関数は，ロジスティック回帰では割合の**ロジット**（オッズの自然対数），ポアソン回帰では率の**自然対数**である．一方，線形単回帰と線形重回帰では，従属変数を変換する必要がない．リンク関数は**アイデンティティリンク**ともいう．どのタイプの回帰を用いるかを指定すると，たいていの統計ソフトは，他に何も指定しなくても，自動的にリンク関数を計算に組み込む．

どのタイプのモデルを選択すべきか？

統計学的モデルは関心領域のアウトカムのタイプにより選択する（表32-1）．例えば，アウトカムに関係している要因を検討するとき，アウトカムが連続値であれば，線形単回帰または線形重回帰を用いる．アウトカムが2値（例えば，生存と死亡）であり，すべての患者の観察期間が等しければ，ロジスティック回帰を用いる．

従属変数のフォーマットを変更することで，別のタイプのモデルを選択することもできる．アウトカムが連続値であるが，線形回帰の仮定を1つ以上満たさない場合には，アウトカム変数を2つの群に分けて，新しい2値変数を作成する．例えば，アウトカムが降圧治療を6か月間受けた後の収縮期血圧（連続値）であるとき，特定のカットオフ値により高値と低値に2分して，ロジスティック回帰を用いる．従属変数を2分すると，統計学的モデルの適合と解釈が簡単になるが，従属変数の情報の一部が切り捨てられる可能性がある．つまり，この方法には利点と欠点があることに注意する必要がある．

尤度と最尤推定

一般化線形モデルを適合するとき，**尤度**の概念にもとづいてパラメータを計算する．尤度（L）は，既知の確率分布と説明変数と各回帰係数がとりうる値により特徴づけられた一般化線形モデルにおいて，**観察された結果**が得られる確率を表す．回帰係数は尤度が最大，すなわち，観察された結果が最も得られそうな値を選択する．これが**最尤推定**であり，推定値は**最尤推定値**と呼ばれる．最尤推定は反復処理であり，専用の統計ソフトを用いる必要がある．例外として，線形単回帰モデルと線形重回帰モデルは，通常，**最小二乗法**〔しばしば，**一般最小二乗法**（OLS）という；27章〕を用いて，パラメータを計算する．ただし，最尤推定を用いても，得られる結果は変わらない．

適合度の妥当性の評価

最尤推定は，与えられた説明変数について，尤度が最大になるような回帰係数を選択するが，説明変数を追加することで，尤度をさらに大きくできる．究極的には，サンプルデータごとに説明変数をもつ**飽和モデル**となる．飽和モデルはモデル化に用いたデータに関しては完璧に説明するかもしれないが，新たなサンプルデータにあてはめたときの予測精度はよくないので，実用的でない．しかし，データを完璧にモデル化できたときに得られる尤度を計算できる．この尤度と説明変数の少ないよりシンプルなモデルを適合させたときに得られる尤度を比較することで，**適合度の妥当性**を評価できる．適合したモデルの尤度に対する飽和モデルの尤度の比，すなわち，**尤度比**を考慮する．具体的には，**尤度比統計量**（LRS）を計算する．

$$\begin{aligned} LRS &= -2 \times \frac{\log(L_{\text{saturated}})}{\log(L_{\text{fitted}})} \\ &= -2 \times \{\log(L_{\text{saturated}}) - \log(L_{\text{fitted}})\} \end{aligned}$$

表32-1 アウトカムのタイプによる一般化線形モデルの選択

アウトカムのタイプ	よく用いる一般化線形モデル	章（参照）
連続値	線形単，線形重	28, 29
2値		
縦断研究における疾病の発症（すべての患者の観察期間が等しい）	ロジスティック	30
横断研究における2値のアウトカム	ロジスティック	30
マッチングのないケースコントロール研究	ロジスティック	30
マッチングのあるケースコントロール研究	条件つきロジスティック	30
3つ以上のカテゴリーからなるアウトカム	多値の名義変数または順序（尺度）変数のロジスティック	30
事象発生率または事象発生数	ポアソン	31
事象までの時間	指数モデル，ワイブルのモデル，ゴンペルツのモデル	44

尤度比統計量は**−2 対数尤度**（30, 31 章），**デビアンス**ともいう．2 つのモデルのパラメータの数の差に等しい自由度（$n-k-1$；n は観察されたデータ数，k は定数項を含めた適合したパラメータの数）の χ^2 分布に従う．飽和モデルの余分なパラメータはすべてゼロに等しいという帰無仮説を検定する．尤度比が大きい，有意な結果であれば，モデルの適合度はよくない．

どちらも飽和モデルでないが，一方のモデルがもう一方のモデルに**重なる**（大きいほうのモデルが小さいほうのモデルの説明変数をすべて包含する）場合には，尤度比統計量を用いて，2 つのモデルを比較することができる．検定統計量は大きいほうのモデルと小さいほうのモデルの尤度比統計量の差であり，大きいほうのモデルの**余分**なパラメータの数に等しい自由度の χ^2 分布に従う．大きいほうのモデルの余分なパラメータはすべてゼロに等しいという帰無仮説を検定する．また，共変数をもつモデルともたないモデルの尤度比統計量を比較することで，共変数のパラメータはすべてゼロに等しいという帰無仮説を検定することもできる．これは**モデルの χ^2 値**，**共変数の χ^2 値**という（30, 31 章）

■■ 回帰診断学

回帰分析を実施するにあたり，一連の回帰診断学を検討することが重要である．これにより，適合した回帰モデルについて，パラメータとその標準誤差に影響を与えるような不備をみつけることができる．モデルの仮定が破られていないかどうか，影響点が結果に重大な影響を与えていないかどうか（28 章）は特に熟考する必要がある．

例

31 章の例では，高活性抗レトロウイルス療法（HAART）を受けている HIV 感染患者 516 人（各患者の各区間の情報として，988 データ）を対象にして，ウイルス学的失敗に関係している因子を検討するために，ワルド検定を用いた．ウイルス学的失敗に関係している潜在的な交絡因子を調整して，ウイルス学的失敗の率が時間の経過で増加するかどうかが知りたいとする．関心の中心のアウトカムは 2 値（ウイルス学的失敗の経験の有無）であるが，患者の観察期間がばらばらなので，ロジスティック回帰モデルでなく，ポアソン回帰モデルを選択した．目的変数は事象発生率である．本章では，**尤度比統計量**を用いて，各説明変数の P 値を計算した．初回反応からの治療期間を示す 2 つのダミー変数について，P 値を 1 つだけ計算するように，2 つのモデルを適合させた．モデル 1 には，説明変数として，治療開始時点の治療歴（これまで治療を受けたことがある，治療を受けたことがない），性別，治療開始時点の CD8 数を含めた．モデル 2 には，説明変数として，さらに初回反応からの治療期間に関する 2 つのダミー変数を含めた．そして，2 つのモデルの−2 対数尤度（尤度比統計量，デビアンス）の差を検討した（表 32-2）．コンピュータ出力の代表例は付録 C に示す．

2 つのダミー変数を含めると，−2 対数尤度は 5.53（= 393.12 − 387.59）減少する．検定統計量は自由度 2（大きいほうのモデルは 2 つのパラメータが追加された）の χ^2 分布に従う．これに関する P 値は 0.06 であり，ウイルス学的失敗と治療期間の関係はわずかに有意でない．モデル 2 について，−2 対数尤度の値と自由度 982 の χ^2 分布を比較することで，適合の妥当性を評価する．これに関する P 値は > 0.99 であり，モデルの適合度は許容範囲にある．しかし，−2 対数尤度 / 自由度は 0.39 であり，1 よりも小さい．すなわち，残差分散がポアソン回帰モデルから期待される値よりも小さい**過小分散**であるといえる（31 章）．

表 32-2 初回反応からの治療期間をモデルに含めた場合と含めない場合の−2 対数尤度，自由度，パラメータの数

モデル	変数	−2 対数尤度	自由度	定数項を含めたパラメータの数
1	治療歴，性別，治療開始時点（ベースライン）の CD8 数	393.12	984	4
2	治療歴，性別，治療開始時点の CD8 数，初回反応からの治療期間を示す 2 つのダミー変数	387.59	982	6

33 回帰と相関：統計学的モデルの説明変数

どのタイプのモデルを選択するときも，モデルに含める説明変数とそれらを組み込む最適な方法を決定する必要がある．この決定には，説明変数の種類〔名義カテゴリー，順序カテゴリー，数値〕と説明変数と従属変数の関係が考慮される．

■ 名義変数の説明変数

回帰分析を実施するにあたり，説明変数が名義カテゴリー変数である場合には，**ダミー変数**または**指標変数**（29章）を作成する必要がある．3つ以上のカテゴリーからなる名義変数であれば，モデルの妥当性や説明変数の有意性を評価するとき，ダミー変数をすべて同時に含めることが重要である．特定のカテゴリーのダミー変数だけをモデルに含めると，説明変数がアウカムに与える影響の一部しか評価されない．そのため，説明変数の有意性を評価するときは，各ダミー変数のP値を検討するよりも，尤度比統計量（LRS；32章）を用いるほうが望ましい．

■ 順序変数である説明変数

説明変数が3つ以上のカテゴリーからなる順序変数である場合には，2つの手法がある．

- 各カテゴリーに1つの数値を割りつけ，カテゴリー変数を連続数的測定値として取り扱う．この手法は，カテゴリーの順番を最大限活用できるが，説明変数と従属変数（もしくはそれを変換したもの）の線形関係（割りつけた数値が等間隔であるとき）を仮定したものであり，この仮定を確認する必要がある．
- カテゴリー変数を数値の説明変数として取り扱い，ダミー変数（29章）を作成する．この手法はカテゴリーの順番を考慮しておらず，情報の一部が切り捨てられる可能性がある．しかし，説明変数と従属変数の線形関係を仮定したものではなく，この手法のほうが好まれる．

2つのモデルの尤度比統計量の差は**線形トレンドの検定**（線形関係を仮定するモデルのほうが非線形関係を仮定するモデルよりもよく適合しているかどうかを評価する）のための検定統計量である．2つのモデルのパラメータの数の差に等しい自由度の χ^2 検定に従う．有意な結果であれば，モデルは非線形である．割合の線形トレンドの検定（傾向性検定）については25章も参照すること．

■ 数値変数である説明変数

説明変数が数値変数である場合には，推定される回帰係数は，説明変数が1単位増加することによりアウトカムに及ぼされる影響を表す．線形単回帰や線形重回帰では，説明変数と従属変数の線形関係を仮定しており，推定される回帰係数は，説明変数が1単位増加することにより従属変数に及ぼされる影響を表す．ポアソン回帰やロジスティック回帰では，説明変数と率またはオッズの対数（$\log_e$）の線形関係（すなわち，説明変数と率またはオッズの指数関係）を仮定しており，推定される回帰係数は，説明変数が1単位増加することにより目的変数の対数に及ぼされる影響を表す．数値変数の説明変数を回帰モデルに含めるとき，線形性の仮定が適切であるかどうかを確認する（次項参照）ことが重要である．

線形性の仮定の評価

線形性の仮定を確認するために，線形単回帰モデルや線形重回帰モデルでは，数値変数の説明変数 x に対する数値変数の従属変数 y をプロットして，データが直線に近似できることを確認する．もしくは x に対する残差をプロットして，明らかなパターンがみられないことを確認する（28章）．ロジスティック回帰モデル（30章）やポアソン回帰モデル（31章）では，個体群を x の値によりサンプルサイズが等しい（5～10程度）サブグループに分ける．そして，ポアソン回帰モデルならば，サブグループごとにアウトカムの率の対数（底は何でもよい）を計算して，x の値の中央値に対するアウトカムの率の対数をプロットする（図33-1）．ロジスティック回帰モデルならば，サブグループごとにオッズの対数を計算して，x の値の中央値に対するオッズの対数をプロットする．線形性の仮定が妥当であれば，率またはオッズの対数は段差が等しい階段状に増加（または減少）する．回帰における線形性を確認する他の手法として，より高次のモデルを考慮することもできる（次項で述べる多項式回帰を参照）．

非線形性の取り扱い

プロットにおいて非線形性が発見された場合には，いくつかとるべき手法がある．

- 個体群を x の値（分布の三分位数や四分位数がよく用いられる）により3～4つのサブグループに分けて，ダミー変数を作成して，x をダミー変数に置き換える．ダミー変数は，カテゴリー変数の説明変数として，重回帰モデルに組み込むこともできる（例参照）．
- x を変換（例えば，x の対数変換，平方根変換；9章）して，変換した x と目的変数〔もしくはそれを $\log_e$ で対数変換（ポアソン回帰の場合）やロジット変換（ロジスティック回帰の場合）したもの〕が線形関係になるようにする．
- 高次の x を用いて非線形関係を近似するような数式（例えば，二次式，三次式）をみつける．これは**多項式回帰**という．関連する高次の x を表す項を数式に組み込む．例えば，三次式であれば，推定される重回帰式は $Y = a + b_1 x_1 + b_2 x_2 + b_3 x_3$ である．モデルを適合させたら，二次項と三次項が2つの説明変数

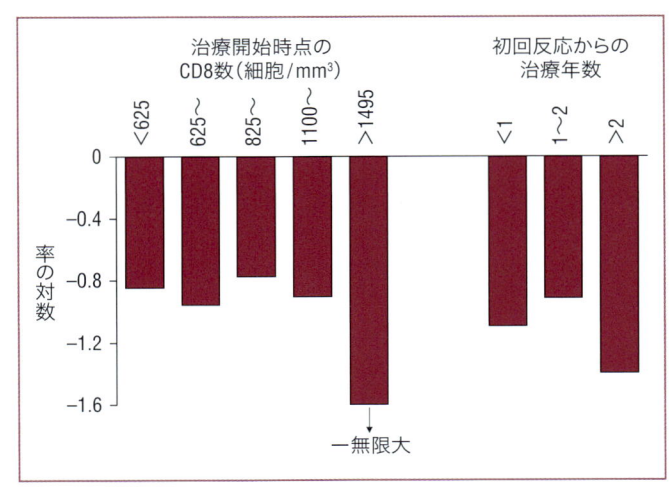

図33-1 治療開始時点（ベースライン）のCD8数と高活性抗レトロウイルス療法（HAART）の初回反応からの治療期間による率の対数（$\log_{10}$）どちらも線形性を認めない．

x_2 と x_3 であるかのように，回帰分析を実施する．例えば，x が身長である二次式のモデルであれば，身長と身長の二乗を説明「変数」とする重回帰モデルとして取り扱う．**線形性の仮定**を確認するために，一次式のモデルと二次式のモデルの尤度比統計量を比較する（32 章）か，二次項の回帰係数を検定する．

説明変数の選択

説明変数の数が多いときは，飽和モデル（32 章）でなくても，常に**過剰適合**の危険性がある．特に説明変数が強く関係している場合には，予想に合わないみせかけの結果を導き出す．だいたいの目安として，重回帰モデルでは，**説明変数の数は個体数の 10 倍**，ロジスティック回帰モデルでは，説明変数の数はアウトカムを定義する 2 つのカテゴリーの一方の**事象数**の 10 倍を超えるべきでない．

　従属変数に関係していると考えられる説明変数がたくさんあることもしばしばありうる．例えば，収縮期血圧に関係している要因として，年齢，食生活，他のライフスタイルなどが考えられる．そこで，臨床的または生物学的観点から従属変数に関係しているとする根拠がある説明変数だけをモデルに含める．各説明変数に関する**単変量分析**を実施して，従属変数に関係していそうかどうかを評価する（ことによると，有意水準は通常の 0.05 よりも厳しくない 0.10 を用いる）ことで，いくつかの説明変数を削除できる．例えば，従属変数が数値変数であるとき，説明変数が数値変数であれば，線形単回帰分析，説明変数が 2 値変数であれば，対応のない t 検定を実施する．これは多変量モデルの最初の段階にあたり，この段階において有意となる説明変数だけを検討する（31 章の例参照）．

自動選択機能

説明変数が潜在的に多くあり，それがアウトカムに影響を与えるかどうかを検討して，その影響を評価することよりも，モデルを用いて予測することに関心がある場合には，いくつかの説明変数を選択して，最適なモデルを発見する手段として，コンピュータの**自動選択機能**を用いる．

- **すべてのサブセットのモデル選択法**：説明変数のあらゆる組み合わせを検討する．R^2（27 章）や尤度比統計量（32 章）を指標にして，最もよく適合している組み合わせを選択する．
- **変数減少法**：すべての説明変数をモデルに含める．R^2 や尤度比統計量の変化から，いちばん重要でないと判断される説明変数を，漸次，削除する．残された説明変数のいずれもがモデルの適合に有意な影響を与えず，削除できなくなるまで繰り返す．
- **変数増加法**：R^2 や尤度比統計量の変化から，モデルの適合にいちばん貢献する説明変数を，漸次，モデルに含める．モデルの適合の有意な改善をもたらす説明変数がなくなるまで繰り返す．
- **ステップワイズ選択法**：変数増加法と変数減少法を組み合わせたものである．変数増加法で開始して，各ステップの最後に変数減少法ですべての説明変数が必要であるかどうかを確認する．

◎欠点
自動選択機能はモデルの選択のうち手で行う部分を大きく減らすが，いくかの欠点もある．
- 2 つ以上のモデルがデータに同等にうまく適合することや，データが変わると，作成されるモデルが変わることが起こりうる．
- 自動選択機能を用いて繰り返しモデルを比較すると，多重検定により第Ⅰ種の過誤の率（18 章）が高くなる．結果として，有意な結果を偶発する可能性がある．ただし，この問題は有意水準を厳しくする（0.05 でなく 0.01 を用いる）ことで，軽減される．
- 自動選択機能により作成されたモデルに含まれる m 個の変数を用いて，モデルをデータに再適合したとき，推定されるパラメータは自動選択機能により作成されたモデルのものとは異なる．理由として，自動選択機能はすべての説明変数の情報が漏れなくそろう個体だけを解析するので，関連する m 個の変数が欠損していない個体を分析の対象にすると，サンプルサイズが大きくなる．
- 自動選択機能により作成されたモデルは数学的には正当であるが，道理にかなわないこともありうる．1 つのカテゴリー変数を表すダミー変数をモデルに含めたとき（29 章），自動選択機能によりいくつかのダミー変数だけが選択され，解釈上の問題を生じる可能性がある．

　最もよく適合したモデルを選択するために，これらの方法と常識を合わせて適用する必要がある．自動選択機能により作成されたモデルは可能な範囲で外部のデータにあてはめ，妥当性を確認する必要がある（46 章）．

交互作用

交互作用とは？
回帰分析において，2 つの説明変数の間の交互作用（効果の修飾ともいう；13 章）は，一方の説明変数と従属変数の関係がもう一方の説明変数の水準によって異なってくる場合に起こる．すなわち，2 つの説明変数同士が独立して従属変数に作用していないときに起こる．例として次を考えてみる．ある個人における体重（説明変数）と血液中の特定の薬物量（従属変数）の関連性を評価するとする．もし，研究において，この関連性が男性と女性で異なると信じるならば，体重と性別に交互作用がないか調べたいと考える．もし，統計的検定で有意な交互作用の根拠が明らかにされたならば，男性と女性に対して別々に，体重と血液中の特定の薬物量（従属変数）の関連性を説明するよう勧められるであろう．

交互作用の検定
回帰モデルにおける交互作用の検定は，通常，複雑でなく，たいていの統計ソフトでは，交互作用項をモデルに含めるように指定するだけでよい．このような機能がない場合には，関連する変数の積を説明変数として追加することで，交互作用項を作成できる．すなわち，2 つの変数（両方とも 2 値変数，両方とも数値変数，2 値変数と数値変数）の値をかけて，2 つの変数の間の交互作用を表す変数の値を計算する．両方とも数値変数の場合には，数値変数を 2 分して，2 値変数を作成し，これらの交互作用項を作成すると解釈が容易である．一方が 3 つ以上のカテゴリーからなるカテゴリー変数であれば，ダミー変数を作成して（29 章），これともう一方の 2 値変数や数値変数の交互作用項を作成する．この方法は，両方とも 3 つ以上のカテゴリーからなるカテゴリー変数である場合にも応用できる．

　交互作用項は**主効果**（交互作用のない変数の効果）を含めた後で，モデルに含める必要がある．交互作用の検定は，通常，**検出力が低い**（18 章）．これは，両方ともカテゴリー変数であり，一方の変数の 1 つの水準ともう一方の変数を結合したサブグループにおいて，事象数がわずかであるか，個体数がわずかであるときに特に問題になる．

共線性

2つの説明変数が強く関係しているとき，重回帰モデルにおいて，各説明変数の効果を評価することは難しい．単変量モデル（説明変数が1つしかない）において，各説明変数は目的変数に有意に関係しているが，2つの説明変数を多変量モデルに含めると，どちらも有意に関係していないという事態もありうる．これは**共線性**（または**多重共線性**）という．説明変数の各ペアの相関係数を計算する〔相関行列の中に表示されるが，（その徴候を見逃したときに）係数が0.8より大きくなることに特に配慮する〕か，重回帰モデルにおいて，回帰係数の標準偏差のみための評価により検出できる（共線性があれば，回帰係数の標準偏差は，重回帰モデルのほうが単変量のモデルよりもかなり大きい）．強く関係している説明変数がたくさんある場合には，専門家のアドバイスを求める必要があるが，いちばん簡単な解決方法は説明変数を1つだけモデルに含めることである．

交絡

2つの説明変数がお互いに，またそのアウトカムにも関連しあっていることにより，それぞれのアウトカムに対する独立した効果を評価することが困難な場合，説明変数が**交絡**しているという．交絡の詳細については，34章で論じる．

例

31, 32章の例では，高活性抗レトロウイルス療法（HAART）を受けているヒト免疫不全ウイルス（HIV）感染患者を対象にして，ウイルス学的失敗に関係している要因を検討した．多変量のポアソン回帰分析において，治療開始時点（ベースライン）のCD8数を連続値の説明変数（100細胞/mm³を1単位とする）としてモデルに含めると，治療開始時点のCD8数が多いほどウイルス学的失敗の率が低いことが示された．この変数に関する**線形性**の仮定を確認するために，分布の四分位数により5つの群に分けて，各群のウイルス学的失敗の率を計算した．率の対数（log₁₀）をプロットすると，階段状のトレンドを認めず，線形関係にないことが示された（図33-1）．率の対数は，下位の4つの群においてほぼ等しく，最高位の群（＞1495細胞/mm³）においてマイナス無限大である（事象の発生数がゼロである）．そこで，以下の分析では，上位の2つの群を結合した．また，治療開始時点のCD8の数の情報が欠損している患者が相当数存在して，これらの患者が分析から除外されたことに注意する．

ウイルス学的失敗の率と治療開始時点のCD8数が線形関係にないことから，治療開始時点のCD8数を4つのダミー変数に置き換えた（29章）．治療開始時点のCD8数が825（細胞/mm³）以上1100未満（細胞/mm³）を参照カテゴリーとした．3つのダミー変数により残りのカテゴリーの1つと参照カテゴリーを比較する．残りの1つのダミー変数により治療開始時点のCD8数が欠損している患者群と参照カテゴリーを比較する．付録Cはコンピュータ出力の代表例である．表33-1に結果をまとめた．4つのダミー変数を含めたモデルと含めないモデルの−2対数尤度（尤度比統計量，デビアンス）を比較すると，P値は0.25である（検定統計量は392.50 − 387.15 = 5.35であり，自由度4のχ^2分布に従う）．ウイルス学的失敗と治療開始時点のCD8数の関係は有意でなく，不適切にも，治療開始時点のCD8数を連続値の説明変数としてモデルに含めたときの結果と対照的となる．ウイルス学的失敗と治療歴，性別，初回反応からの治療期間の関係は変わらない．

表33-1 ウイルス学的失敗に関係する要因に関する多変量のポアソン回帰分析　CD8数はカテゴリー変数としてモデルに含めた．

変数[*]	パラメータ	標準誤差	推定される相対率	相対率の95% CI	P値[†]
初回反応からの治療期間（年）					
1年未満	参照カテゴリー	—	1	—	
1〜2年	0.4550	0.2715	1.58	0.93〜2.68	
2年以上	−0.5386	0.4849	0.58	0.23〜1.51	0.06
治療歴					
これまで治療を受けたことがある（0）	参照カテゴリー	—	1	—	
治療を受けたことがない（1）	−0.5580	0.2600	0.57	0.34〜0.95	0.03
性別					
女性（0）	参照カテゴリー	—	1	—	
男性（1）	−0.4970	0.2675	0.61	0.36〜1.03	0.07
CD8の数（細胞/mm³）					
625未満	−0.2150	0.6221	0.81	0.24〜2.73	
625〜825	−0.3646	0.7648	0.63	0.16〜3.11	
825〜1100	参照カテゴリー	—	1	—	
1100以上	−0.3270	1.1595	0.78	0.07〜7.00	
欠損	−0.8264	0.6057	0.44	0.13〜1.43	0.25

[*] 2値変数（治療歴，性別）に関するコードを括弧内に示した．初回反応からの治療期間はダミー変数（初回反応〜1年未満，1〜2年，2年以上）としてモデルに含めた．治療開始時点のCD8数は上述したとおり．
[†] P値は尤度比統計量を用いて計算した（32章）．3つ以上のカテゴリーからなる変数はダミー変数としてモデルに含めた．この場合，P値はダミー変数の複合的影響を表す．

34 考慮すべきこと：バイアスと交絡

多くの場合，頑健（robust）な研究をデザインし，適切な統計解析を行うためにあらゆる努力をしているにもかかわらず，われわれの研究結果が正確に真の状況を反映していないことがある．これはバイアスの存在によるもので，研究のどの段階でも生じ，おそらく重要な曝露（説明）変数を考慮できなかったことによりもたらされるものである．

バイアス

バイアスとは？

バイアスは研究結果と客観的状態との間に系統的な違いがあるときに生じるといわれている．バイアスは，研究デザインから解析，出版に至るまであらゆる研究段階で生じうる．バイアスは偽の関連性を生み出す（つまり，効果の過大評価する）か，または真の関連性を隠してしまう（つまり，効果を過小評価する）．適切な統計手法によりバイアスの影響を減じることはできるが，完全に排除することはできない．したがって，バイアスが最小化されるようにする〔例えば，ケースコントロール研究において思い出しバイアス（recall bias）を減らすようにする，あるいは縦断研究で脱落例を減らすよう努める〕．注意が必要なのは，サンプルサイズを大きくすることはバイアスを減らすことに**ならない**点である．どちらかといえば，サンプルサイズを大きくすると実際にはバイアスの影響を大きくしてしまうかもしれない．

臨床試験（14章），ケースコントロール研究（15章），コホート研究（16章）で，最も頻繁にみられるバイアスについては既に述べた．しかし，広義的に選択バイアスあるいは情報バイアスに分類されるバイアス[1]にはさまざまなものがある．もう1つ，交絡によるバイアスもあり，これについては次項で論じる．たとえ明らかなバイアスの原因が説明される場合であっても，**資金提供バイアス**（funding bias），すなわち資金提供組織（例えば，製薬会社）が好む方向で結果報告する傾向があることや，**出版（公表）バイアス**（publication bias），すなわち陽性または話題の結果の論文だけを出版する傾向がある．これらはいまだに公的に利用できる研究結果が誤った方向に導かれてしまうことを意味する．

選択バイアス

選択バイアスは患者が研究に参加する際，結果が適応される集団の代表になっていないときに生じる．例えば，参加に同意した患者と同意しなかった患者との間に違いがある場合などに生じ，このバイアスは，後ろ向き研究で，亡くなった患者が研究に含まれない場合に特に問題となる．選択バイアスには次のものがある．

- **認知バイアス**（ascertainment bias）は，サンプルが，集団からランダムに選択されず，いくつかの重要な事項で集団と異なる場合に生じる．例えば，特定の医学的状態における遺伝的特徴に関心がある医師は，自分のクリニックの患者の情報を集めるが，集団のランダムサンプルを利用しようとしない．
- **症例減少バイアス**（attrition bias）は，縦断研究（12章）で脱落した者と脱落しなかった者とが系統的な点で異なる場合に生じる．
- **健康参加者効果**（healthy entrant effect）は，死亡率と発症率が縦断研究の初期段階で一般集団より低い場合に生じるが，研究に参加する個体では当初から疾病を有する者がいないことによる（15章）．
- **応答バイアス**は，研究に自主的または参加した者と参加しなかった者との間の特徴（属性）の差異により生じる．
- **サバイバー（生き残り）バイアス**は，特別な介入を受ける患者と受けない患者の生存期間を比較するときに生じる．この介入は，研究開始後のある時点でのみ受けることができるため，患者は，介入を受ける適格者となるために十分に長い期間生存している必要がある．

情報バイアス

情報バイアスは，データ収集の際に曝露や疾病アウトカムの測定が系統的に不正確に記録されるときに生じる．情報バイアスは次のものがある．

- **中心傾向バイアス**は，リッカート尺度（「とても悪い」，「悪い」，「どちらでもない」，「よい」，「とてもよい」といった少数の段階的な選択肢）を利用するときにしばしば生じ，回答がその尺度の中心（通常「意見なし」か「ふさわしい」）に偏る傾向がある．
- **リードタイムバイアス**は，特に生存期間の変化を評価する研究で生じやすい．より精度の高い診断技法が開発されたことで，後から研究に参加した患者の疾病はより早期に診断され，結果として診断時点からの生存期間の明らかな延長がみられることになる．
- **測定バイアス**は，不正確な測定機器（例えば，目盛の粗い体重計）のため，系統的誤差があるときに生じる．また，**数字の好みや四捨五入の誤差**でも生じる．
- **誤分類バイアス**は，曝露やアウトカムのカテゴリー化された変数が不正確に分類されたときに生じる．これは誤分類がすべての群に等しく生じるのか，曝露群により異なるのかによって，関心領域の効果を希薄化したりまたは誇張したりする．
- **観察者バイアス**は，1人の観察者が特定の変数を過小報告（または過大報告）する傾向があるときに生じる（評価バイアスとも呼ばれる）．
- **回帰希釈バイアス**は，アウトカム変数と1つ以上の曝露変数の関連性を説明するために，回帰モデルを当てはめたときに生じる．1つの曝露変数に実質的な計測誤差（39章）が存在する場合，モデルの関連する回帰パラメータは小さく（減衰）なる．
- **報告バイアス**は，参加者が研究者の興味を引くと思うほうに回答が偏ったり，社会的に受け入れられない，または気恥ずかしい行動や疾病（例えば，飲酒や性感染症）について過小報告することによって生じる．

平均への回帰は，著しく低い測定値の後に続く測定値は，前に記録された値より高くなり，著しく高い測定値の後に続く測定値は，低くなる傾向がある（27章）．

生態学的誤謬（ecological fallacy）とは，もっぱら集団の群で統合されて収集されたデータのみにもとづいて結論に至った場合に，バイアスがもたらされることである．集団レベルの変数間で認められる関連性は，同じ集団の個体レベルで認められる関連性と一致していると誤って信じてしまう．これは患者レベルで変数に関する必要な情報をもたないで，研究レベルでしかもたない場

---

[1] Delgado-Rodriguez, M. and Llorca, J. (2004) Bias. *Journal of Epidemiology and Community Health*, **58**, 635-641.

合に特に関係する（例えば，メタアナリシス；43章）．生態学的研究でよくみられるが，この研究において集団レベル（しばしば国全体）での疾患に関する関連性は，個体レベルでの関連性を考えるときには明らかではないことに注意が必要である．例えば，貧困地域で生活することとⅢ期あるいはⅣ期の乳がんと診断される可能性（尤度）が高いことに関連性が示されているが[2]，この研究は低い社会経済的背景の指標にもとづく地域で行われたので，これらの結果を，その地域に住む女性個人に一般化することはできない．生態学的誤謬はメタ回帰（43章）では特に当てはまる．

交絡

交絡とは？

交絡は，潜在的な危険因子と疾病アウトカムの間に偽の関連性が認められた場合や，交絡変数を補正できないため真の関連性を認めることができない場合に生じる．**交絡変数**または**交絡因子**は，アウトカム変数（例えば，疾病）と1つ以上の他の曝露変数に関係している説明変数である．例えば，中年男性において，喫煙が冠動脈性心疾患の発症に与える影響を知りたいとする．飲酒は冠動脈性心疾患の発症に関係していることが知られているが，飲酒と喫煙も互いに関係している（すなわち，飲酒者のほうが非飲酒者よりも喫煙している）．したがって，この研究において，飲酒の影響を補正しなければ，喫煙と冠動脈性心疾患の発症という明白な関連性に混乱を与えかねない．アウトカムに対する曝露変数の影響を検討するいかなる解析であっても，交絡因子を考慮しなければ，曝露変数の真の役割を正確に説明することはできない．回帰分析において，交絡因子を調整しなければ，推定されるパラメータにバイアスがかかる．

交絡の影響がとても大きい場合には，シンプソンのパラドックスが生じることに注意が必要である．

交絡の取り扱い

さまざまな手法の中の1つとして，実験的研究のデザイン段階（例えば，マッチングやランダム化）で，または観察研究の解析段階で，交絡因子を取り扱うことがある．各手法の簡単な説明とその利点と欠点について，表34-1に要約した．

- 交絡因子の水準により層別化して，**サブグループ**に分け（例えば，飲酒者と非飲酒者），サブグループごとに分析を実施する．この方法は簡単であり，交絡因子が少ないときに勧められるが，次のことに注意が必要である．
  - サブグループが小さいと，有意な影響を検出する力が落ちる．
  - 仮説の検定をサブグループごとに実施すると，多重検定（18章）により，見せかけの有意な結果が導き出される．
  - 各サブグループにおいて推定された影響を1つにまとめることが難しい（ただし，これは**マンテル・ヘンツェル法**[3]で達成できることがある）．
- 個体のペアを特定して，曝露変数（例えば，喫煙者と非喫煙者）のカテゴリーごとに分類し，これらはすべての交絡変数により**マッチ**される．曝露変数と従属変数の間の関連性について適切なペア解析（例えば，マクネマー検定，または対応のあるt検定）を行うことにより，あらゆる交絡変数の影響は排除される．しかし，多くの交絡因子がある場合は，適切な検出力のある解析を確保するための，十分なペアを同定することは困難かもしれない．
- 多変量の回帰モデル〔例えば，重回帰モデル（29章），ロジスティック回帰モデル（30章），ポアソン回帰モデル（31章）〕における交絡変数を説明変数に含めることで，交絡因子を調整する．この方法は交絡因子が多いときに有用であり，交絡変数と従属変数の関係により**説明されない**説明変数と従属変数の関係を推定できる．しかし，意味のある結果を得るためには，曝露変数によって定義された群間において，交絡変数の分布の合理的な重なり合いがある必要がある（つまり，喫煙者と非喫煙者に交絡因子がある場合，きわめて類似した属性をもっていなければならない）．
- **傾向スコア法**を使う．この方法は関心領域の曝露変数（喫煙状況）に，2つのレベル（カテゴリー）があり，それが研究の開始時点で特定されており，潜在的な交絡因子が多くあるときに最も有用である．スコアは，しばしばロジスティック回帰モデル（30章）を用いて，個体ごとに計算され，その傾向（または確率）を1つの曝露変数の特定のカテゴリーに分類し，その対照はその他のカテゴリーに分類する（喫煙者または非喫煙者として）．この傾向スコアはすべての変数データを用いてつくられるが，変数のいくつかは喫煙に関連するかもしれないし，アウトカムに関連するかもしれない．したがって，このスコアは交絡因子（例えば，飲酒状況）である．この傾向スコアを利用する方法を以下に示す．
  - この傾向スコアで調整する．曝露変数（喫煙）と従属変数（冠動脈性心疾患）との関連性の調査を目的とする重回帰分析で，傾向スコアをつくるために用いられた変数（交絡因子を含む）で調整するのではなく，この傾向スコアを用いて調整する．分布としての利点と同様に，この手法はモデルの共変数の数を減らす利点もある．
  - 傾向スコアを層別化変数として用いる．異なる傾向スコアの層において，（しばしば重回帰分析を用いて）そのもとの曝露変数（喫煙）で個々に推定された曝露変数の影響を伴う．同じ傾向スコアの層の個体同士は，同レベルの潜在的な交絡因子をもつのかという点には議論がある．マンテル・ヘンツェル法を用いることで，異なる層から関心領域の影響の合成推定値を得ることができる．
  - 個体のペアを同定して，曝露変数（例えば，喫煙者と非喫煙者）のカテゴリーごとに分類し，また**傾向スコア**にもとづいて**マッチング**を図る（つまり，1ペアの2人のうち，1人がたとえ喫煙者でなかったとしても，喫煙者となる可能性は同様である）．交絡変数でマッチされるとき，曝露変数と従属変数の間の関連性に関するこのマッチされた解析は，解析においてこれらの変数の調整をすることなしに，あらゆる潜在的な交絡因子の影響を排除する．この手法の欠点は，適切なマッチされたペアがみつからない場合，いくつかの個体は解析から除外されてしまうことである．ただし，傾向スコアでマッチすると，交絡変数でマッチする似たような解析と比べると，個体の除外はより少数ですむ．

注意したいのは，重回帰モデルまたは傾向スコア法は測定していない，あるいは不明な交絡因子の影響を排除することができないということである．

非ランダム化研究における交絡

交絡は，危険因子が集団においてランダムに分布していないとき，コホート研究（15章）で特に配慮が必要である．特にコホー

---

[2] Downing, A., Prakash, K., Gilthorpe, M.S., Mikeljevic, J.S. and Forman, D. (2007) Socioeconomic background in relation to stage at diagnosis, treatment and survival in women with breast cancer. *British Journal of Cancer*, 96, 836-840.

[3] Fleiss, J.L. (1981). *Statistical Methods for Rates and Proportions*. 2nd edition. New York: Wiley.

表 34-1 研究の解析段階で交絡を排除するためのさまざまな方法の利点と欠点

方法	利点	欠点
交絡変数での層別化	・結果を視覚化でき，解釈が容易である ・単刀直入である ・異なる曝露群同士で交絡因子が十分に重なり合うことを確認する手法となる ・交絡因子とアウトカムの間の関連性(例えば，線形性)の様式に関するいかなる仮定にも結果が影響されない	・交絡因子が少ないときにのみ適応できる ・層がとても小さくなることがあり，その層の中では検出力が低くなる(18章) ・多重検定において偽の有意結果を導く(18章) ・治療効果の単一の推定値を出すがことが困難である
交絡因子の直接的マッチング	・直感的に明瞭で，結果の解釈が容易である ・1つ以上の交絡因子を扱える ・交絡因子とアウトカムの間の関連性(例えば，線形性)の様式に関するいかなる仮定にも結果が影響されない	・各患者にマッチする相手をみつけることが不可能：マッチできなかった患者を解析から除外すると検出力が低下する ・アウトカムに対する交絡因子の影響を推定できない ・交絡因子が多いとコンピュータで患者をマッチするのが困難である
重回帰モデルにおける統計学調整	・サンプルサイズが十分であれば，交絡因子が多い場合に適している ・交絡因子のアウトカムに対する影響を推定できる ・計算が単純である	・交絡因子が著しく多い場合，研究の検出力が低下する ・曝露変数で定義された群において，交絡因子に関して均衡がとれている場合にのみ意味のある結果が得られる ・データが収集された交絡因子のみ調整可能である
傾向スコアの計算	・曝露変数が2値の場合，計算が比較的簡単である ・曝露群間で特定の交絡因子の重なり合いが不十分であったとしても，傾向スコアの分布は群間で似ている	・曝露変数が3値以上あると計算が困難である ・曝露変数が時間経過とともに変化しない場合のみ適している ・サンプルサイズが大きい場合に最も有効である
傾向スコアの使用 　重回帰モデルにおける傾向スコアの統計学調整 　傾向スコアを統計解析 　傾向スコアでマッチング	・モデルの中の共変数の数を減らせる ・各層の潜在的交絡変数の影響を排除する ・各層の潜在的交絡変数の影響を解析中に調整することなしに排除する	・モデルに交絡因子も含まれる(つまり，アウトカムとの関連性に関心がもたれる)場合，これらの間の共線性(33章)と傾向スコアの問題がある ・異なる傾向スコアの層から得られる推定値を結合することが困難な場合がある ・患者をマッチすることが困難な場合がある

ト研究で，アウトカムへの特定の介入(例えば，治療)の影響に関心がある際は，現病歴や属性やライフスタイルなどの要因(そのいくつかはアウトカムにも関連しているかもしれない)にもとづいて，個人がこの介入に選ばれた可能性に留意すべきである．この介入を受けている患者の特徴が，異なる型の介入を受けている患者さんの特徴と違う場合，**割りつけ**(allocation)または**チャネリング**(chanelling)のバイアスが生じる．例えば，中年男性を対象とした冠動脈疾患罹患に関するコホート研究で，コホート登録時にスタチン系かフィブラート系のどちらの処方を受けていたかによる治療効果の比較に興味がある場合を考えてみる．スタチン系かフィブラート系かの治療選択は，多くの因子(例えば，脂質測定値)にもとづくが，これらの多くは冠動脈疾患の発症にも関連しているかもしれない．重回帰モデルや傾向スコア法(傾向スコアを決めるために関心領域の曝露変数として治療選択を用いる)により各治療群の交絡因子の分布の差を調整できるが，研究者が交絡因子に気づき，データとして記録していなければ不可能である．ランダム化比較試験(14章)では，患者を各治療群にランダムに割りつけるので，各治療群における交絡因子と説明変数の分布が一様であり，交絡の影響を受けにくい．

因果経路と交絡

因果経路は，事象または因子の連鎖で，アウトカムに次々とつながる．このとき，あらゆる段階の影響は，先行する段階の事象により，順番に引き起こされる．因果経路は，疾病予防の機会を考えるうえで特に有用であり，ときに因果関係を矢で表した経路図によって示される(例えば，多胎妊娠→早産→脳性麻痺による新生児脳障害)．変数(B)が，曝露(A)と関心領域のアウトカムとの間の因果経路にあることが知られている場合，これは**中間変数**(intermediate variable)であり，交絡因子として扱ってはならない．

次のような状況を考えてみる．新しいコレステロール降下薬の冠動脈性心疾患の発生率(アウトカム，C)に関するランダム化プラセボ比較試験を行うとき，曝露変数(A)は個体ごとに新薬を服用するか，しないかの2値変数となる．コレステロール高値は冠動脈性心疾患の危険因子の1つとして知られており，治療された個体で値が低下する一方，治療されていない個体で変化しない，または増加することが予想される．試験**開始**時に，治療の有無による2群において，患者のコレステロール値に関するあらゆる相違(食い違い)を調整するが(これはランダム化がうまくいったときには必ずしも必要ではないかもしれないが)，試験期間中のいかなるコレステロール値の**変化**の調整(B)についても注意が必要である．そうすれば，観察される治療効果は，コレステロールへの影響を排除したのちに残る(残余)便益の評価だけになる．これは，新薬の全体の便益の評価ではない．もちろん，薬がもっぱらコレステロール値の変化のみに影響するのであれば，おそらく残余の効果はない．このことは薬が効かないことを意味しているわけではなく，単にコレステロール値に対して与える影響以上にはいかなる効果もなかったということである．

時間変動交絡

変数が関心領域の曝露の交絡因子であるだけでなく，曝露と研究アウトカム間の因果経路にも影響される場合，特別な問題が発生する．曝露自身が時間とともに変化する場合，この交絡因子は**時間変動交絡因子**(time-varying confounder)として知られる．例えば，HIVに感染した個体の生存期間に対する抗レトロウイルス薬の効果をみるために，コホート研究からのデータを使用したいとする．HIVはCD4細胞数を測定することで評価できる．HIVは陽性者の免疫系を時間とともに徐々に低下させる．現在，

先進国では抗レトロウイルス薬は，一般的に HIV 陽性者で CD4 細胞数が既に低値（通常 350 細胞/mm^3 未満）の者に提供される．しかし，ひとたび治療が始められると，ほとんどの患者において CD4 細胞数が急速に増加し，この増加により生存期間が延長する．この状況では，CD4 細胞数は時間変動交絡因子であり，全感染期間にわたって定期的に測定されるであろう．CD4 細胞数は，抗レトロウイルス薬治療開始の予測指標であると同時に，治療開始と死の間の因果経路でもある．このような状況において，時間変動共変数（31 章）を用いた標準的な回帰モデルによるデータ解析の通常の手法では，おそらく意味のある治療効果の推定は得られない．複雑な解析方法（**因果モデリング**，**周辺構造モデル**，**G 推定**）は，この治療効果[4]のより適切な推定値を提供するが，これは統計学者と討議を行った場合に限り利用すべきである．

---

[4] Hernán, M.A. and Robins, J.M. (2006) Estimating causal effects from epidemiological data. *Journal of Epidemiology and Community Health*, **60**, 578-586.

35 考慮すべきこと：仮説の確認

なぜ面倒なのか？

コンピュータ分析により，ヒトの能力を超える膨大なデータセットの処理が可能になった．しかし，単純にコンピュータを利用できるからといって，統計分析を「試しにやってみる」誘惑に駆られてはならない．導き出された結果の妥当性は，いかなる条件下でも適切に分析されることを前提とし，また，計画した統計分析における本来の仮説が満たされることを必要としている．

データは正規に分布しているか？

多くの分析は，データの基本分布について仮説を立てる．次の手順により，最も一般的な分布仮説である，データの大まかな正規性について確認する．

- （小さいサンプルに対する）点図，ヒストグラム（棒グラフ），幹-葉プロット（図 4-2）あるいは箱ひげ図（図 6-1）を作成し，データの経験度数分布（4 章）を示す．分布が釣り鐘型かつ左右対称であれば，それはほぼ正規分布であると結論づける．箱ひげ図の中央値は，データが正規分布していれば，第 1 四分位と第 3 四分位でできる四角形（箱）を半分に分け，2 つのひげは同じ長さになる．
- 上述の代わりに，（できればコンピュータで）**正規プロット**を作成することができる．これは，標準正規偏差をサンプルの値の累積度数分布に対してプロットするものである．正規性の欠如は，プロットが直線から偏位して曲線を描くことにより示される（図 35-1）．

両方のアプローチとも主観的ではあるが，正規プロットはより小さいサンプルにおいてはさらに効果的である．**コルモゴロフ・スミルノフ検定とシャピロ・ウィルク検定**は，ともにコンピュータで行うことができ，より客観的に正規性を評価する場合に利用できる．

2 つ以上の分散は等しいか？

これまでに，2 つの平均を比較するための t 検定（21 章）と 2 つ以上の平均を比較するための分散分析（22 章）の利用法について説明した．これらの分析の基本には，各群における観察値の分散は等しい，すなわち，**等分散**（homogeneity of variance または homoscedasticity）であるという仮定がある．分散が等しくないなら，**異分散**（heterogeneity of variance）と表現する．

- 2 つ以上の群における等分散性の検定を行うには，コンピュータプログラムを使って，**ルビーン検定**が利用できる．帰無仮説では，すべての分散が等しい，と仮定する．ルビーン検定は正規性の仮説にそれほど依存しないという利点をもっている．**バートレット検定**は，2 つ以上の分散を比較するために同様に利用できるが，非正規性に対し頑健性があるとはいえない．
- 各群のデータがほぼ正規分布していれば，2 つの分散を比較するために，下記の枠内に記された **F 検定**（**分散比検定**）を利用できる（検定はこの仮定への違反に頑健性があるとはいえない）．2 つの推定分散はそれぞれ，n_1 と n_2 のサンプルサイズから計算される s_1^2 と s_2^2 である．慣例的には，2 つの群で分散が異なるなら，2 つの分散のうちで大きいほうを s_1^2 として選ぶ．
- 単回帰分析と重回帰分析（28, 29 章），およびランダム（変量）効果モデル（42 章）においても，**残差が等分散**であると仮

定する．この仮定の検定方法については，28, 29 章で説明している．

---

1. 研究を行うにあたり，帰無仮説と対立仮説を設定する．
   H_0：2 つの母集団の分散は等しい．
   H_1：2 つの母集団の分散は等しくない．
2. 個々のサンプルからの関連データの収集
3. H_0 に特異的な検定統計値の算出

   $$F = s_1^2/s_2^2$$

   ここで，分子は $(n_1 - 1)$ の自由度の F 分布に従い，分母は $(n_2 - 1)$ の自由度に従う．$s_1^2 \geq s_2^2$ であるため，F 比は常に 1 以上である．これで，≥ 1 の値だけを表にした F 分布の表が利用できる．
4. 検定統計値と既知の確率分布の比較
   F については付録 A5 を参照．両側の対立仮説は両側検定になる．
5. P 値と結果の解釈
   分散自体に関心があるわけではないことに注意する．つまり，通常それらの信頼区間は計算しない．

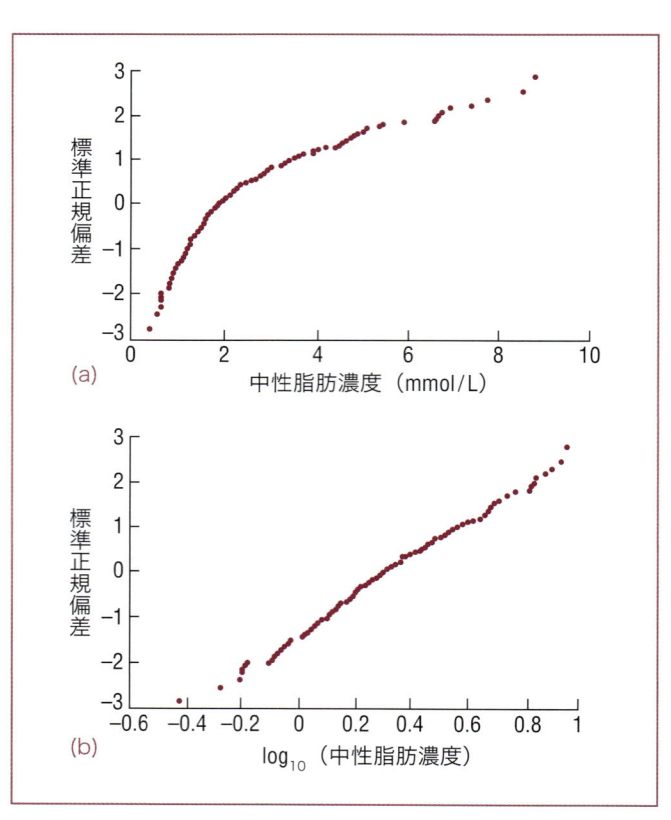

図 35-1 (a) 19 章で説明した変換していない中性脂肪濃度の正規プロット．歪んでおり，明らかに曲線を示す正規プロットとなっている．(b) $\log_{10}$（中性脂肪濃度）の正規プロット．ほぼ直線を描いており，対数変換により，データの歪みが取り除かれていることがわかる．

変数は線形か？

26～31章で説明し、また42章で記載する手法の大部分は、2つの変数間に**線形**（直線）関係があると仮定している。回帰分析における線形関係の検定方法と非線形の場合の対処方法については、28、29章（単回帰分析と重回帰分析）と33章（他の一般化線形モデル、例えばロジスティックとポアソン回帰）において説明した。

仮説が満たされない場合どう対処するか？

いくつかの選択肢がある。

- 分析には頑健性がないかもしれないという点を意識しながら、計画どおり進める。頑健性がない分析を行うなら、その意味するところに注意する。過去に他の研究で、類似した条件で頑健性のない分析を行ったからという理由だけで、誤って不適切な分析をしてはならない！
- 変換したデータが計画された分析の仮説を満たすように、元データを適切に変換する（9章）。回帰分析において、このことはx変数の変換を通常意味する。ただし他の方法も可能である（32章）。
- 実行可能なら、分布（例えば、正規分布）を仮定しない**ノンパラメトリック検定**を行う（17章）。ここで、ノンパラメトリック回帰分析を思い出すかもしれない[1]。この分析の目的は、目的変数と1つまたはそれ以上の説明変数間の関係の関数形式（パラメータではなく）を推定することである。ノンパラメトリック回帰分析を利用することによって、モデルの線形関係の仮定を緩和し、データになめらかな曲線を適合させることができる。そして、パラメトリックモデルの特定を必要とせずにデータの傾向を視覚化することができる。

感度分析

解析が頑健であるとは、仮定から離脱してもあまり敏感すぎない、つまり仮定が変更されても、P値と検出力（18章）と関連するパラメータ推定値が、大きく影響を受けないことをいう。このように、たとえ仮定が影響を受けても、研究から導かれる結論が正しいことがある。しかし、頑健でない解析では、導かれる結論が誤解を招く場合がある。したがって、いかなる解析の後でも、結論の頑健性を調べるために、常に1つ以上の**感度分析**を行うことを考慮することは賢明である。これを行うには、データ分析のために行う手法とは多少異なる手法を用いる（例えば、データの削除、仮定の変更、異なる解析方法の利用）。そして、仮定と結論の変化による影響を測定する。注意が必要なのは、感度分析は結果を発表する際には常に説明されるべきという点である。例えば、原則的に同一または類似の仮説を検討する多数の異なる統計学的検定を行う際に、どれが第一義の分析で、どれが感度分析か曖昧なまま、すべての結果を出すことは不適切である。さらに、感度分析を発表する際には、最も好ましい結果（すなわち、第一義の目的を最も強く支持するもの）だけを示すことは不適切である。さまざまな種類の感度分析を以下に示す。

- 回帰分析において従属変数と連続する説明変数との間の線形関連性を仮定するより（29章）、もとの説明変数のカテゴリーにもとづいて新しい名義の説明変数を作った後、回帰モデルに再適合させる（33章）。関心領域のカテゴリーが2つある場合、1つの2値名義変数となるが、カテゴリーが3つ以上の場合は、2値ダミー変数を作る（29章）。
- データのパラメトリック解析（例えば、対応のないt検定）を行う場合、ノンパラメトリック法（例えば、マン・ホイットニーU検定）を用いて繰り返し解析する。
- 重回帰分析において、影響点を特定した後に（29章）、これらの点を除外してモデルを再適合する。
- すべての研究のデータを用いてメタアナリシス（43章）を行った場合、質の低い研究結果を除外して再度メタアナリシスを検討する。
- 用いられた方法において、結果がどの程度に頑健か評価するため、固定効果メタアナリシスとランダム効果メタアナリシスの両方を行う。
- 異なる手法を用いて再度解析を行うことで、あらゆる欠損値（3章）を取り扱う手法を評価する。

---

[1] Eubank, R.L. (1999) *Nonparametric Regression and Spline Smoothing.* New York: Marcel Dekker.

例

21章の例を考える．合計98人の学童が，喘息に対する効果を判断するために，プロピオン酸ベクロメタゾン吸入薬，またはプラセボのいずれかを服用するようランダムに割りつけられた．6か月にわたり，各群で平均1秒量（FEV1）を比較するために対応のない t 検定を利用したが，前提となる仮定（正規性と等分散性）が確実に満たされていることが必要となる．図4-2 の幹-葉プロットは，各群のデータがほぼ正規分布していることを示す．2つの変数の仮定を検討するために **F 検定**を行った．

1. H_0：学童集団における FEV1 測定値の分散は2つの治療群で等しい．
   H_1：学童集団における FEV1 測定値の分散は2つの治療群で等しくない．
2. 治療群：
    サンプルサイズ $n_1 = 50$，標準偏差 $s_1 = 0.29$ L
   プラセボ群：
    サンプルサイズ $n_2 = 48$，標準偏差 $s_2 = 0.25$ L
3. 検定統計値 $F = \dfrac{s_1^2}{s_2^2} = \dfrac{0.29^2}{0.25^2} = \dfrac{0.0841}{0.0625} = 1.346$

   ここでは，分子と分母がそれぞれ自由度（50 − 1 = 49）と（48 − 1 = 47）の F 分布に従う．
4. $F = 1.34$ については，**付録 A5** の有意水準 5% の両側検定を参照する．**付録 A5** は 25 〜無限大の自由度の分子と 30 〜 50 の自由度の分母に限られており，外挿する必要がある（**21章**）．有意水準 5% で求められた表の値は，1.57 と 2.12 の間にあり，1.34 はこれらの最小値より小さいので $P > 0.05$ である．（コンピュータ出力では $P = 0.32$）．
5. 分散が等しいという帰無仮説を棄却するに十分な根拠はない．対応のない t 検定を利用するのが妥当であり，これは正規性と等分散性を前提とし，2群の平均 FEV1 値を比較する．

36 考慮すべきこと：サンプルサイズの計算

サンプルサイズの重要性

研究の患者の数が少ない場合，存在する重要な効果をみいだすための検出力（18章）が不十分になり，すべての材料を無駄にしてしまうかもしれない．一方で，サンプルサイズが必要以上に大きい場合は，研究に不必要に多くの時間を要し，費用が高く，非倫理的で，何人かの患者からより優れた治療を奪ってしまうかもしれない．したがって，第Ⅰ種または第Ⅱ種の過誤（18章）の関係でうまく両立させるように，至適なサンプルサイズを選択しなければならない．あいにく，必要とするサンプルサイズを計算するためには，その研究で予想される結果について考えておかなければならない．

必要条件

ここでは，単純な条件で最適なサンプルサイズを計算する方法を説明する．複雑なデザインでも，サンプルサイズの計算はより単純にできることが多い．調査に多くの検定が含まれている場合，最も重要なものに焦点を合わせるか，それぞれの検定に必要とされるサンプルサイズを評価し，最も大きいものを選ぶとよい．

ここでの焦点は，提案された仮説検定における最適なサンプルサイズの計算である．しかし，研究の他の観点によるサンプルサイズの計算も可能である．例えば，推定値の精度や信頼区間の幅（この手順は通常，同等性あるいは非劣性試験で適用される：17章）である．

検定のためにサンプルサイズを計算するには，**調査のデザイン段階**で，次にあげるものの量を明記する必要がある．

- **検出力**（18章）：もしあれば，特定の効果を統計学的に有意に検出する可能性．通常，少なくとも80％の検出力を選ぶ．
- **有意水準 α**（17章）：帰無仮説を棄却するカットオフ水準，すなわち，効果があると誤って結論する最大の可能性．通常，0.05 あるいは場合によって 0.01 にするが，P 値がこの値よりも小さければ，帰無仮説を棄却する．
- **観察値の変動**，すなわち，数値変数の場合の標準偏差
- **関心領域の最小効果**：臨床的に重要であり，見落としたくない効果の大きさ．これは差（例えば，平均あるいは割合の差）であることが多い．ときには，観察値の標準偏差の倍数（**標準化された差**）として表される．

研究に必要とされる検出力と有意水準を選択することは，比較的簡単である．これらの選択は通常，第Ⅰ種または第Ⅱ種の過誤の関係で規定されるが，医薬品の認可研究（治験）では規制機関で規定される場合もある．ある特定の臨床的状況が設定されれば，臨床的に重要であるとされる効果を規定することができる．本当に困難なのは，データの収集前に数値変数の変動を推定することである．この情報は，同様のアウトカムを出している先行研究から得ることができるかもしれない，または**パイロット研究**を行う必要があるかもしれない．パイロット研究は，通常はっきりと本研究と区別される予備研究であるが，そのすべての詳細がプロトコルに記載されていることを条件に，内部パイロット研究[1]（internal pilot study）を用いて，パイロット研究で収集したデータを本研究に取り入れることができる．最も適切なサンプルサイズを決めて，ただしおそらく制限があるが，研究のデザイン段階で情報を利用できる．そして，パイロット研究（事前に指定されるサイズは，比較的大きく，また実用性を考慮されたうえで決定される）から関連する情報を用いて，本研究における推定サンプルサイズを改訂する（注意：計算はもとから定義された関心領域の最小効果にもとづく必要があり，パイロット研究で観察される効果にもとづくべきでは**ない**．また，改訂されたサンプルサイズの推定値は，もとの推定値を超えたときにのみ利用される）．このような状況では，内部パイロット研究で収集された情報は，データの最終解析において利用されることがある．

方法論

多くの方法でサンプルサイズを計算することができるが，いずれも計算するためには（「必要条件」で述べたのと）本質的に同じ情報を必要とする．

- **一般的な公式**[2]：複雑になりやすいが，特定の状況下においては不可欠である〔例えば，クラスターランダム化試験にて検出力を維持する場合（14, 41章）．$[1 + (m - 1)\rho]$ に等しいデザイン効果（design effect）により個人のランダム化を行うときにサンプルサイズを増やす必要がある．この場合，m はクラスターサイズの平均であり，ρ は級内相関係数（intraclass correlation coefficient：ICC）である（42章）〕．
- **簡便な公式**：いくつかの仮説検定において，特定の検出力と有意水準を計算するために用いる（例えば，Lehr の公式[3]，下記参照）．
- **特別な表**[2]：他の条件下で使用する（例えば，t 検定，χ^2 検定，相関係数，2 つの生存曲線の比較，同等性試験の際に行う）．
- **アルトマンのノモグラム**：さまざまな検定に適した利用しやすい図である（詳細は下記参照）．
- **コンピュータソフト**：必要とされるサンプルサイズにおいて，要因（例えば，検出力，効果の大きさ）を変えた結果をグラフや表で示すことができる．

アルトマンのノモグラム

表記

表36-1 に，等しいサイズの 2 つの群のサンプルサイズを推定するために頻繁に用いられる，平均と割合に関しての 3 種類の仮説検定に対して，アルトマンのノモグラム（付録B）を用いる際の表記法を示す．

方法

それぞれの検定を行うためには，標準化された差を計算して，その値をノモグラムの左側の軸上から選び，右側の垂直軸の特定の検出力と結ぶ．必要とされるサンプルサイズは，引いた直線とサンプルサイズの軸が合流する点で示される．

与えられたサンプルサイズにおける仮説検定の検出力を評価するために，同様にノモグラムを利用できることに注目する．仮説検定で有意差が認められない原因はサンプルサイズが適切でない

---

[1] Birkett, M.A. and Day, S.J. (1994) Internal pilot studies for estimating sample size. *Statistics in Medicine*, 13, 2455-2463.
[2] Machin, D., Campbell, M.J., Fayers, P.M. and Pinol, A.P.Y. (1997) *Sample Size Tables for Clinical Studies*. 2nd edition. Oxford: Blackwell.
[3] Lehr, R. (1992) Sixteen S-squared over D-squared: a relation for crude sample size estimates. *Statistics in Medicine*, 11, 1099-1102.

表 36-1　アルトマンのノモグラムを用いるための情報

仮説検定	標準化された差	ノモグラムにおける N の説明	用語
対応のない t 検定（21章）	$\dfrac{\delta}{\sigma}$	各群で $N/2$ 個の観察値	δ：臨床的に意味のある平均の最小差 σ：2つの群のそれぞれの観察値の標準偏差は等しいと仮定する．以前に行われた類似研究や，公表された研究の情報による結果を使って，推定することができる．あるいは，推定するために，予備研究を行うこともできる．δ を標準偏差の倍数として表すのも1つの方法である（例えば，2つの標準偏差の差を検出する能力として扱う）
対応のある t 検定（20章）	$\dfrac{2\delta}{\sigma_d}$	N 組の観察値	δ：臨床的に意味のある平均の最小差 σ_d：応答の差の標準偏差．通常，予備研究から推定される
χ^2 検定（24章）	$\dfrac{p_1-p_2}{\sqrt{\bar{p}(1-\bar{p})}}$	各群で $N/2$ 個の観察値	p_1-p_2：2群における臨床的に意味のある「有効」の割合の最小差．これらの割合の片方は既知である場合が多いので，有意な変化を得るために，他群に求められる値を考慮したうえで差を決める $\bar{p}=\dfrac{p_1+p_2}{2}$

ためかどうかを，さかのぼって調べたいときに，これが有用なこともある．このような post hoc（事後）の検出力計算において，臨床的に重要な治療の差は a priori（事前）に決定されていた差でなければならず，観察された治療効果ではない．また，関心領域の効果に対する信頼区間が広いとき，しばしばサンプルサイズが小さいため，推定値が不正確であることも覚えておくべきである（11章）．

簡便な公式

対応のない t 検定と χ^2 検定に対しては，80% の両側検定と，両側検定 0.05 有意水準に対するサンプルサイズを計算するために，**Lehr の公式**[3] を使うことができる．それぞれの群で必要とされるサンプルサイズは，

$$\dfrac{16}{(\text{標準化された差})^2}$$

標準化された差が小さいなら，この公式はサンプルサイズを過大評価しているということになる．上の式で，分子が16ではなく21なら，検出力は 90% であることに注意する．

検出力に関する記述

調査のデザイン段階で，サンプルサイズに十分注意を払ったことを示すために，研究プロトコルや論文の方法において検出力について述べることは，通常，必要で常に有用なことである（14章の「CONSORT statement」）．典型的な記述としては，「対応のない t 検定を用いて，有意水準 5% において，平均で 2.5 日（SD = 5 日）の差を 90% の検出力で検出するには，それぞれの群で 84 人の患者が必要となる」，と記述することができる（例1参照）．

調整

サンプルサイズを調整したい場合を以下に示す．
- **追跡中の脱落**を容認するため，研究の初期段階でより多くの患者を募集する場合．患者の脱落率が $r\%$ になると考えると，調整されたサンプルサイズは，調整されていないもとの標準サイズに $100/(100-r)$ を掛け合わせて得られる．
- 独立した**異なるサイズの群**を使用する場合．疾病の発生率が低い場合のケースコントロール研究（16章）や，供給量が少ない新薬の治験などで，片方の群のサンプルサイズが小さい場合に望ましい．しかし，両群でバランスがとれているデザインと比較して，同水準の検出力を確保しようとすると，サンプル数のバランスが悪い場合は全体のサンプルサイズが通常多くなる．両群でのサンプルサイズの比が k（例えば，$k=3$，片方の群がもう一方の群の3倍必要な場合）とすると，調整した全体のサンプルサイズは以下で表される．

$$N' = N(1+k)^2/(4k)$$

N は，等しいサイズの群で計算される場合の調整されていない全体のサンプルサイズである．そして，$N'/(1+k)$ で表される患者は小数群となり，残りの患者は多数群となる．

固定されたサンプルサイズにおける検出力の向上

有意水準と，特定の変数により定義される重要な治療の差が固定されているとみなし（これらのいずれも向上させることは困難である），検定が両側検定であると仮定する場合（片側検定は検出力が大きいが，通常不適切である；17章），多くの方法で固定されたサンプルサイズにおける検出力を向上させることが可能である．その例を以下に示す．
- より情報のある応答変数（例えば，正常血圧/高血圧という2値の応答の代わりに，収縮期血圧などのような数値変数）を用いる．
- 異なる型の解析（例えば，ノンパラメトリック検定の代わりにパラメトリック検定）を行う．
- データ収集する際のランダム変動を減らす（例えば，条件や観察者トレーニングを標準化する；39章）．
- 測定変動が小さくなるように，もとの研究デザインを修正する（例えば，2つの独立した群の代わりに，層別化したり，マッチされたペアを用いる；13章）．

例1 対応のない t 検定を用いた独立した群間の平均の比較

目的：72 時間以内にヘルペス歯肉口内炎に罹患した 1〜7 歳の小児に対する，アシクロビル懸濁薬（15 mg/kg）の有効性を検討する．

デザイン：ランダム，二重盲検のプラセボ比較試験．1 日 5 回，7 日間「投与」された．

サンプルサイズを決定するための主なアウトカム指標：口腔病変の期間．

サンプルサイズの問題：5% の有意水準で，2 群間の口腔病変の期間の差が 2.5 日であることを，90% の検出力で検出するために必要な小児の数は何人か？ 著者らは，口腔病変の期間の標準偏差を約 5 日間であるとしている．

ノモグラムを使う：$\delta = 2.5$ 日および $\sigma = 5$ 日．したがって，標準化された差は，

$$\frac{\delta}{\sigma} = \frac{2.5}{5} = 0.50$$

に等しい．

標準化された差 0.50 と検出力 90% を結ぶ線は，だいたいサンプルサイズの軸の 160 と交差する．したがって，約 80 人の小児がそれぞれの群で必要とされる〔注意：(1) δ が 3 日に増えれば，標準化された差は 0.6 となり，必要とされるサンプルサイズは全部で約 118 人（すなわち，それぞれの群で約 59 人）に減る．(2) 最初の規定どおりアシクロビル懸濁薬群の数を，プラセボ群の 2 倍の数（すなわち，$k = 2$）を必要とする場合には，次のようにサンプルサイズを調整する．

$$N' = N(1+k)^2 / (4k) = 160(1+2)^2 / (4 \times 2) = 180$$

180/3 = 60 なので，60 人のプラセボ群の小児と，残り 120 人のアシクロビル懸濁薬群の小児を必要とする〕．表 18-1 に，この例の検出力曲線を示している．

簡便な公式：検出率が 90% であるならば，それぞれの群において必要とされるサンプルサイズは次の式から計算できる．

$$\frac{21}{(標準化された差)^2} = \frac{21}{(0.50)^2} = 84$$

Amir, J., Harel, L., Smettana, Z. and Varsano, I. (1977) Treatment of herpes simplex gingivostomatitis with aciclovir in children: a randomised double-blind placebo controlled study. *British Medical Journal*, **314**, 1800-1803. から転載．

例2 χ^2 検定を用いた独立した群における 2 つの割合の比較

目的：痛みのある肩こりの治療において，コルチコステロイド静注の効果を物理療法と比較する．

デザイン：ランダム化比較試験．患者を 6 週間の治療に，ランダムに割りつける．それぞれの患者を，最大 3 回の静注か，30 分の物理療法を 12 回行う群に割りつける．

サンプルサイズを決定するための主なアウトカム指標：患者自身が，（6 点満点のリッカート尺度において）7 週間後に完全に寛解した，または著しく改善した，と評価する場合，治療は成功とみなされる．

サンプルサイズの問題：5% の有意水準で，臨床的に重要な 2 群間の治療成功率の差が 25% であることを，80% の検出力で検出するために必要となる患者数は何人か？ 著者らは，最も治療成績の悪い群における治療成功率を 40% であるとしている．

ノモグラムを使う：$p_1 = 0.40$ で $p_2 = 0.65$ なので，

$$p = \bar{p} = \frac{0.40 + 0.65}{2} = 0.525$$

したがって，標準偏差は，

$$\frac{p_1 - p_2}{\sqrt{\bar{p}(1-\bar{p})}} = \frac{0.25}{\sqrt{0.525 \times 0.475}} = 0.50$$

標準化された差 0.50 と検出力 80% を結ぶ線が，サンプルサイズの軸と 120 で交わる．したがって，約 60 人の患者が各群で必要である〔注意：(1) 検出力を 85% にあげれば，必要となるサンプルサイズは合計で約 140 人，すなわち，群ごとに患者 70 人となる．(2) 脱落率が約 20% と予測される場合，調整された全体のサンプルサイズ（80% の検出力）は $120 \times 100 / (100 - 20) = 150$ で，それぞれの群に 75 人の患者が入ることになる〕．表 18-2 に，この例の検出力曲線が示されている．

簡便な公式：検出力が 80% であるならば，それぞれの群において必要とされるサンプルサイズは次の式から計算できる．

$$\frac{16}{(標準化された差)^2} = \frac{16}{(0.50)^2} = 64$$

van der Windt, D.A.W.M., Koes, B.W., Devillé, W., de Jong, B.A., and Bouter, M. (1998) Effectiveness of corticosteroid injections with physiotherapy for treatment of painful shoulder in primary care: randomised trial. *British Medical Journal*, **317**, 1292-1296. から転載．

37 考慮すべきこと：結果の提示

はじめに

統計の本質的要素は，分析の重要な特徴を要約できることにある．結果を読む人が，関連情報や重要な情報を簡単に理解でき，正しい結論を導き出すために，分析結果の記述に何を含むべきか，そして，どのように提示すべきかを知ることは重要である．本章では，結果を示す際のキーポイントを述べていく．

数的結果

- 適切に正確さを表現できる程度で数値を示す（1 つの基準として，元データより 1 桁多い有効数字）．データを手計算で分析する場合，最終の計算段階において数字の繰りあげ，繰りさげを行う．
- 要約指標〔例えば，パーセンテージ（％）〕にもとづく項目数をあげる．
- 外れ値を記述し，それらがどのように扱われているかを説明する（3 章）．
- 測定値の単位を含む．
- パラメータ（例えば，平均，回帰係数）に注目する場合，常にその推定値の精度を示す．これについては信頼区間を使うことを勧めるが，標準誤差を用いてもよい．平均 ± 平均の標準誤差（SEM；10 章）のように，± 記号を使うのは**避ける**．なぜならば，SEM を加えたり引いたりすることによって，95% CI を使っている研究者を誤解させるような，67% CI をつくってしまう可能性がある．パラメータの推定値の後に括弧を用いて標準誤差を示すほうがよい〔例えば，平均 = 16.6 g（SEM 0.5 g）〕．
- 観察値の分布に注目する場合，常にデータの「ばらつき」の指標を示すとよい．外れ値を除く値の範囲〔典型的に，観察値の中央の 95% を含む値の範囲（6 章）〕は有効な指標である．データが正規分布していれば，この範囲は，サンプル平均 ± 1.96 × 標準偏差（SD）に近くなる（7 章）．代わりに，平均と標準偏差〔例えば，平均 = 35.9 mm（SD 2.8 mm）〕を引用することができるが，これは読み手に範囲の評価をゆだねることになる．

表

- 1 つの表にあまりに多くの情報を詰め込みすぎてはならない．
- 簡潔で参考になる，明確なタイトルをつける．
- それぞれの列と行に名前をつける．
- 情報は，列を横に読むよりも，行に沿って縦に読むほうがみやすいことを覚えておく．

図

- 図は簡潔にし（例えば，円グラフを三次元にするなど），不要な編集を施さない．
- 簡潔で参考になる，明確なタイトルをつける．
- すべての軸や区分，棒に名前をつけ，記号の意味を説明する．
- 軸上の目盛りを誇張することにより，結果が歪められないようにする．
- 散布図上で，2 つ以上の観察値が同じ位置にある場合は，違う記号を用いるなどにより，区別できるようにする．
- 必ず，関連情報をすべて図に示すようにする（例えば，関連のある対の観察値を明確にする）．

結果の論文発表

論文で結果を発表する場合，論文には必ず，何が行われたかを読み手が理解するのに十分な情報を記載しておかなければならない．適切なコンピュータソフトとデータがあれば，論文の情報をもとに，読み手が結果を再現できる状態にすべきである．研究デザインと統計手法のすべては，十分に記載しておかなければならない．研究結果の発表ガイドラインは，多くの研究デザインの型で利用できるようになった．これらには，ランダム化試験（14 章の「CONSORT statement」），観察研究（STROBE statement），そしてメタアナリシス（QUOROM statement）がある．2008 年には，EQUATOR（Enhancing the Quality and Transparency of Health Research）ネットワークが開始され，その目的は健康関連研究の報告に関する資料とトレーニングを提供することであり，同時に報告ガイドラインの開発，普及，推進の支援も目的としている．そのウェブサイト（www.equator-network.org）ではすべての関連するガイドラインへのリンクが提供されている．

仮説検定の結果

- 必要であれば，関連する図を入れる．
- 関心領域の仮説を示す．
- 検定の名称を示し，片側検定か，両側検定かを示す．
- 必要であれば検定の基本となっている仮定〔例えば，正規性，等分散性（35 章）〕を示し，これらの仮定（例えば，対数変換など）に従うために必要なデータ変換（9 章）についても記載する．
- 観察値の検定統計量や，分布（関連するなら，自由度も記載），そして可能であれば，区間推定値（例えば，$0.01 < P < 0.05$）やスターシステム（例えば，有意水準を示すのに用いる *，**，***）を利用するのではなく，**正確な** P 値（例えば，$P = 0.03$）を明記するようにする．$P > 0.05$ であるなら，「n.s.（統計学的に有意差がない）」と書かないようにする．結果が有意でない場合でも，正確な P 値記載が望ましい．
- 関心領域における**関連効果**（例えば，2 サンプル t 検定における平均の差，または対応のある t 検定における平均の差）の推定値を，なるべく信頼区間や標準誤差と一緒に示す．
- 結果から結論を導き（例えば，帰無仮説の棄却），信頼区間を解釈し，その意味を説明する．

回帰分析の結果

ここでは，線形単回帰（27, 28 章）および線形重回帰（29 章），ロジスティック回帰（30 章），ポアソン回帰（31 章），比例ハザード回帰（44 章），そしてクラスターデータでの回帰分析（42 章）について述べる．これらの分析法の詳細は，関連の章で説明している．

- 関連する図（例えば，単回帰の直線に沿った散布図）を含める．
- 従属変数と説明変数を明確に示す．
- 各分析を利用する場合に必要になってくる仮定を記述し，適切であれば，回帰診断の結果を説明する．

- データ変換について記述し，その目的を説明する．
- 適切であれば，カテゴリー変数に対応する数値変数（例えば，男性＝0，女性＝1），ダミー変数がつくられた方法（29章），連続変数の単位を述べる．
- モデルの適合度の指標〔例えば，R^2（29章）やLRS（32章）を引用〕を示す．
- 適切であれば，（例えば，多重回帰において）分散分析表から全体の F 検定の結果を示す．
- できれば有意でないものも含めて，モデルのすべての係数の推定値を，係数の信頼区間や推定値の標準誤差とともに示す．ロジスティック回帰（30章），ポアソン回帰（31章）と比例ハザード回帰（44章）においては，係数を推定オッズ比か相対比，相対ハザードに変換する（信頼区間も同様にする）．そして，関連する係数を解釈する．
- 係数についての仮説検定の結果を示す（すなわち，検定統計量と P 値を含む）．これらの検定から適切な結論を導き出す．

複合分析

より複雑な統計分析形を提示するために，単純なルールで示すことはできない．必ず，研究デザインを十分に記述し（例えば，分散分析の要因と階層的配列の有無など），分析モデルの基礎となる仮説の検証，信頼区間を含めた適切な記述的統計，検定統計量と P 値を示すようにする．どの分析を行っているのかを簡潔に記述することは，初心者の理解に役に立つ．さらに，詳細を参照するための参考文献を付記すべきである．また，分析に利用したコンピュータソフト名も明記する．

例

表37-1　出血性疾患を有する女性の第1子出産に関する情報†　出血性疾患別

	計	血友病A	血友病B	vWD	XI因子欠損
出生数	48	14	5	19	10
出産時の年齢（歳）					
中央値	27.0	24.9	28.5	27.5	27.1
（範囲）	(16.7〜37.9)	(16.7〜33.0)	(25.6〜34.9)	(18.8〜36.6)	(22.3〜37.9)
出生児の月数					
中央値	40	39	40	40	40.5
（範囲）	(37〜42)	(38〜42)	(39〜41)	(38〜42)	(37〜42)
出生児の体重（kg）					
中央値	3.64	3.62	3.78	3.64	3.62
（範囲）	(1.96〜4.46)	(1.96〜4.46)	(3.15〜3.94)	(2.01〜4.35)	(2.90〜3.84)
出生児の性別*					
男	20 (41.7%)	8 (57.1%)	0 (―)	8 (42.1%)	4 (40.0%)
女	20 (41.7%)	4 (28.6%)	2 (40.0%)	10 (52.6%)	4 (40.0%)
記述なし	8 (16.7%)	2 (14.3%)	3 (60.0%)	1 (5.3%)	2 (20.0%)
分娩中の処置*					
吸入ガス	25 (52.1%)	6 (42.9%)	2 (40.0%)	11 (57.9%)	6 (60.0%)
ペチジン筋注	22 (45.8%)	9 (64.3%)	1 (20.0%)	4 (21.1%)	8 (80.0%)
ペチジン静注	2 (4.2%)	0 (0.0%)	0 (0.0%)	1 (5.3%)	1 (10.0%)
硬膜外	10 (20.8%)	3 (21.4%)	2 (40.0%)	4 (21.1%)	1 (10.0%)

*記載事項は頻度（%）．
†2章で扱った研究である．

（つづく）

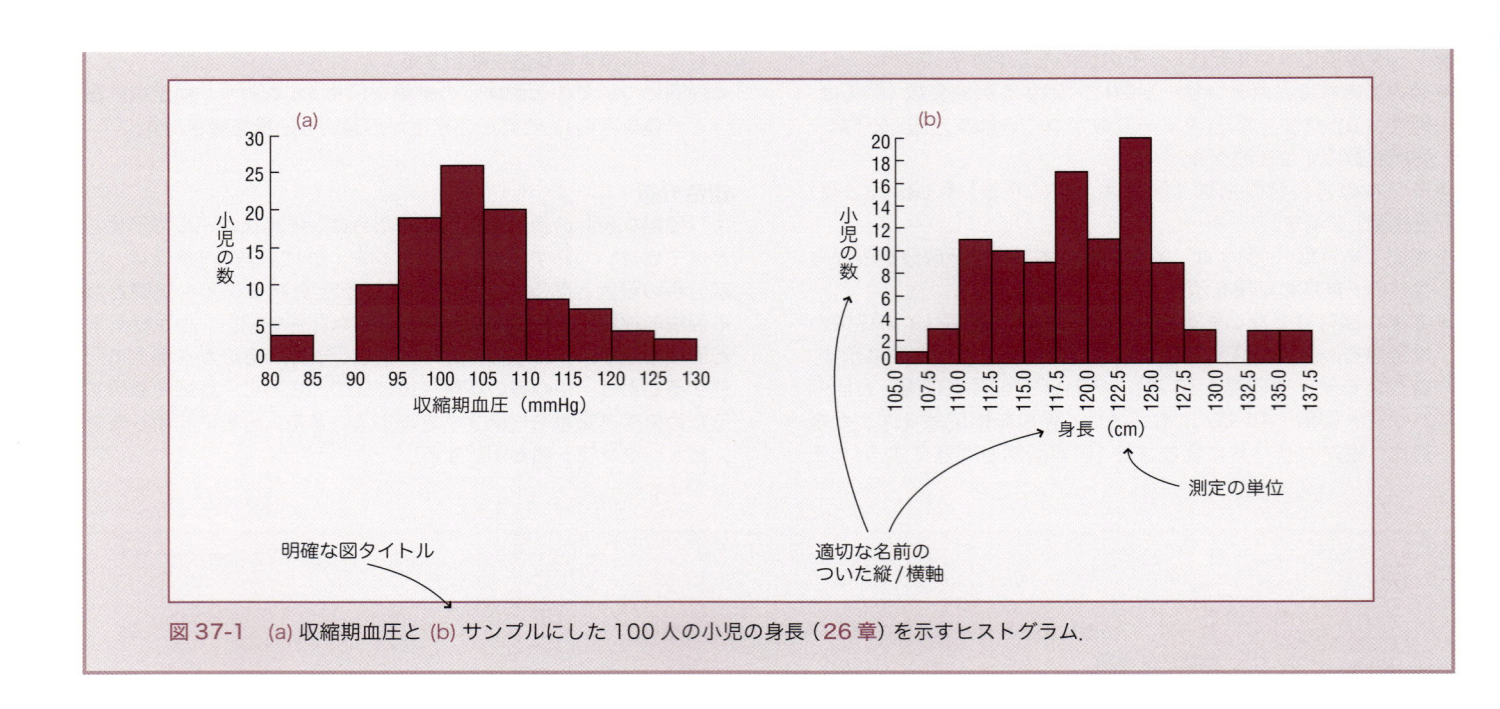

図 37-1　(a) 収縮期血圧と (b) サンプルにした100人の小児の身長（26章）を示すヒストグラム．

38 診断ツール

個体の健康状態は，多くの数的指標やカテゴリー指標によって，しばしば特徴づけられる．この意味で，適切な**基準範囲**（6, 7章）や**診断検査**が使われる．これらを使って，

- 臨床医は，臨床検査と併せて，自分の患者を**診断**したり，特別な疾患を除外したりする．
- **スクリーニング**の道具として，健康集団のどの個体が関心領域の疾病になりやすいのか（あるいはときに，なりにくいのか）を確認する．そして，このようにして選ばれた個体は，確定診断をつけるため，より厳密な検査を通常受ける．疾病スクリーニングが意味をもつのは，症状がでる前に適切な治療を行う施設が存在した場合，この治療費がより安く，進行した段階より効果的であるときだけである（またはときに，疾病の診断がなされた個体が，疾病の進行を予防するため，自分で行動変容すると信じられているときである）．

診断検査は次のものにも利用される．

- 調査条件に無関係な疾病をみつけだす可能性がある一連の**ルーチン検査**（例えば，血液検査）として．
- **病期**を評価する検査（例えば，癌）として．
- 患者の経時的な進行（例えば，血圧）を追跡するため**モニタリング検査**として．

本章は，臨床利用のためのこれらの診断ツールの開発に用いられるいくつかの手法と，その結果の解釈について説明する．

基準範囲

1つの数値変数の**基準範囲**（しばしば**正常範囲**という）は，非常に大きいサンプルから計算されたものであり，健常な個体群に典型的にみられる値の範囲を示す．おのおのの値が上限を超えるか，下限を下回れば，健常な個体群に比べ，非常に高い（あるいは低い）と考える．

基準範囲の計算

次の2つの手法をとることができる．

- データが正規分布していると仮定する．データの約95%は平均の1.96×標準偏差の範囲内におさまる（7章）．これら2つの境界（平均±1.96×標準偏差）を計算するためにデータを用いる．
- もう1つの手法は，測定値の分布についていかなる仮定もしないで，データ値の95%を含む中央範囲を用いる（6章）．データを大きい順に並べ，2.5パーセンタイルと97.5パーセンタイルを境界として用いる．

基準範囲における他の要因の効果

数値変数の値は，ときとして，年齢や性別のような他の要因に依存していることがある．これらの他の要因を考慮したうえでのみ，特有の値を解釈することが重要である．例えば，男性と女性で別々に収縮期血圧の基準範囲を設定する．

診断検査

特定の病態の診断を確定的にする最も基準となる検査（**ゴールドスタンダード検査**）は，ときに非現実的であったりまたは日常的に利用できないことがある．あるマーカーの有無により，患者がある病態であるかどうかを合理的に判断できる簡単な検査が好ましい．

診断検査を評価するために，ゴールドスタンダード検査で真の病態がわかっている1つの個体群にあてはめてみると，2×2の度数表（表38-1）を作成することができる．

表38-1　度数表

検査結果	ゴールドスタンダード検査		
	疾病あり	疾病なし	計
陽性	a	b	$a+b$
陰性	c	d	$c+d$
計	$a+c$	$b+d$	$n=a+b+c+d$

研究対象であるn人の個体のうち，$(a+c)$人の個体が疾病に罹患しているとする．このサンプルの疾病の**有病率**（12章）は，

$$\frac{(a+c)}{n}$$

である．

疾病に罹患している$(a+c)$人のうち，aは陽性の検査結果（**真陽性**），cは陰性の検査結果（**偽陰性**）となる．疾病に罹患していない$(b+d)$人のうち，dは陰性の検査結果（**真陰性**），bは陽性の検査結果（**偽陽性**）となる．

検査の有効性の評価：感度と特異度

感度 = 検査によって，疾病を有すると正確に確認された個体の割合

$$= \frac{a}{(a+c)}$$

特異度 = 検査によって，疾病を有しないと正確に確認された個体の割合

$$= \frac{d}{(b+d)}$$

これらは通常，パーセンテージ（%）で表される．すべての推定値と同様に，これらの指標の信頼区間を計算すべきである（11章）．

可能な限り，ともに1（あるいは100%）に近い感度と特異度をもつのが好ましい．しかし実際は，特異度を犠牲にして感度を高めたり，その逆もありうる．高い感度と高い特異度のどちらをめざすかは，判定しようとしている病態や，偽陰性あるいは偽陽性の検査結果となる患者/母集団とのかかわり合いによる．容易に治療可能な病態に対しては，高い感度のほうを選ぶが，重症で治療不可能な病態に対しては，偽陽性の診断をすることを避けるため，高い特異度を選択する．スクリーニングが行われる前に，対象者がその検査の陽性という診断の意味合いを理解することや，偽陰性率および偽陽性率に対する正しい認識をもつことが重要である．

診断のための検査結果の利用：適中率

陽性適中率 = 陽性の検査結果の個体のうち，疾病に罹患している割合

$$= \frac{a}{(a+b)}$$

陰性適中率 = 陰性の検査結果の個体のうち，疾病に罹患していない割合

$$= \frac{d}{(c+d)}$$

11章で記述された方法を使って，しばしば％で表される適中率の信頼区間を計算する．

感度と特異度はその検査の診断の力を定量的に示すものであるが，適中率は，検査結果によって，その個体がどの程度疾病に罹患していそうか，あるいはいなさそうかについての情報を与える．適中率は，研究対象の母集団における疾病の有病率に影響を受ける．ある検査の陽性適中率は，疾病がよくみられる母集団のほうが，その疾病がまれである母集団よりも，ずっと高くなるであろう．逆のことが，陰性適中率についてもあてはまる．したがって，適中率で研究を超えて普遍化することはほとんど困難である．

カットオフ値の利用

ときには，測定値あるいはその順序にもとづいて診断したいことがある．その値を上回る（あるいは下回る）と，疾病が確実に発生するという閾値がしばしばないことがある．こうした状況では，その値を上回る（あるいは下回る）と，個体が疾病を有する可能性が非常に高いと考えられ，カットオフ値を決める必要がある．

1つの有用な手法は，基準範囲の上限（あるいは下限）を利用することである．関連する感度や特異度，適中率を計算することによって，このカットオフ値を評価できる．異なるカットオフ値を選択すると，これらの指標は変化し，厳しくなったり，甘くなったりする．これらの指標を望みどおりに最適化するためのカットオフ値を選ぶ．

受信者動作特性（ROC）曲線

これは，特定の種類の検査が有用な情報を提供するかどうかを評価する手段となる．また，2つの異なった検査を比較するためや，検査の最適なカットオフ値を選択するためにも利用できる．

ある検査で**受信者動作特性**（receiver operating characteristic：ROC）**曲線**を描くため，感度と特異度を特有に組み合わせるすべてのカットオフ値を考察する場合，**（1－特異度）**に対する**感度**をプロットし（疾病のある人とない人での陽性の検査結果の確率を比較して），これらの点を線で結ぶ（図38-1）．

有用な検査のROC曲線は，グラフの対角線（すなわち45度線）の左側に位置する．偽陽性と偽陰性の結果の関係，およびその病態の有病率により，このグラフから，検査に最適なカットオフ値を選ぶことができる．同じ病態に対して行われた2つ以上の検定の全体的な精度を，曲線下面積（AUC；ときにAUROCとも呼ばれる）を考慮することによって比較することができる．この面積は手計算，あるいは c 統計量によって算出できる．c 統計量は，疾病群からランダムに選択された対象者が，疾病のない群からランダムに選択された対象者より，疾病発症の予測確率が高くなる確率として解釈できる．より大きい面積（すなわち，より大きい c 統計量）の検査が，疾病の有無をよりよく判別する．疾病アウトカムを完全に判別できる検査では $c = 1$，判別できない検査では偶然と同様の $c = 0.5$ である．

ROC曲線下面積については，46章の予後スコアでも論じる．

検査は有用か？

陽性結果の**尤度比**（LR）とは，疾病のない人が陽性結果となる可能性に対する，疾病のある患者が陽性結果となる可能性との比である（32章）．例えば，陽性結果に対する尤度比が2であることは，疾病でない個体に対して，疾病である個体においてのほうが，陽性結果が2倍出やすいことを示す．

それは次のように表すことができる．

$$\text{陽性結果の尤度比} = \frac{\text{感度}}{(1-\text{特異度})}$$

尤度比は陰性結果によっても求められる．これは多くの場合，（1－感度）／特異度を計算することによる．陽性結果の尤度比が高ければ（例えば，10以上），その検査は有用であり，診断を支持する根拠となる．同様に陰性結果の尤度比がきわめてゼロに近ければ（例えば，0.01未満），診断を除外することができる．ベイズ法の枠組みにおける診断検査の尤度比については45章で論じる．

例

サイトメガロウイルス(cytomegalovirus：CMV)は，個体の約50%が小児期に曝露される一般的なウイルス感染である．ウイルス感染が大きな問題になることは通常ないが，過去にCMVに感染したことのある個体は，骨髄移植のような，ある特定の移植後，ウイルスがふたたび活発化したり，ドナーによって再感染させられたりする場合，重症となる可能性がある．移植後の血液中の検出可能なウイルス量(ウイルス負荷)により，どの個体が重症となるかを予測できると考えられている．この仮説を検討するために，49人の骨髄移植のレシピエントの群においてCMVウイルス負荷が測定された．追跡中，49人の患者のうち15人が重症に進行した．全患者のウイルス負荷の値は2.7〜6.0 $\log_{10}$ ゲノム/mLの範囲であった．開始時に，4.5 $\log_{10}$ ゲノム/mL以上の値なら，今後疾病が発症する可能性があるとみなされた．得られた結果を，以下に示す．枠内には，関心領域の指標の推定値の計算方法を示した．

このカットオフ値では，比較的高い特異度と中程度の感度が得られる．陽性結果の尤度比は2.6で，この検査が有用であることを示しており，ウイルス負荷>4.5 $\log_{10}$ ゲノム/mLという値は，重症でない個体よりも重症である個体で2倍以上認められる．ここで，他のカットオフ値を調査するため，ROC曲線をプロットした(図38-1)．プロットされた線はグラフの左側に落ちこんでいる．ROC曲線下面積は0.783で，重症疾病を有する者と有さない者を判別するうえで，この検査がある程度正確であることを示している．この例では，最も有効なカットオフ値(5.0 $\log_{10}$ ゲノム/mL)は，感度40%，特異度97%であり，尤度比は13.3である．したがって，この高いカットオフ値で検査を行う場合は，陽性結果は個体がかなり重症な疾病を発症するであろうことを示している．

ウイルス負荷 ($\log_{10}$ ゲノム/mL)	重症度 有	無	計
> 4.5	7	6	13
≦ 4.5	8	28	36
計	15	34	49

有病率 = (15/49) × 100% = 31%
 (95% CI 18〜45%)
感度 = (7/15) × 100% = 47%
 (95% CI 22〜72%)
特異度 = (28/34) × 100% = 82%
 (95% CI 69〜95%)
陽性適中率 = (7/13) × 100% = 54%
 (95% CI 27〜81%)
陰性適中率 = (28/36) × 100% = 78%
 (95% CI 65〜92%)
陽性結果の尤度比 = 0.47/(1 − 0.82) = 2.6
 (95% CI 1.1〜6.5. コンピュータ出力によって得られたもの)
陰性結果の尤度比 = (1 − 0.47)/0.82 = 0.7
 (95% CI 0.4〜1.1. コンピュータ出力によって得られたもの)

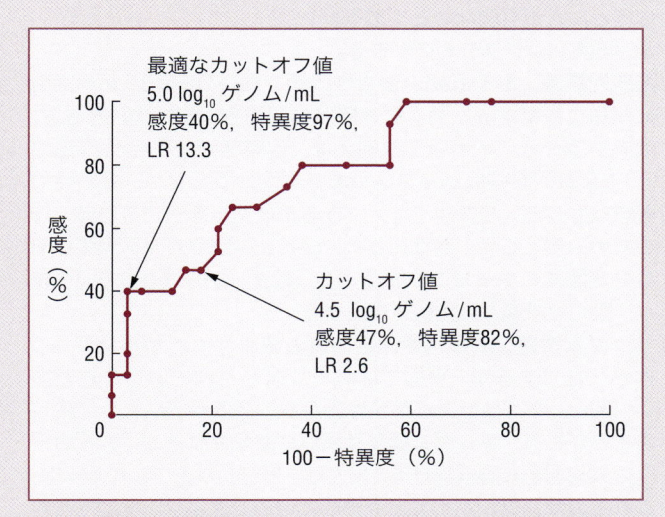

図38-1 ROC曲線 2つのカットオフ値，すなわち，最適なカットオフ値と診断検査で用いられたカットオフ値から得られた結果を示している．

データは，Prof. V.C. Emery, Dr D. Gor, Department of Virology, Royal Free and University College Medical School, London, UKのご厚意による．

39 一致性の評価

測定変動と測定誤差

多くの個体においてそれぞれ測定された生物学的変数は常に一定の変動を示す．個体と個体の間の測定値が変動する（**個体間**変動）のと同様に，個体の測定を反復して行った場合（すぐの場合も，しばらくしてからの場合も），同じ個体内でも変動する（**個体内**変動）．この変動の大半は関連する因子（例えば，遺伝，環境，またはライフスタイルの因子）の差異による．例として，個体の性別，年齢，体重または喫煙状況において異なっている場合，個体間の血圧測定値は変動する．また日が変われば，個体内の血圧測定値は変動する．この型の変動を**測定変動**（measurement variability）という．**測定誤差**の定義は，変数の観察（「測定」）された値と真の値の間で差異が存在する場合に生じるものとされる（注意が必要なのは，ここで「真」の値と表現しているが，この値を得ることはほとんど不可能なことである）．

測定誤差には，次のものがある．

- **系統的誤差**：ある既知のまたは既知でない外的因子が測定値に同様に影響するため，観察値が高過ぎる（または低過ぎる）傾向を認めることがある（例えば，観察者が値を過大評価する）．系統的誤差はバイアスのある推定につながり，妥当性に懸念が生じる．したがって，できるだけ減じるべきである．このための例として，標準化された条件，訓練された観察者，そして測定器のキャリブレーション（較正）があげられる（つまり，既知の標準との比較で検証する）．
- **ランダム誤差**：観察値はときに真の値より大きかったり，小さかったりするが，平均ではバランスがとれていることが多い．例として，ランダム誤差は測定器の感度が悪いために生じることがある．ランダム誤差は偶然に支配されるが，誤差の程度は外的因子に影響受ける（例えば，新鮮血サンプルのpHは，これらのサンプルが氷で冷やされているときより，室温で置かれた場合の方がより大きなランダム誤差を示す）．

測定変動と誤差は，測定技術を評価するときに重要である．この項での誤差の説明は検査の測定値に焦点をあてたが，同じ概念を，その他の型の測定値に関心があっても適用できる．例えば，質問票で評価される特定日の個体の健康状態などである．

信頼性

一致するはずの結果を比較したい場合がよくある．特に，次の2種類の**一致性**または**信頼性**を評価し，可能であれば数量化したいことがある．

- **再現性**（方法／観察者の一致）：特定の変数を測定するために用いられる2つの方法は，他の点で同一の条件であれば，同じ結果を生むだろうか？　同じ方法を用いた2人以上の観察者は同じ結果を得るだろうか？
- **反復可能性**：1人の観察者が，同一の条件で繰り返し測定を行うとき，同じ結果を得るだろうか？

再現性と反復可能性は同様にアプローチできる．それぞれの場合において，分析方法は，変数が**カテゴリー的**（例えば，悪い／平均的／よい）か，**数的**（例えば，収縮期血圧）かによる．簡単にするために，**対応のある**結果（例えば，2つの方法／2人の観察者／二重の測定）だけを比較する問題に限る．

カテゴリー変数

2人の観察者が，カテゴリースケールを使って，疾病の重症度に関して同じ患者らを評価するとする．観察者間の評価は，どの程度一致するであろうか？　各観察者の結果のカテゴリーを示す列と行の2×2の表に頻度の結果を表す．表39-1は1例であるが，歯の表面の状態を評価する2人の「観察者」の結果を示している．観察者間で一致している頻度を表の**対角線**上に示す．関連性のχ^2検定において期待度数を算出したのと同じ方法で，カテゴリー化がランダムになされたとした場合に，**期待される**一致度数を計算する（24章）．すなわち，それぞれの期待度数は，関連する列と行の合計を全体の合計で割った結果である．それから，次の式で一致性を算出する．

$$\text{コーエンの}\kappa, \quad \kappa = \frac{\left(\dfrac{O_d}{m} - \dfrac{E_d}{m}\right)}{\left(1 - \dfrac{E_d}{m}\right)}$$

式は修正された一致性の割合を示す．ここで，

- m は観察度数の合計である（例えば，患者の合計数）．
- O_d は対角線上の観察度数の合計である．
- E_d は対角線上の期待度数の合計である．
- 分母が1なら一致性は最大となる．

$\kappa = 1$は完全な一致性を意味し，$\kappa = 0$は一致性が偶然によって得られるものにすぎないことを示唆する．中間的な値を判断するための客観的な基準はない．しかし，κ値は，次の条件の一致性を示すものとして判断されることが多い[1]．

- ない：$\kappa < 0.00$の場合
- ほとんどない：$0.00 \leq \kappa \leq 0.20$の場合
- まあまあよい：$0.21 \leq \kappa \leq 0.40$の場合
- 中等度によい：$0.41 \leq \kappa \leq 0.60$の場合
- かなりよい：$0.61 \leq \kappa \leq 0.80$の場合
- よい：$\kappa > 0.80$の場合

κ値の標準誤差と信頼区間[2]を評価することは可能であるが，適切なあるいは現実的な信頼性の研究ではないため，κをゼロとする仮説を通常検定しない．

注意したいのは，κ値はカテゴリーの数（すなわち，カテゴリーが少ない場合，その値は大きくなる）とその条件における有病数によるということである．したがって，異なる研究から得られるκ値を比較するときには，注意を払うべきである．順序カテゴリーのデータに対しては，重みづけ（重みつき）κ値[3]を計算することもできる．この重みづけκ値は，一致した（対角線上の）頻度と同様に観察間で結果が一致しない（対角線上にない）程度を考慮している．重みづけκ値は**級内相関係数**（ICC）とよく似ている（次項および42章参照）．

---

[1] Landis, J.R. and Koch, G.G. (1977) The measurement of observer agreement for categorical data. Biometrics, **33**, 159-174.

[2] Altman, D.G. (1991) *Medical Statistics for Medical Research*. London: Chapman and Hall/CRC.

[3] Cohen, J. (1968). Weighted Kappa: nominal scale agreement with provision for scale disagreement or partial credit. *Psychological Bulletin*, **70**, 213-220.

数値変数

観察者が，n人の個体の数値変数を2回測定するとする（一致性に関する方法と同様の問題を考えるときは，用語を「反復可能性」から「再現性」に置き換える．このとき，その方法の一致性に関する研究を行う前に，それぞれの方法について反復可能性を評価することを忘れてはならない）．

系統的効果はあるのか？
繰り返した測定値の平均の差がゼロであるなら〔対応のあるt検定や，符号検定，符号付順位検定（19，20章）により評価したとして〕，2つの結果の間に**系統的な差がない**（すなわち，平均では2つの測定値が一致する）と推論できる．一対の測定値が真の値を代表するなら，比較研究の方法のように，これは**バイアス**（偏り）がないことを意味する．

再現性の測定とブランド・アルトマン図
推定される標準偏差（SD）は，比較ツールとして用いることができる**個体**の一致性の指標となる．しかし，**英国標準機関の反復可能性係数**（British Standards Institution repeatability coefficient $=2s_d$）を計算するほうがより一般的である．これは，バイアスがない場合，2回の測定間で起こりそうな最大の差を示す．差の正規分布を仮定すると，母集団における差の約95%が$\bar{d} \pm 2s_d$（ここで$\bar{d}$は観察された差の平均を意味する）の間にあることが期待される．この区間の上限値と下限値は**一致限界**という．その区間から，ある状況下で，対応する測定値が一致すると考えられるかどうかを（主観的に）決めることができる．一致限界は通常，ブランド・アルトマン図に示される．これは測定した一対ごとの「平均」と「差」を計算し，n個の一致する「平均」からの「差」をプロットすることによって得られる[4]（図39-1）．この図は外れ値（3章）をみつけるのにも利用できる．

一対の測定値の不一致の程度が，測定値の大きさに依存するとき，1回の再現性の測定を計算するのは意味がない．これはブランド・アルトマン図を利用することで確認できる（図39-1）．ランダムな点の散布（一対の間に系統的な差がなく，ゼロの上下に均等に分布）が観察できれば，1回の再現性の測定を許容することができる．しかし，**漏斗効果**（funnel effect）が認められ，仮に平均が大きくなるに従って，差の変動が大きくなる場合は，問題を再評価する必要がある．生データの適切な変換（9章）をみつけることができれば，変換した測定値で同じ手順を繰り返すことで，必要条件が満たされる．

信頼性の指標
◎級内相関係数
再現性や反復可能性を測るために通常よく用いられる信頼性の指標は**級内相関係数**（ICC；42章）であり，0（不一致）〜1（完全一致）の範囲の値をとる．一対の観察値間で一致性を測定する場合，ICCはその一対の間の差による観察値間の変動（ばらつき）の割合を示している．すなわち，観察値の全変動の割合として表現される一対の間の分散である．

その一対の間に系統的な差の根拠がない場合には，すべての一対を2回ずつとり入れて得られる$2n$の観察値間のピアソンの積率相関係数（26章）としてICCを計算できる．2回ずつとは，1つは観察された対の結果の値で，もう1つはそれを入れ替えた対の値である（例2）．

一対の観察値における系統的な差を考慮したい場合，ICCは次の式から算出する．

$$\frac{s_a^2 - s_d^2}{s_a^2 + s_d^2 + \frac{2}{n}(n\bar{d}^2 - s_d^2)}$$

そして，それぞれのn対について，その総計と対の間の差を決定する．

s_a^2はnの総計の推定分散であり，
s_d^2はnの差の推定分散であり，
$\bar{d}$は差の推定平均（系統的な差の推定）である．

信頼性の調査は，より大きな調査研究の一部として通常行われる．当然，信頼性の調査に用いられるサンプルは，そのより大きな調査研究に用いられるサンプルを反映すべきである．ICCはデータの特徴，すなわち，ばらつきなどに影響を受けることから，異なるデータセット間でICCの数値を比較すべきでない（観察値の変動がより大きいほど，そのICCは大きくなる）．さらに，ICCは測定値の実際の大きさや，臨床上許容できる誤差の大きさに関連しない．

◎リンの一致相関係数
n個の一対の測定間（最初の事象と2番目の事象の間，または2つの異なる方法・観察者の間）でピアソンの積率相関係数（26章）を計算するのは**適切ではない**．散布図の点同士（例えば，最初の事象から2番目の事象に対してプロットされる結果など）が，直線上にあるかどうかについて，本当は興味があるわけではない．これらが同等の線上に一致するかどうかが知りたい（つまり，2つの目盛が同じなら，原点を通る45度線になる）．これは，真のピアソンの積率相関係数をゼロとする帰無仮説を検定することで成立するものではない．どのような場合でも，調査の特質を前提として，一対の測定間に関連がないのは驚くべきことであろう．その代わりに，ICCとほぼ同一の**リンの一致相関係数**[5]を信頼性の指標として計算することができる．リンの一致相関係数は，散布図におけるピアソンの積率相関係数を修正したもので，原点を通る45度線からどれくらい解離しているかを考慮することによって，最良適合線上のデータとの近さを評価するものである（28，29章）．リンの一致相関係数の最大値は1で，一致が完全な場合に得られ，すべての点が原点通る45度線上にのる．この係数は次の式から計算できる．

$$r_c = \frac{2rs_x s_y}{s_x^2 + s_y^2 + (\bar{x} - \bar{y})^2}$$

ここで，rは一対の$n(x_i, y_i)$の結果間の推定ピアソンの積率相関係数（26章）であり，$\bar{x}$と$\bar{y}$は，それぞれxとyのサンプル平均である．

$$s_x^2 = \frac{\sum(x_i - \bar{x})^2}{n} = \frac{n-1}{n} \times x の分散推定値$$

$$s_y^2 = \frac{\sum(y_i - \bar{y})^2}{n} = \frac{n-1}{n} \times y の分散推定値$$

---

[4] Bland, J.M. and Altman, D.G. (1986) Statistical methods for assessing agreement between two pairs of clinical measurement. Lancet, 1, 307-310.
[5] Lin L.I.-K. (1989) A concordance correlation coefficient to evaluate reproducibility. *Biometrics*, 45, 255-268.

より複雑な状況

一致性を評価するとき，もっと複雑な問題に遭遇することもある．例えば，測定を2回行ったり，観察者が2人以上いたりすることもある．あるいは，多くの観察者のそれぞれが，複数の観察値をもっているかもしれない．このような問題の分析の詳細については，StreinerとNormanの文献[6]に記述されている．

例1　一致性の評価：カテゴリー変数

経験豊かな歯科医と歯科の学生の2人の観察者が，学童2104人の歯の表面の状態を評価した．すべての表面は，個体ごとに，「0」（虫歯なし），「1」（少なくとも1つの「小さい」虫歯がある），「2」（少なくとも1つの「大きい」虫歯がある），「3」（虫歯の有無にかかわらず，治療した歯が少なくとも1本ある）とコード化された．観察度数を表39-1に示す．対角線上の太字の数字は一致した観察度数を示す．対応する期待度数を括弧内に示した．2人の観察者間の一致性を評価するため，コーエンのκを算定した．

コーエンのκは，次の式により推定できる．

$$\kappa = \frac{\left(\frac{1785+154+20+14}{2104}\right) - \left(\frac{1602.1+21.3+0.5+0.2}{2104}\right)}{1 - \left(\frac{1602.1+21.3+0.5+0.2}{2104}\right)}$$

$$= \frac{0.9377 - 0.7719}{1 - 0.7719} = 0.73$$

$\kappa = 0.73$（95% CI 0.69〜0.78，コンピュータの出力結果による）であるため，小児の歯の表面のコード化においては，学生と経験豊かな歯科医の間にかなりの一致性があるようにみえる．

表39-1　歯の表面のアセスメントの観察（および期待）度数

	コード	歯科の学生 0	1	2	3	計
歯科医	0	**1785** (1602.1)	46	0	7	1838
	1	46	**154** (21.3)	18	5	223
	2	0	0	**20** (0.5)	0	25
	3	3	1	0	**14** (0.2)	18
	計	1834	201	43	26	2104

データは，Dr R. D. Holt, Eastman Dental Institute, University College London, London, UK のご厚意による．

例2　一致性の評価：数値変数

ローゼンバーグの自尊心指標は，患者自身が自尊心の評価を行うために使われる．1人あたりの指標の最大値（高い自尊心を示す）は50であり，それぞれ0〜5にスコア化される10の質問の，個体値の合計から構成されている．顔面奇形に対する，ある特殊な外科手術の有効性を検討した研究では，外科手術の前後に患者のローゼンバーグ指標を比較することによって，患者の心理面の変化が検討された．調査者らは，ローゼンバーグスコアが一連の患者に対し信頼しうるものかどうかの程度について関心があり，顔面奇形の治療を依頼してきた最初の25人の患者で測定の反復可能性を評価することにした．彼らは，患者が最初に受診した際にローゼンバーグ指標の値を得て，その4週間後に2回目の評価を依頼した．表39-2に結果を示す．

表39-2　25人の患者から得られたローゼンバーグ指標の手術前の値

1回目	2回目	1回目	2回目	1回目	2回目	1回目	2回目	1回目	2回目
30	27	41	39	37	39	43	43	21	20
39	41	41	41	42	42	40	39	41	39
50	49	50	49	46	44	31	30	29	28
45	42	38	40	49	48	45	46	26	27
25	28	41	39	21	23	46	42	32	30

（つづく）

---

[6] Streiner, D.R. and Norman, G.L. (2003) *Health Measurement Scales: a Practical Guide to Their Development and Use*. 3rd edition. Oxford: Oxford University Press.

その差（1回目の値−2回目の値）は，ほぼ正規分布を示していた．平均 $\bar{d}$ = 0.56 で，標準偏差 SD = 1.83 であった．対応のある t 検定の検定統計量は 1.53（自由度 = 24）で，P 値は 0.14 であった．この有意でない結果は，2 つの事象に系統的な有意差がないことを示唆する．

英国標準機関の反復可能性係数は，$2s_d = 2 \times 1.83 = 3.7$ である．このような患者集団における差の約 95% は，$\bar{d} \pm 2s_d$ の間，すなわち，−3.1 と 4.3 の間にあると期待される．これらの限界を図 39-1 に示すが，差はおよそ平均ゼロの周辺に不規則に分布していることがわかる．

信頼性の指標は次の式で表される．

$$\frac{287.573 - 3.340}{287.573 + 3.340 + \frac{2}{25}\{25(0.56^2) - 3.340\}} = 0.98$$

系統的な差は無視できるので，この級内相関係数（ICC）の数値は，50 対の結果からピアソンの積率相関係数を算出することで得られる数値と同じになる．この 50 対の結果は，順序を逆にして，各結果を 2 回利用して得られたものである．テクニックの例として，最初の 5 対の治療前の数値を用いて考えてみよう：(30,27)，(39,41)，(50,49)，(45,42)，(25,28)．これらを，それぞれの対に対して順序を逆にすると，(27,30)，(41,39)，(49,50)，(42,45)，(28,25) という第 2 のデータセットを得る．この過程を残りの 20 対でも繰り返すことで計 50 対のデータセットを得ることができ，これらを使って相関係数を算出し，これは ICC の推定値となる．この推計もリンの一致相関係数であり，次のように計算される．

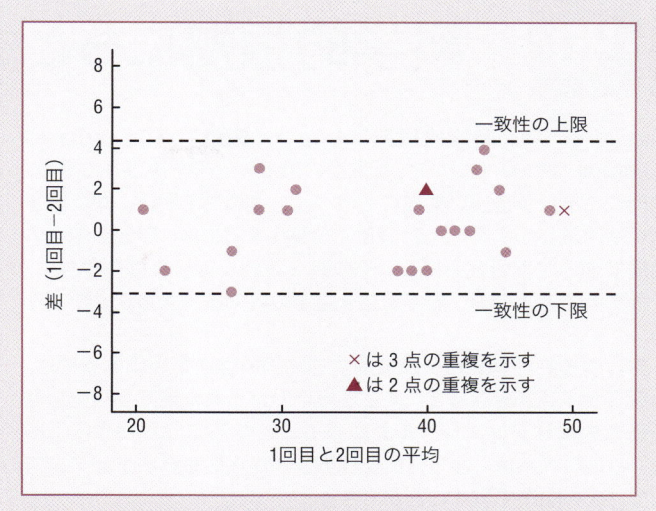

図 39-1　25 人の患者の平均に対しプロットした，ローゼンバーグの自尊心指標の 1 回目と 2 回目の差

$$\frac{2(0.978)(8.577)(8.129)}{73.558 + 66.080 + (37.96 - 37.40)^2} = 0.975 \approx 0.98$$

反復した測定間で，最も起こりそうな差（maximum likely difference）は約 3.7 であり，事実上，結果のばらつきの 98% は，患者間での差によるものだと考えられ，これらの結果から，この調査者らはローゼンバーグ指標の信頼性が高いと感じ，顔面外科手術の有効性について患者の認識を評価するために用いた．

Cunningham, S.J., Hunt, N.P., Feinnman, C. (1996) Perceptions of outcome following othognathic surgery. *British Journal of Oral and Maxillofacial Surgery*, **34**, 210-213. から転載.

40 科学的根拠にもとづく医療（EBM）

Sackett ら[1]は，**科学的根拠にもとづく医療**（evidence-based medicine：EBM）について，「個々の患者の治療を決定する際の，現時点における最良の根拠にもとづく，良心的で明確，かつ思慮深い使用法」と述べている．EBM を実践するには，自分の患者の治療に関係する研究を探し，その質を評価しなければならない．こうすることでのみ，その知見を臨床の場に適用することができる．

あらゆる特別なトピックに関する結論の強さを評価するには，研究デザインが異なると，そこで投げかけられた質問から得られる答えの**エビデンスレベル**も変わることを知ることが重要である．このレベルは，最も強いエビデンスから最も弱いエビデンスまで，次の順序で示すことができる．

ランダム化比較試験（RCT）のシステマティックレビューまたはメタアナリシス→ RCT →コホート研究→ケースコントロール研究→横断研究→症例報告→専門家の意見→逸話

注意が必要なのは，順序が不変ではないことである．この順序は，一部は目前の問題に，また一部は個々の研究自身の質に依存する．例えば，新しい治療について調査する場合は RCT を選ぶが，一方で，アウトカムの危険因子を同定したい場合は，RCT が必ずしも適切であるとはいえず，コホート研究やケースコントロール研究のほうがより強固なエビデンスを提供するであろう．

Sackett らは，EBM へのアプローチを以下のように提案した．便宜上，下記の 3 番と 4 番では，臨床試験（14 章）と観察研究（15, 16 章）について述べたが，他の研究の型（例えば，38 章の「診断検査」）に合うように変更することは可能である．

1. 問題を明確にする

自分が何に関心があるのかを決定しなくてはならない．例えば，患者集団をいかに定義するか，いずれの介入（例えば，治療）あるいは比較が適切であるか，また，どのアウトカムを観察するか（例えば，死亡率の減少），などである．

2. 関連情報（例えば，診断，予後あるいは治療に関するもの）を探す

関連情報は，公表された論文でみつけられることが多い．しかし同時に，学会の抄録など，その他の情報も考慮すべきである．根拠に関してどのデータベース（例えば，Medline）や他のどんな資源が利用可能であるか，それらはどのようにまとめられているのか，どんな検索用語を用いているのか，また，どのように検索ソフトを操作するのか，を知っておく必要がある．

3. 根拠の妥当性（真実への近さ）を評価するために方法を批判的に評価する

次の質問をすべきである．
- すべての**重要なアウトカム**を考慮したか？
- 研究は**患者の適切な特性**を用いて行われたか？
- 結果は**生物学的意味**をなすか？
- 研究は**バイアス**（34 章）をなくすようデザインされたか？例えば，臨床試験において，**コントロール群を設けた研究**であるか，患者の割りつけには**ランダム抽出**が用いられたか，反応の評価は「**盲検**」によるものか，追跡中に脱落した患者がいたか，異なる治療を受けたという事実以外は，2 群とも同様に治療されたか，また「intention-to-treat（ITT）解析」の分析が行われたか（14 章）？
- 統計手法は適切であるか〔例えば，基礎となる仮説を検証したか，分析においてデータの従属性（例えば，対になっているかどうか）は考慮されたか〕？

4. 最も有益な結果を導き出し，その結果が重要かどうかを決定する

最も有益な結果を導き出すこと

次の質問をすべきである．
(a) **主なアウトカム変数**（すなわち，主な目的に関連するもの）は何か？
(b) 主なアウトカム変数によって示される**関心領域の効果の大きさ**はどれぐらいか？ この変数が次のようであるなら，
- **2 値**（例えば，死亡／生存）
  (1)（2 つの）比較群において，この事象（例えば，死亡）の発生率／発生リスク／オッズはどの程度か？
  (2) 関心領域の効果は，率またはリスクの差（危険因子の絶対的減少），あるいは比（相対比または危険度あるいはオッズ比）であるかもしれないが，その大きさはどれくらいか？
- **数値**（例えば，収縮期血圧）
  (1) それぞれの比較群の変数の平均（あるいは中央値）はいくつか？
  (2) 関心領域の効果，すなわち，平均（中央値）における差は何か？
(c) **関心領域の効果**はどれぐらい**正確**か？ 理想的には，検討されている研究には，真の効果に関する信頼区間が含まれているべきである（信頼区間が広ければ，精度は低い）．この信頼区間について述べられているか？ そうでなければ，信頼区間を決定できるように，十分な情報（例えば，関心領域の効果の標準偏差）は示されているか？

結果が重要かどうかを決める
- 関心領域の効果（例えば，治療における平均の差）に対する**信頼区間**を考慮する．
  (1) 信頼区間の下限が効果の真の値を表すのなら，（仮説検定の結果が統計学的に有意であるかどうかにかかわらず）観察された効果を臨床的に重要であるとみなすか？
  (2) 信頼区間の上限が効果の真の値を表すのなら，観察された効果を臨床的に重要であるとみなすか？
  (3) 上記の 2 項目に対する答えは，研究結果が明確で重要であると言明できるのと同様に，十分明解か？
- ランダム化比較試験における治療を評価するために，患者のうちの 1 人が「悪い」アウトカム（例えば，分娩後出血．例参照）になるのを防ぐため，コントロール治療よりむしろ，実験的治療を受けている**治療必要数**（number of patients you need to treat：NNT）を評価する．NNT は，利用可能な情報に

---
[1] Straus, S.E., Richardson, W.S., Glasziou, P. and Haynes, R.B. (2005) *Evidence-based Medicine: How to Practice and Teach EBM*. 3rd edition. London: Churchill-Livingstone.

よってさまざまな方法で決定されうる．例えば，コントロール群と実験群において悪いアウトカムになった個体の割合の差の逆数である（例参照）．

- すべての臨床的に重要なアウトカムが考慮されているか．
- 見込まれる利益は，潜在的損失と費用に見合うものであるか．

5. 臨床の場に結果を応用する

結果が患者の治療を行うのに役立つのであれば，次のことを確認しなくてはならない．
- 自分の患者は結果が得られた人々と似ているか（同様の母集団）．
- 結果を自分の患者に適用することができるか．

6. 実効性を評価する

1～5までの課題を完成できるかについて自分の能力を自己評価する．批判的評価を臨床の場にも応用できるか，そして自分の能力を評価したか，また，自分が過去の経験から学んだことで手際がよくなり，EBMの全体の過程を容易であると感じられるようになったかどうかを自問すべきである．

例

特定の主目的 → 目的：積極的管理と待機的管理の両者の管理が一般的に実践されている環境において，分娩第3期に積極的管理（新生児出産前の2分以内に予防的分娩誘発剤投与，出産直後の臍帯の切除とクランピング，妊婦の労作による臍帯牽引での胎盤娩出）を行うことが，待機的管理（妊婦の労作なし）に比べて，原発性産後出血（postpartum haemorrhage：PPH）のリスクを減らし，かつ，この効果は妊婦の体位には影響されないという仮説を検定する．

患者特性 → 対象：PPHの低リスク（失血量＞500 mL）と判定された1512人の女性を，ランダムに積極的管理と待機的管理に割りつけた．除外規定は，前置胎盤，PPHの既往，妊娠20週以降の分娩前出血，貧血，骨盤位，多胎妊娠，子宮内死産，硬膜外麻酔，5回以上の出産経験，子宮類線維腫，分娩誘発剤静注，抗凝固療法，帝王切開/鉗子分娩の予定，妊娠期間32週未満である．実験プロファイルは14章に示されている．

バイアスの排除 → デザイン：積極的または待機的管理を受けた女性の<u>ランダム化比較試験</u>．妊婦の体位も，ランダムに立位または仰臥位が割りつけられた．手技の割りつけについては，積極的管理と待機的管理とでは，助産師と母親とが一体となってさまざまな活動をする必要があるため，ブラインドができなかった．出産前または出産後の血液検査を行った技師は，この割りつけを知らされていない．（助産師，妊婦にはブラインドなし／技術者にはブラインドあり）

バイアスの排除 → 結果：分析は，<u>intention-to-treat解析</u>によって行われた．<u>PPHのリスク</u>は，待機的管理の場合よりも積極的管理のほうが有意に低かった〔748人中51人（6.8％）対764人中126人（16.8％），<u>相対危険度2.42（95％ CI 1.78～3.30）</u>，$P < 0.0001$〕．体位はこのリスクに影響しなかった〔立位755人中92人（12％）対仰臥位757人中85人（11％）〕．失血の客観的な指標により，結果が確かめられた．積極的管理群で嘔吐が多かったが，その他には，重要な差は認められなかった．（主なアウトカム変数／関心領域の主な効果の大きさ／PPHの関心領域の主な効果の精度は，1.8～3.3倍，平均的な分娩管理より高い）

考察：分娩第3期の積極的管理は，妊婦の体位にかかわらず，また，助産師の手技に対する熟練度に関係なく，PPHのリスクを軽減した．病院における診療ガイドラインでは，（分娩誘発剤とともに）積極的管理を提言すべきである．しかし，<u>個別のケース</u>においては，介入をしない第3期と比較して，失血に対する妊婦と介護人の圧迫感を考慮して，判断すべきである．

（PPHの割合（0.068～0.168）から，NNT = 1/(0.168 − 0.068) = 10 すなわち，PPHにならないように，10人の女性に積極的管理を行う必要がある／個体に関係しているので，知見の重要性を考慮する）

Rogers, J., Wood, J., McCandish, R., Ayers, S., Truesdale, A., Elbourne, D. (1998) Active versus expectant management of third stage of labour: the Hinchingbrooke randomised controlled trial. *Lancet*, 351, 693-699. Elsevier. から許可を得て改変して転載．

41 反復測定の方法

クラスターデータは，階層（hierarchical）もしくは入れ子型（nested）の構造に従い，その最も単純な形（単変量の**2レベル構造**）においては，単一の応答変数の値は，異なるグループまたはクラスター（レベル2ユニット）の中に含まれる複数の**レベル1ユニット**において測定される．レベル1とレベル2ユニットの例としてはそれぞれ，口と歯，膝と患者，患者と病院，クリニックと地域，子どもとクラス，継続的な受診と患者（すなわち，**縦断データ**；図41-1）などがある．そのような**反復測定**の観察データの統計分析は，クラスター内の観察値が相関する傾向にあるという事実を考慮すべきである．すなわち，これらは**独立していない**ということである．この認識が欠けていると，通常，関心領域の推定における標準誤差の過小評価につながり，結果的に，P値が小さすぎて信頼区間が狭くなり，第Ⅰ種の過誤の率が上昇することになってしまう．

本章では，説明のため，異なる時点で得られたそれぞれの患者の変数値からなる反復測定データによる縦断データがあると仮定する．すなわち，その患者がクラスターである．個々の患者のパターンを記載することでデータを要約し，適切であれば，これらのパターンが患者の2つ以上の群間で異なるかどうかを評価する．

■ データを示す

研究の各患者について，時間に対して測定値をプロットすると，経時的なパターンを視覚的に得ることができる．小さなサイズの患者群だけを研究しているときは，1つの図にすべての個体のプロットを示すことが可能であろう．しかし，大きなサイズの群を研究している場合，これは困難であり，おそらく治療群ごとのます目で，選択した「代表的な」個体のプロットを表すことになる（図41-3）．各時点におけるすべての患者の平均をプロットしてできる平均パターンは，個々の患者でみられるパターンとは大きく異なっている可能性がある点に注意すべきである．

■ 群を比較する：不適切な分析

群内のすべての値を用いて，**単回帰直線**（27, 28章）をあてはめたり，また1元配置分散分析（22章）を行うのは，同一個体における反復測定を考慮していないため**不適切**である．さらに，対応のない t 検定（21章）や1元配置分散分析を用いて，各時点において**別個**に群の平均を比較することは，多くの理由により不正確である．

- 1つの時点から次の時点までの1つの患者の測定値は独立しておらず，結果の解釈が困難である．例えば，ある時点における比較が有意であった場合，途中段階の変化がどうであれ，他の時点における比較も有意である可能性が高い．
- 数多くの検定を実行することは，まったく偶然に有意な結果を得る可能性が高い（18章）ということである．
- 患者内変化の情報を失う．

■ 群を比較する：適切な分析

要約指標を用いる

データの重要な面をとらえる**要約指標**にもとづいて分析を行い，**それぞれの患者**の要約指標を計算することができる．典型的な要約指標は，

- あらかじめ決められた時点における，ベースラインからの変化
- 到達した最大（ピーク）値や最小（低）値
- 最大（または最小）値に到達する時間
- あらかじめ指定されたその他の値に到達する時間
- 代表的な値（例えば，平均）
- 曲線下面積（AUC；図41-2）
- 患者の回帰線の傾きや切片（測定値と回数との関連を表す）

パラメータ（例えば，平均や傾き）が，ある患者において他より正確に評価されている場合（おそらくこれらの患者の観察数がより多いからであろう），分析段階で，これらのより正確に評価された測定値を重視する配慮が必要である．

要約指標の選択は，何の問題に関心があるかにより，データを収集する前に選択すべきである．例えば，2つの治療の治療後の薬物濃度を考える場合，最大薬物濃度（C_{max}）に至る時間または AUC を検討することがある．しかし，予防接種後の抗体価に関心があれば，抗体価が特定の保護水準に低下するまでの時間に関心をもつこともある．

標準的な仮説検定を用いて，異なる群間で要約指標の値を比較する〔例えば，ウィルコクソン順位和検定（21章）あるいはクラスカル・ウォリス検定（22章）〕．各個体について，従属する（影響受ける）多くの測定値を1つの値に減らすことにより，分析に含まれる値が独立する．

要約指標にもとづいて分析を行うことは簡単であるが，一方，データを表す適切な指標をみいだすことは困難であり，2つ以上の要約指標を用いる必要があるかもしれない．さらに，これらのアプローチは，すべてのデータ値を完全に用いるわけではないという欠点がある．

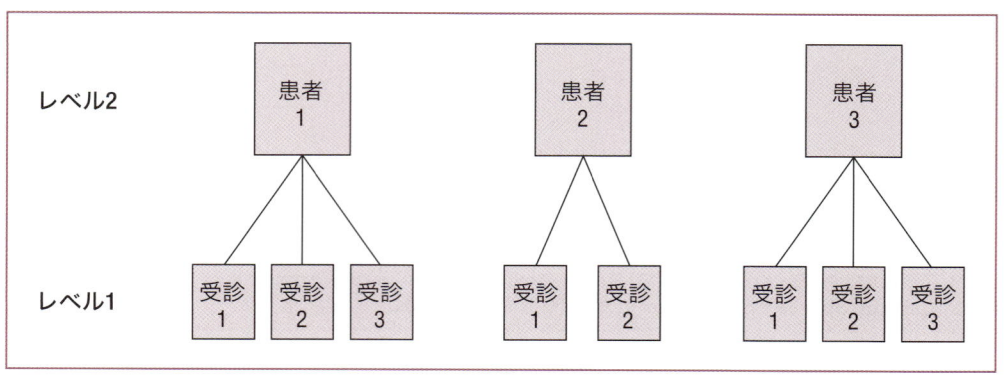

図41-1 縦断データにおける2レベル階層構造

反復測定分散分析

特定のタイプの分散分析（22章）を行うことができるが，これは**反復測定分散分析**という．これは，分析において，異なる時点を1つの要因としてとらえ，群分けする変数を第2の要因とするものである．反復測定分散分析は，2つ以上の関連する観察値がある場合，対応のある t 検定の拡張とみなすことができる．反復測定分散分析において群間で有意差が得られたら，データの従属性を考慮し，多重検定（18章）を補正した P 値をもつ対応のある t 検定によって，どの時点でこれらの差が顕在化してくるのかを同定することができる[1]．

しかし，反復測定分散分析には，次のいくつかの欠点がある．
- しばしば分析するのが困難である．
- 結果の解釈が困難であることがある．
- 一般的に，値は一定の時間間隔で測定されており，欠損値がない，すなわち，研究デザインは**調和がとれている**ことを前提にしている．しかし実際は，値がすべての時点で測定されることはほとんどない．なぜなら，患者はしばしば予約を間違えるし，計画と異なる時間に来院するからである．

回帰法

さまざまな回帰法，すなわち，頑健な標準誤差によるパラメータ推定値を示したり，一般化推定式やランダム効果モデルを使ったものは，クラスターデータの分析に用いられる（42章）．

注意

クラスターデータ（34章）を含む研究結果を解釈するときに生態学的誤謬を避けるよう考慮すべきである．

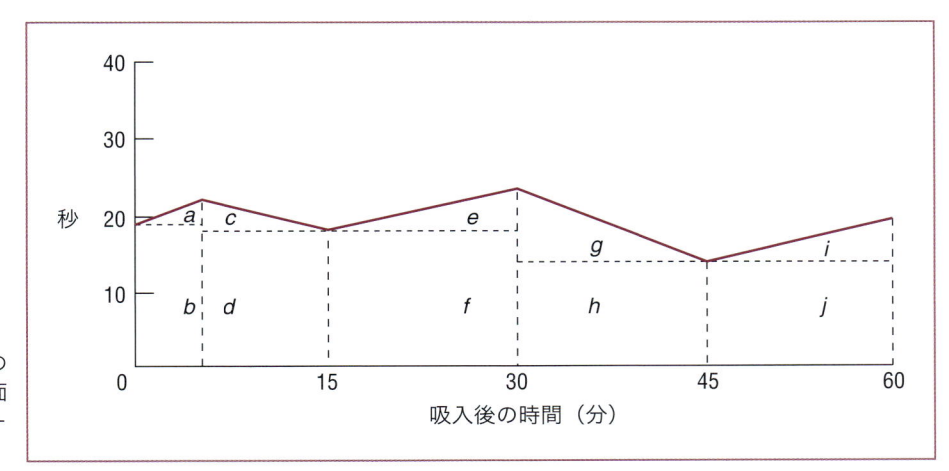

図41-2 1人の学生のAUCの計算 線の下の面積を長方形と三角形に分ける（a～j）．各面積は簡単に計算できる．全AUC＝面積（a）＋面積（b）＋……＋面積（j）．

[1] Mickey, R.M., Dunn, O.J. and Clark, V.A. (2004) *Applied Statistics: Analysis of Variance and Regression.* 3rd edition. Chichester: Wiley.

例

2つの吸入気管支拡張薬，すなわち，臭化水素酸フェノテロールと臭化イプラトロピウムの効果を評価するためにデザインされた実際のクラスで，99人の医学生には，この2つの薬物（それぞれ $n=33$）またはプラセボ（$n=33$）のいずれかがランダムに割りつけられた．それぞれの学生が短い間隔で連続4回吸入した．コルクに取りつけられた5本の縫い針に糸を通す合計時間（秒）を測定することで，振戦を評価した．測定は，吸入前と，5，15，30，45，60分後に行った．それぞれの治療群における学生の代表サンプルの測定値を，図41-3に示す．

「曲線下面積（AUC）」を要約指標として用い，3群の値を比較することにした．1人の学生のAUCの計算を図41-2に示す．

臭化水素酸フェノテロールと臭化イプラトロピウム，そしてプラセボを割りつけられた医学生のAUCの中央値（区間）は，それぞれ1552.5（417.5〜3875），1215（457.5〜2500）と1130（547.5〜2625）であった．クラスカル・ウォリス検定を用いて，3群間の値を比較した結果，$P=0.008$ であった．これにより，3群間ではAUC指標が異なるという根拠が強く示された．ノンパラメトリックな事後（*post-hoc*）比較では，多重検定で補正し，臭化水素酸フェノテロールを投与された群で値が有意に高いことが示され，β_2アドレナリン受容体作動薬として，この薬物が骨格筋のβ_2アドレナリン受容体を刺激することにより振戦を生じるという薬理学的な知見を確認した．

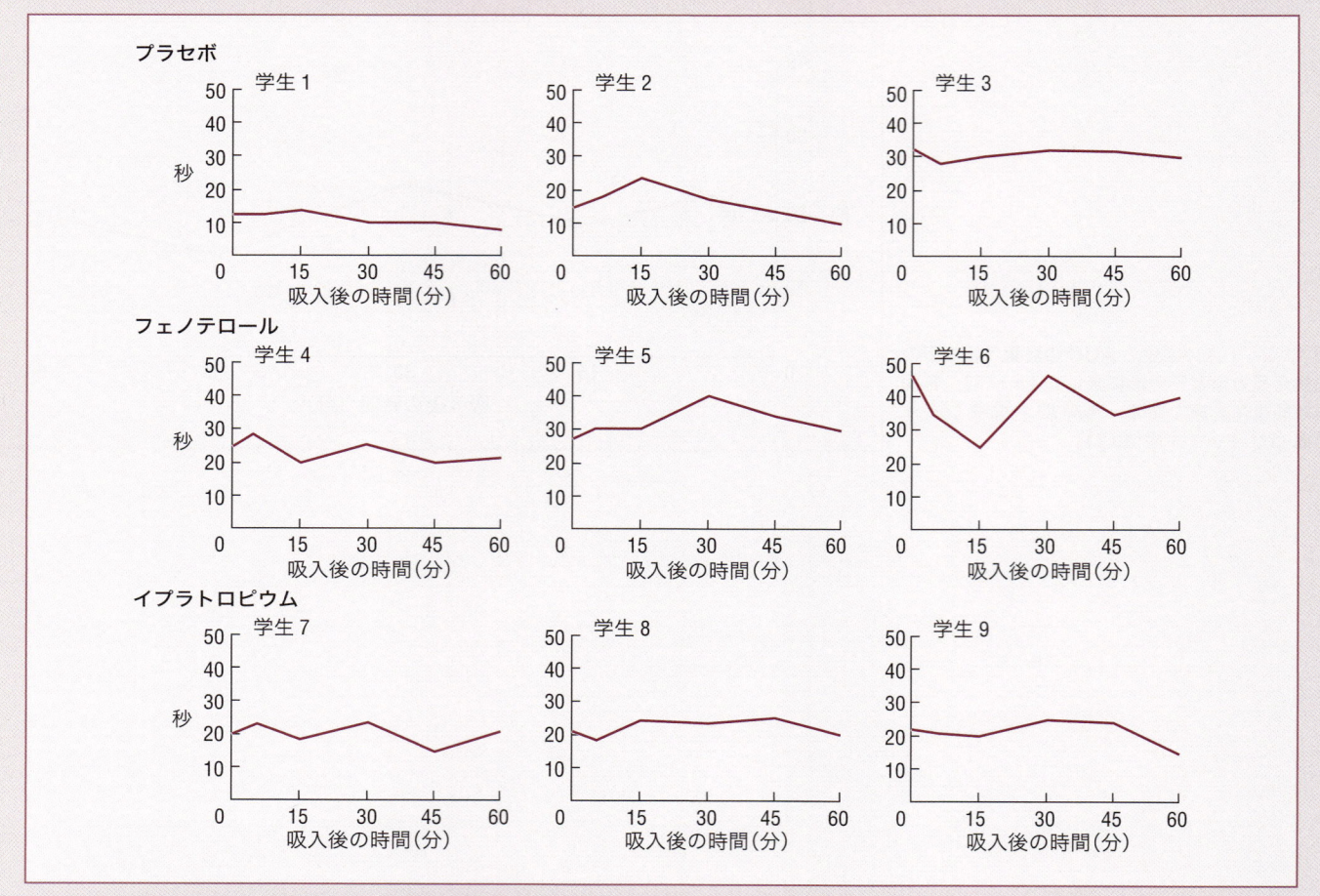

図41-3　各群の3人の学生が5本の縫い針に糸を通すのに要する時間

データは，Dr R. Morris, Department of Primary Care and Population Sciences のご厚意による．Dr T.J. Allen, Department of Pharmacology, Royal Free and University College Medical School, London, UK により，医学生からなる実際のクラスで収集された．

42 クラスターデータのための回帰方法

2レベルの階層構造に使われるいろいろな**回帰方法**については41章で記載したが、そこでは各クラスター（レベル2ユニット）が多くの個体のレベル1ユニットを含む。例えば、関節リウマチの研究において、すべての患者（レベル2）の右と左の両方の膝の屈曲角度（レベル1）を測定する場合である。あるいは、各患者（レベル2）の一連の時間の測定値（例えば、総コレステロール値）の縦断データセット（レベル1）である。表42-1に各方法の主な利点と欠点をまとめた。これらのほとんどの方法は十分なクラスターがないと信頼性が低く、実行したり正確に解釈したりするのが困難である。したがって、統計専門家に助言を求めることを勧める。

集約レベル分析

とても簡単な方法は、データを**集めて**、各クラスター（すなわち患者）の適切な数的な**要約指標**（すなわち平均）を使って分析することである（41章）。この要約指標の選択は、データの特徴や研究の仮定によるであろう。**検査の単位（ユニット）としてのクラスターとアウトカム変数としての要約指標**を用いた一般最小二乗法（OLS）重回帰分析を行った。各クラスターが特定の治療に割りつけられている場合（膝の例では、患者は2つの治療のうち1つにランダムに割りつけられている――運動療法または運動なし）、他のクラスター水準の共変数（すなわち性、年齢）、「治療」を回帰モデルに0と1のようなコードを使ったダミー変数〔または、2つ以上の治療がある場合は、連続するダミー変数として（29章）〕として組み入れることができる。

頑健性のある標準誤差

2レベル構造の回帰分析でクラスタリングを無視すると、線形回帰で重要な仮定、すなわち、観察事象同士が独立していることに背く（27, 28章）。結果的に、パラメータ推定値の標準誤差は小さくなりすぎてしまい、結果はみせかけで有意になってしまう。

パラメータ推定値の**頑健な標準誤差**を決定することでこの問題を解決できる。その計算は、回帰モデルにより仮定されたものではなく、データのばらつき（適切な残差により評価された）にもとづく。頑健な標準誤差を用いた重回帰分析では、回帰係数の推定値はOLS線形回帰のものと同じであるが、標準誤差は基礎となる仮定の影響に対して頑健である。特にクラスターデータで独立性が失われている場合に懸念が生じる。

ランダム効果モデル（変量効果モデル）

ランダム効果モデル[1]は、**階層化**（hierarchical），**マルチレベル**（multilevel），**混合**（mixed），**クラスター固有**（cluster-specific），またはデータが縦断であるときは**断面的時系列**（cross-sectional time series），**パネル**（panel），**反復測定**（repeated measures）モデルとしても知られている。これらは、いろいろな総合統計コンピュータソフト、例えば、SASやStata、もしくはMLwiN（http://multilevel.ioe.ac.uk）などの専門的ソフトを利用することであてはめることができる。そしてすべては最尤度版を用いている。各クラスターの効果推定は、個々のクラスターの情報と他のクラスターの情報の両者を用いており、「共有」情報の恩恵にあずかれるようになっている。特に**収斂**（shrinkage）推定の決定にはよく用いられ、適切な収斂因子を用いることで、各クラスターにおける関心効果の全体の推定値は全体の平均に「収斂」する。収斂の程度は、クラスターサイズ（より小さいクラスターはより大きな収斂となる）と、データの変動（クラスター間の変動と比較してクラスター内の変動が大きい場合に推定値の収斂は大きくなる）とに依存する。

ランダム効果モデルは、クラスターを実際または仮説のクラスター集団のサンプルとみなす。個々のクラスターはいちばんの関心事ではなく、それらはランダムな変動または他の「固定」因子（例えば、性別、年齢）に帰するところのクラスター間の差が大まかにいって似ていると仮定する。2レベルのランダム効果モデルは、クラスターを考慮しないモデルと次の点で異なる。両者ともレベル1ユニット（クラスター内変動、σ^2）内の変動にもとづくランダムあるいは説明されない誤差をモデルに取り込むが、ランダム効果モデルはクラスター間の変動（σ_c^2）にもとづくランダムな変動も含む。したがって、このランダム効果モデルにおける個人の観察値の分散は、2つの要素の和になる。すなわち、$\sigma^2 + \sigma_c^2$である。

特別なモデル

アウトカム変数（y）が数値で、関心領域の説明変数が1つ（x）の場合、単純**ランダム切片**線形2レベルモデルは各クラスターにおいてyとxの間に線形関係があり、クラスターの回帰直線はすべて共通する傾き（b）をもつが、切片は異なると仮定する（図42-1a）。平均回帰直線はbに等しい傾きをもち、切片aはすべてのクラスターの平均切片である。それぞれのクラスターのランダムな誤差（残差）は、クラスターの回帰直線が、全平均切片aと縦方向に異なる分に相当する（図42-1a）。クラスター残差は、平均ゼロで分散＝σ_c^2の正規分布に従うと仮定する。各クラスター内では、レベル1ユニットの残差は、平均ゼロで同じ分散＝σ^2の正規分布に従う。クラスターの大きさが同様なら、レベル1ユニットとクラスターの残差における簡単な正規性と一定の分散であることは、残差のヒストグラムの正規性をみて、予想される値に対する残差をプロットすることで確認できる（28章）。

このモデルはいろいろな方法で改変できる（表42-1）。例えば、クラスターごとに傾きβをランダムに動かしてみる。そうすると**ランダム傾きモデル**と呼ばれ、クラスターの特異的な回帰直線は平均回帰直線とは平行とならない（図42-1b；34章のメタ回帰も参照）。

クラスタリングの効果を評価する

クラスタリングの効果は、次のような方法で評価できる。

- **級内相関係数**（ICC；ときにρと表示される；39章）を計算する。これは、2レベル構造でランダムに1つ選択されたクラスター内の、ランダムに2つ選択されたレベル1ユニット間の相関を示す。

$$ICC = \frac{\sigma_c^2}{\sigma^2 + \sigma_c^2}$$

ICCは全変動の割合としてクラスター間の変動を表す。しばしばパーセンテージ（％）で与えられる。ICC＝1ではクラスタ

---

[1] Goldstein, H. (2003) *Multilevel Statistical Models*. 3rd edition. Kendall Library of Statistics 3. London: Arnold.

- 一内には変動がなく，すべての変動はクラスター間の差によるものである．ICC = 0 はクラスター間に変動がないことを意味する．ICC を使うことで，クラスターの重要性について主観的決定を下すことができる．
- 完全なランダム効果モデルと，クラスタリングを考慮しないで同じ説明変数をもった回帰モデルの2つを比べてみる．相対的な**尤度比検定**は，2つのモデル（32章）の尤度比統計量における差に等しい検定統計量であり，自由度1のχ^2に従う．

■ 一般化推定式

一般化推定式（GEE）法[2]で評価するときは，2レベル構造のデータをクラスタリングすることを考慮して，一般化線形モデルのパラメータ推定値とその標準誤差の両者を補正する．従属変数に対して分布を仮定するが，ランダム効果モデルとは反対に，クラスター間残差が正規分布であることは仮定しない．クラスタリングを内発的関心というよりも攪乱と考え，それぞれのクラスター内の観察値の間の相関における「作業」相関構造（working correlation structure）と仮定する．ここでは，クラスターが十分存在すると，頑健な標準誤差とパラメータの推定値が容認できるため，補正する必要がない．しかし，構造が信頼できれば，より適切なパラメータを得ることができる．通常，**置換可能**な相関構造を容認する，つまり1つのクラスター内のレベル1ユニットの2つを置換することは推定に影響を及ぼさないと仮定する．

GEE 法はときに，**集合平均モデル**（クラスターの集合を意味する）とか，**境界モデル**と呼ばれることがある．それはパラメータの推定値がクラスターを通しての平均効果を表すからである（たとえ，すべてのレベル1ユニットの情報が分析に含まれているとしても）．GEE 法は，しばしばより複雑なロジスティック（30章）のランダム効果モデル分析や，ときにポアソン（31章）回帰で好まれる方法である．ただし，置換可能な相関構造は，これらの状況下で不正確であることがわかっている．

表42-1　クラスターデータを分析する回帰方法の主な利点と欠点

方法	利点	欠点
集約レベル分析	・単純 ・基本的なソフトで実行が簡単	・レベル1ユニットの共変数の効果を容認しない ・クラスターサイズと各クラスターの要約指標の推定値の精度の差を無視 ・適切な要約指標をみつけるのが困難
クラスタリングで利用できる頑健性のある標準誤差	・比較的単純 ・レベル1ユニットの変動する共変数を含むことができる ・クラスタリングを考慮することで標準誤差，信頼区間，P値を補正する ・クラスターあたりのレベル1ユニットの数が異なっていても容認される	・クラスター数が大きくない（だいたい30未満）と信頼性に欠ける ・クラスタリングのパラメータ推定値を補正しない
ランダム効果モデル*	・モデルのなかでクラスター内とクラスター間の両者の変動を含むことで，クラスタリングを明確に容認する ・クラスター推定値はすべてのクラスターの共有情報を利用できる ・クラスタリングを考慮することで，パラメータ推定値，標準誤差，信頼区間，P値を補正する ・レベル1ユニットの変動する共変数を含むことができる ・クラスターあたりのレベル1ユニットの数が異なっていても容認する ・2レベルからマルチレベルへ階層を広げることができる ・さまざまな形の一般化線形モデルへ対応可能（例：ポアソン）	・十分なクラスターがないと信頼性に欠ける ・パラメータ推定値はしばしば偏る ・拡張モデルには複雑なモデルをつくるスキルが必要 ・ランダム効果ロジスティックモデルの推定と解釈は容易ではない
一般化推定式（GEE）	・比較的単純 ・（クラスターにもとづく）ランダム効果について分布の仮定が不要 ・レベル1ユニットの変動する共変数を含むことができる ・クラスターあたりのレベル1ユニットの数が異なっていても容認される ・クラスタリングを考慮することで，パラメータ推定値，標準誤差，信頼区間，P値を補正する	・クラスター数が大きくない（だいたい30未満）と信頼性に欠ける ・クラスタリングを内発的関心というよりも攪乱と考える[†] ・作業相関構造を指定する必要がある[†] ・パラメータ推定値はクラスターの平均で母集団の個々に関連しない[†]

[†]関心領域の論点によっては，これらの点はときに利点とみなされる．
*訳注：階層モデル，マルチレベルモデル，混合（効果）モデルなどとも呼ばれる．

---

[2] Liang, K.-Y. and Zeger, S.L. (1986) Longitudinal data analysis using generalized linear models. *Biometrika*, **73**, 13-22.

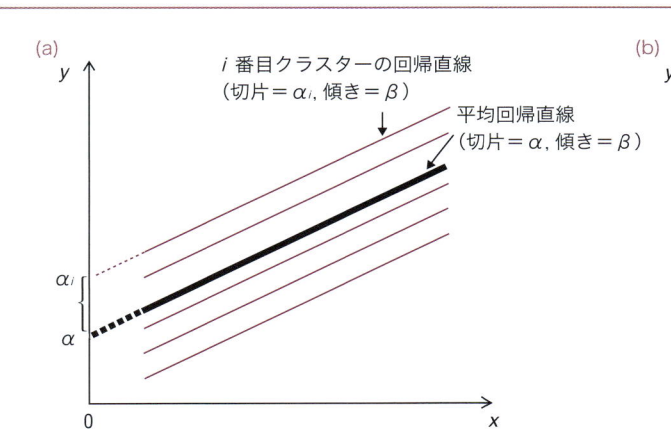

(a) ランダム切片モデル：太い線はすべてのクラスターの平均回帰直線を示し，細い線のそれぞれは異なる回帰直線を表す．i 番目クラスター特定の回帰直線の切片には，平均線の切片と残差の差＝$\alpha_i - \alpha$ がある．ここでは，これらの残差は，平均 0 で分散 ＝σ_c^2 の正規分布に従っている．すべての線は傾き＝β である．

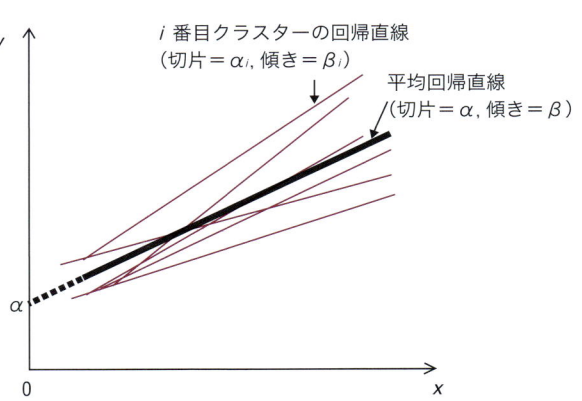

(b) ランダム傾きモデル：太い線はすべてのクラスターの平均回帰直線を示し，細い線のそれぞれは異なる回帰直線を表す．i 番目クラスター特定の回帰直線の切片には，平均線の切片と残差の差＝$\alpha_i - \alpha$ がある．そして，i 番目クラスター特定の回帰直線の傾きは，平均線の傾きと残差の差＝$\beta_i - \beta$ がある．ここでは，残差はそれぞれ，平均ゼロで分散＝σ_c^2 と σ_d^2 の正規分布に従っている．

図 42-1　1 つの共変数 x をもつ 2 レベルランダム効果線形回帰モデル

例

英国 Halton の空軍の見習い研修学校における，年齢が 16〜20 歳の白人男性 96 人に関する歯周病に関するデータがある（20 章）．すべての新人の口腔を対象にして，それぞれ 28 本の歯（親知らずを除く）を，4 つの部位（近心頬側面，近心舌側面，遠心頬側面，遠心舌側面）で調べた．分析を単純化するために，(1)，(2) というデータのサブセットを考えた．(1) それぞれの近心頬側面；これは対象者内の歯の 2 レベル構造となる（各対象者はクラスターに相当する）．そして (2) 関心領域の 2 つの変数，すなわち，1 つは歯のアタッチメントロス〔付着の喪失（LOA）；mm で測定〕であり，近心頬側面において歯と歯槽骨の間の距離で評価したもの*，もう 1 つは新人の現在の喫煙状況（はい＝1，いいえ＝0）である．喫煙が歯周病のリスクとなるか評価したいとする（より大きなアタッチメントロスは疾病がより重症と考える）．

表 42-2 は異なる回帰分析結果の要約であり，アウトカム変数はアタッチメントロス（mm）で共変数が喫煙である．付録 C に，コンピュータ出力の代表例を示した．喫煙の回帰係数やその標準誤差は，行われた分析のタイプにより異なることがわかる．2 つの一般最小二乗法（OLS）分析では，同じ回帰係数の推定値が得られたが（その他の 3 つの分析よりも大きい），標準誤差は異なった．OLS 分析の推定回帰係数の標準誤差はクラスタリングを無視しており，他の 4 つの分析の標準誤差よりも実際小さい．すなわち，**回帰係数の標準誤差の過小評価でクラスタリングの結果を無視しており，結果的に，信頼区間が狭くなりすぎて，P 値も小さくなりすぎている**．ランダム効果モデルの級内相関係数は 0.224 と推定される．したがって，喫煙を考慮すると，アタッチメントロスの変動は約 22 ％で，この変動は研修生内にあるというより研修生間にある．

この特別な例では，5 つの分析すべてから，喫煙はアタッチメントロスに有意に関連していないと結論される．喫煙が有意でなかったことは期待外れであるが，これは，これらの新人が非常に若かったため，長期間喫煙している者がいなかったという事実で説明できるかもしれない．

表 42-2　アタッチメントロス（LOA；mm）がアウトカム変数である回帰分析の要約

分析	推定係数（喫煙）	標準誤差（SE）	係数の 95% CI	検定統計量†	P 値
クラスタリングを無視した OLS 回帰	−0.0105	0.0235	−0.057〜0.036	$t = -0.45$	0.655
頑健性のある標準誤差を用いた OLS 回帰	−0.0105	0.0526	−0.115〜0.094	$t = -0.20$	0.842
集約分析（グループ平均の OLS 回帰）	−0.0046	0.0612	−0.126〜0.117	$t = -0.07$	0.941
ランダム効果モデル	−0.0053	0.0607	−0.124〜0.114	$z = -0.09$	0.930
頑健性のある標準誤差と置換性相関構造の GEE	−0.0053	0.0527	−0.108〜0.098	$z = -0.10$	0.920

†$t = t$ 分布にもとづく検定統計量，$z = $ 標準正規分布にもとづくワルドの検定統計量．

データは，Dr Gareth Griffiths, Dept of Periodontology, Eastman Dental Institute, University College London, UK のご厚意による．

＊訳注：臨床的には，アタッチメントロスは，プローブを用いて，歯頸部のセメント・エナメル境からポケット底部の付着の最下点の位置までの距離を測定して決定する．

43 システマティックレビューとメタアナリシス

■ システマティックレビュー

システマティックレビューとは？
システマティックレビュー[1]は，同じ健康状態を扱ったすべての関連研究（公表されているかどうかに関係なく）から得た情報を併合する形式的かつ厳格な過程である．これらの研究は通常，同じか，類似の治療に関する臨床試験（14章）であるが，観察研究（15，16章）であることもある．システマティックレビューは，明らかに**科学的根拠にもとづく医療**（EBM；40章）の不可欠な一部分であり，臨床の専門知識とともに，最良の利用可能な根拠の結果を患者の医療に応用するものである．システマティックレビューのEBMにおける役割は非常に重要であり，**コクラン共同計画**を構成する医師や，方法論者，消費者の国際的ネットワークの中核となっている．コクラン共同計画では，コクランライブラリーを創設し，定期的に更新している．コクランライブラリーには，コクランデータベース・システマティックレビューなどの科学的根拠にもとづいた医療データベースが含まれている．これらのすべてにアクセスするには購読が必要となるが，抜粋したものならインターネット上で無料で利用できる（www.cochrane.org/reviews）．

何が達成できるか？
- **細分化と削減**：膨大な情報から不要なものを削り小さくし，処理できる量にする．
- **効率性**：通常，システマティックレビューは，新しい研究を実行するよりも時間や費用がかからない．他の人が不必要な研究に着手するのを防げるかもしれない．また，医療技術の開発と普及までの時間を短縮することができる．
- **普遍化と一貫性**：たった1つの研究でできることよりも，より一般的な条件で，しばしば，結果をより幅広い患者集団にあてはめること（普遍化）ができる．異なった研究から得られる結果の一貫性を評価でき，一貫性のないものを確定できる．
- **信頼性**：システマティックレビューの目的は誤差を減らすことであり，無計画なレビューや単一の研究の場合と比べて，勧告の信頼性と精度が改善する．
- **検出力と精度**：量的システマティックレビュー（「メタアナリシス」参照）は，単一の研究よりも，関心領域の効果をみいだすための，いっそう大きい検出力（18章）をもち，それをより正確に評価できる．

■ メタアナリシス

メタアナリシスとは？
メタアナリシスまたは**概観**は，数的結果に焦点を合わせる特別なシステマティックレビューの形式である．メタアナリシスの主目的は，個別研究の結果を合わせ，適切なら，関心領域の総括的あるいは平均的効果〔例えば，相対危険度（RR）；15章〕を推定することである．この平均的効果の方向と大きさは，関連する信頼区間と仮説検定の結果を考慮しながら，必要に応じて，調査中の治療，患者管理，関心領域の要因の役割などについて判断するために利用できる．

統計学的アプローチ
1. **関心領域の効果を決定し，元データが利用可能なら，個々の研究でそれを評価する**．しかし実際には，公表された結果から，これらの効果を引き出さなければならないこともある．2つの治療を比較している臨床試験でのアウトカムが次の2つの場合，以下のことを考慮する．
   - **数値**の場合，効果は治療方法における差である．差がゼロであるなら，治療効果はない．
   - **2値**（例えば，死亡／生存）の場合，治療群におけるアウトカムのリスク（例えば，死亡）を考える．効果はリスク差か，その比であるRRである．リスク差がゼロか，RR＝1に等しいなら，治療効果はない．
2. **統計学的同質性を確認し，統計学的異質性の推定値を得る**．異なった研究から得られた関心領域の効果の推定値に，真の変動があるとき，統計学的異質性がある．
   - 個々の効果の変動が偶然だけで起きたものかどうか調べる**同質性の仮説検定**を行うことができる．しかしこの検定は，メタアナリシスに含まれる研究数が少ない場合，異質性の検出力が低い（18章）．逆に，たとえ多くの大規模研究からなる場合，その異質性が結果に影響する可能性が低くても，結果は有意となりやすい．
   - I^2 **という指標**．これは研究数に影響を受けない指標であるが，アウトカムデータの型あるいは治療効果の選択（例えば，RR）は，異質性の影響度を測るとともに，不一致性[2]を評価することに利用できる（例参照）．I^2は，異質性による研究間での総変動の率を意味する．0〜100%の値をとり，0%は異質性がまったく観察されないことを示す．統計学的異質性が有意にあるなら注意が必要で，その異質性の原因を調べて，それに応じて方法を修正すべきである（項目3．参照）．
3. **関心領域の平均効果を（信頼区間とともに）推定して，効果に関する適切な仮説検定を行う**（例えば，真のRR＝1）．平均推定値は通常は，すべての研究の推定効果の重みづけ平均である．各研究の重みづけは推定値の分散の逆数で決められる．統計学的な異質性のエビデンスがない場合，一般的に固定効果メタアナリシスを行う．これは真の治療効果はすべての研究で同じであり，異なる研究から得られた推定値において観察される変動はサンプル誤差のみであると仮定する．この場合，研究内のばらつきだけが，関心領域の平均効果における分散の構成要素である．統計学的な異質性のエビデンスがある場合は，関心領域の効果の平均効果を出すことは賢明ではない．しかし，それが求められる場合に，それを得る手法はいくつかある．
   - ランダム（変量）効果メタアナリシスを行う．これは，各研究が個々の研究効果にはばらつきがあるが，その平均治療効果を有する研究群のランダムサンプルを代表していると

---

[1] Egger, M., Davey Smith, G. and Altman, D. (2001) *Systematic Reviews in Health Care: Meta-analysis in Context*. 2nd edition of Systematic Reviews. London: BMJ Books.

[2] Higgins, P.T, Thompso, S.G, Deek, J.J. and Altman , D.G. (2003) Measuring inconsistency in meta-analysis. *British Medical Journal*, **237**, 557-560.

仮定する．関心領域の平均効果の分散は，研究内と研究間の両者の変動を含み，したがって，固定効果メタアナリシスにおける匹敵する数値と比べて，推定値の標準誤差はより大きく，真の平均効果の信頼区間はより広く，そのP値はより大きくなる（つまり，統計学的に有意になることが難しくなる）．

- 研究を似た特性のサブグループに層別化して，層ごとに別個（通常は固定効果）のメタアナリシスを行う．
- **メタ回帰**[3]を行う．これは研究間の差異を補正して，関心領域の効果を推定すること，およびどの共変数が異質性の主な原因なのか明確にすることを目的とする．従属変数を研究における関心領域の効果の推定値（例えば，RR）とし，説明変数を研究レベルの1つ以上の特徴（例えば，集団の平均年齢，平均治療期間，病院が農村部か都市部か）とする．メタ回帰の最も一般的な型は，ランダム効果メタ回帰であり，これはモデルの中に誤差の要素としてそれを含めることで研究間変動を考慮するというものである（これはランダム効果モデルの型である；42章）．不幸なことに，メタ回帰の「サンプルサイズ」が研究の数（各研究の患者の数ではなく）であるために，多くの解析で検出力不足となり，重要な効果をみつけることができない．さらに，共線性がある場合（34章），異なる共変数の効果を分離することは不可能である．この問題はよく起こり，結論は誤解を招きやすい．また，統合レベルの変数間で観察される関連性は，同じ集団の個人レベルに相当する関連性を反映すると誤って信じてしまう**生態学的誤謬**（34章）についても注意が必要である．

4. **結果を解釈し知見を公表する**．それぞれの研究から得た結果〔例えば，サンプルサイズ，基本属性，RRのような関心領域の効果と関連した信頼区間（CI）〕を要約することが役立つ（例参照）．最も一般的な図は**フォレストプロット**（図43-1）で，それぞれの研究に対する推定効果（信頼区間とともに）と，それらの平均が，「治療の効果なし」を表す垂直線（例えば，効果がRRなら，この線は値「1」に相当する）に沿ってプロットされる．それぞれの研究の推定効果を示すプロットの記号は，しばしば，その研究のサンプルサイズに比例する面積をもったボックス型である．まず，異なった研究から推定される効果が線の同じ側にあるかどうかを検討する．それから，結果が一致しているかを判断するため（信頼区間が重なる場合）や，結果が一致しないのはサンプルサイズが小さいことによって説明できるかを判断するため（信頼区間が広い場合），あるいは（垂直線が信頼区間のいくつか，またはすべてに交わるかどうかを観察することにより）個々の効果や全体の効果の有意性を評価するために，信頼区間を使うことができる．

利点と欠点

メタアナリシスはシステマティックレビューの特定の型であるので，同様の**利点**をもつ（「何が達成できるか？」参照）．特にメタアナリシスは，膨大なサンプルサイズなので，どの単独の研究よりも，治療効果を**より大きな検出力**でみいだすことができ，また，これらの効果を**より高い精度**で推定できる．その利点は，ソフトウェアの導入とともに，メタアナリシスを普及させた．しかし，不適切に使用すると，治療の有効性に関して誤った結論に導くこともある．メタアナリシスが行われる前に，次の主な問題を完全に検討し解決すべきである．

- **出版（公表）バイアス**：公表された論文からの結果だけを分析に含める傾向．これにより，統計学的に有意な結果が出やすくなる．出版バイアスが問題であれば，**漏斗プロット**（funnel plot）を描けば結論を出すことができる．この散布図においては，通常，縦軸に治療効果（例えば，オッズ比），横軸に研究のサンプルサイズがくる．出版バイアスがない場合，漏斗プロットにおける点の散らばり（それぞれの点は1つ1つの研究を示す）は，研究サイズが小さい底辺から研究サイズの大きい頂点に向かって狭くなる漏斗状の形を描くことになる．出版バイアスがあると，漏斗プロットはおそらく非対称に歪み，底辺の左隅，すなわち，研究サイズも治療効果も小さい領域での点の欠損が存在する形になると考えられる（すなわち，このときその研究は，小さな効果をみいだす検出力が低いといえる）．
- **臨床的異質性**：分析に含まれる患者集団や，アウトカム指標，変数の定義，研究の追跡期間の差は，非互換性の問題を生む．
- **質の相違**：デザインと研究の実施方法は，質を変化させる．重みづけしてよりよい研究にすることは，このジレンマに対する1つの解決策となるが，どの重みづけシステムも恣意的であると批判されうる．
- **依存**：分析に含まれる研究結果は独立していないかもしれない，例えば，研究結果は，複数の場で公表されている可能性がある．

感度分析

感度分析は共通する推定値の頑健性（35章）を評価するメタアナリシスである．回帰分析として，メタアナリシスのどの特定の研究が，関心領域の効果の平均的指標に影響しているのかを明確にするのが重要である．これは次により達せられる．k個の各研究を順番に除去して，残った（$k-1$）個の関心領域の効果の推定値のメタアナリシスを用いて，これらの推定値を信頼区間と一緒に**効果プロット**にプロットする．これはフォレストプロットに似ているが，横軸は各研究が除外されるごとに，改定されたメタアナリシスに置き換えられてプロットされる．視的には実体的に他と異なると思われるいかなる推定値でも重要となりうる．各研究の影響を評価するための代替方法は，**累積メタアナリシス**を行うことである．これは規定の順序で（通常，出版日にしたがって）1つずつ研究を加えていき，加えるごとに積み重ねた研究の別個のメタアナリシスを行うというものである．一般的に累積メタアナリシス図での結果はフォレストプロットに似ているが，それぞれ時間的順序で加えられており，関係する時点での関心領域の効果の全体的な推定平均を示し，単一の研究の効果推定値ではない．図を検討すると，蓄積された推定値が長い期間で頑健性があるかどうか明確になる．

---

[3] Morton, S.C., Adams, J.L., Suttorp, M.J. and Shekelle, P.G. (2004) *Meta-Regression Approaches: What, Why, When, and How?* Technical Review 8 (Prepared by Southern California-RAND Evidence-based Practice Center, under Contract No. 290-97-0001). AHRQ Publication No. 04-0033. Rockville, MD: Agency for Healthcare Research and Quality.

例

重度の狭心症患者は，しばしば経皮経管冠動脈形成術（percutaneous transluminal coronary angioplasty：PTCA）あるいは冠動脈バイパス術（coronary artery bypass graft：CABG）に適している．公表された8つのランダム化比較試験を対象として，平均観察期間2.7年，患者3371人（CABG 1661人，PTCA 1710人）で，共同メタアナリシスを行った．研究の主な特徴を，表43-1に示す．追跡調査1年目の，心臓死および死に至らない心筋梗塞からなる複合エンドポイントの結果を図43-1に示す．PTCA群で推定される相対危険度（RR）をCABG群と比較する．図では，左右対称の信頼区間を得るために，RRに対して対数スケールを用いた．リスクの減少からリスクの増加まで，個人のRRの推定値にはかなりばらつきがあるが，すべての信頼区間はある程度重なる．より公式な異質性の評価に**異質性のコクランのχ^2検定**があるが，これでは，有意ではなかった（検定統計量$Q = 13.2$，自由度$df = 8 - 1 = 7$，$P = 0.07$）．しかし，$I^2 = 100 \times (Q - df)/Q = 100 \times (13.2 - 7)/13.2 = 47\%$（95% CI 0〜76%）となり，ここでは研究間の中等度の不一致性を示し，全試験を合わせたRRの推定値を解釈するうえで注意を促す結果となった．RRは1.03（95% CI 0.79〜1.50）と推定され，2つの再灌流術戦略の間には，全体としてみれば実際に差の根拠がないことを示している．追跡調査の早期段階では，狭心症の有病率がCABG患者よりもPTCA患者で高いことは興味深い．

表43-1 PTCAとCABGの8つのランダム化試験の比較

	国	主な研究者	単/複血管	患者数 CABG	患者数 PTCA	追跡期間（年）
Coronary Angioplasty Bypass Revascularisation Investigation（CABRI）	ヨーロッパ	A.F. Rickards	複	513	541	1
Randomised Intervention on Treatment of Angina Trial（RITA）	英国	J. R. Hampton	単（$n = 456$）複（$n = 555$）	501	510	4.7
Emory Angioplasty versus Surgery Trial（EAST）	米国	S.B. King	複	194	198	3+
German Angioplasty Bypass Surgery Investigation（GABI）	ドイツ	C.W. Hamm	複	177	182	1
Toulouse Trial（Toulouse）	フランス	J. Puel	複	76	76	2.8
Medicine Angioplasty or Surgery study（MASS）	ブラジル	W. Hueb	単	70	72	3.2
Lausanne trial（Lausanne）	スイス	J.-J. Goy	単	66	68	3.2
Argentine Trial of PTCA versus CABG（ERACI）	アルゼンチン	A. Rodriguez	複	64	63	3.8

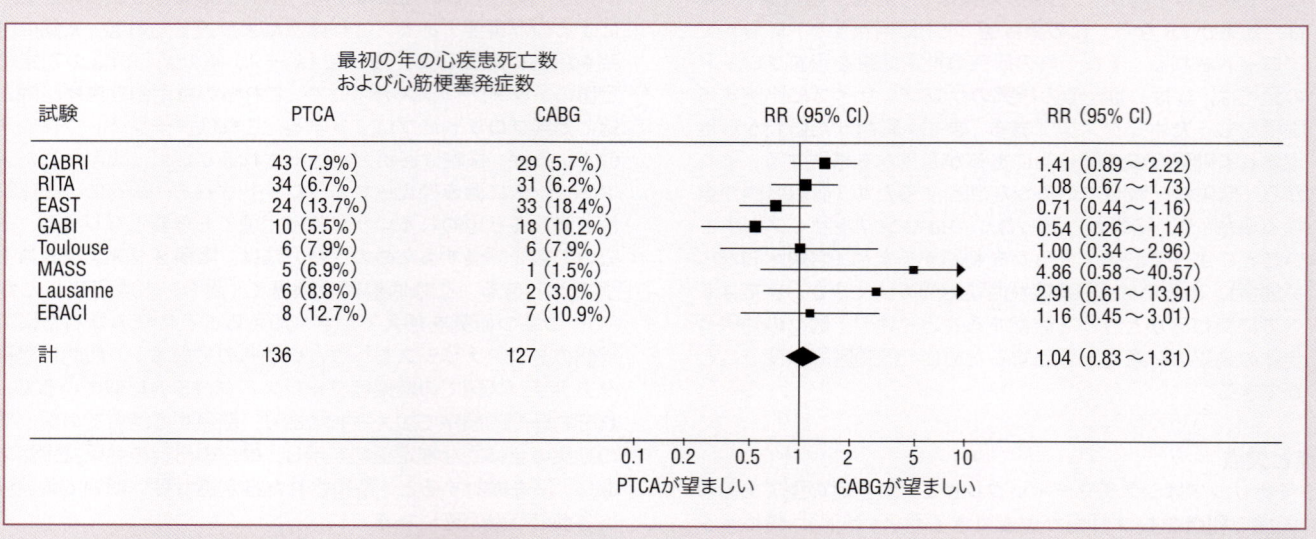

試験	最初の年の心疾患死亡数およびの心筋梗塞発症数 PTCA	CABG	RR (95% CI)	RR (95% CI)
CABRI	43 (7.9%)	29 (5.7%)		1.41 (0.89〜2.22)
RITA	34 (6.7%)	31 (6.2%)		1.08 (0.67〜1.73)
EAST	24 (13.7%)	33 (18.4%)		0.71 (0.44〜1.16)
GABI	10 (5.5%)	18 (10.2%)		0.54 (0.26〜1.14)
Toulouse	6 (7.9%)	6 (7.9%)		1.00 (0.34〜2.96)
MASS	5 (6.9%)	1 (1.5%)		4.86 (0.58〜40.57)
Lausanne	6 (8.8%)	2 (3.0%)		2.91 (0.61〜13.91)
ERACI	8 (12.7%)	7 (10.9%)		1.16 (0.45〜3.01)
計	136	127		1.04 (0.83〜1.31)

0.1 0.2 0.5 1 2 5 10
PTCAが望ましい　CABGが望ましい

図43-1 ランダム化された最初の年に，CABG群とPTCA群とを比較した，心疾患による死亡や心筋梗塞の相対危険度（RR）および95% CIに関するフォレストプロット

Pocock, S.J., Henderson, R.A., Rickards, A.F., et al.（1995）A meta-analysis of randomised trials comparing coronary angioplasty with bypass surgery. *Lancet*, 346, 1184-1189, Elsevierから許可を得て改変して転載．

44 生存分析

生存データは，個体が関心領域のエンドポイント（常にではないが，しばしば死亡）に至る時間に関係し，次の2つによって特徴づけられる．
- 最も重要な点は，患者がエンドポイントに至る**時間の長さ**であり，エンドポイントに至るか至らないかではない．例えば，肝硬変で入院した患者の生存の長さに関心をもつことがある．
- データはしばしば**打ち切られている**（下記参照）．

例えば，新しい治療の有無で分けた患者におけるロジスティック回帰あるいはエンドポイントに至る平均時間の比較などの標準的な分析手法には，打ち切りデータがあるため，誤った結果が生じる可能性がある．したがって，**生存分析**[1]として知られる多くの統計手法が，これらを扱うために開発されてきた．

打ち切りデータ

生存期間は，患者が，研究の本来の「開始点」（例えば，外科手術やある状態の診断時点）を反映するあるベースラインデータから，関心領域のエンドポイントに到達するまでの期間によって計算される．しかし，いつ患者がエンドポイントに到達したかわからず，研究期間中，エンドポイントに到達していないことがわかるだけのことが多い．例えば，HIV感染に対する新薬治験において，患者が脱落するとき，彼らはまだAIDSを発症していないかもしれない．これは，AIDSを発症していないうちに治験が終わったとか，これらの個体がAIDS発症前に治験からはずれたとか，または追跡終了前にAIDSと関係ない理由で死亡した，ということかもしれない．このようなケースは，**右方打ち切り**と表現される．これらの患者は，追跡されている間は，エンドポイントに到達していないことがわかっており，この情報は分析に組み入れるべきである．

追跡がベースラインとなる日付後にはじまる場合，生存時間は同様に**左方打ち切り**となるかもしれない．

生存データの表示

患者ごとに別個の水平線を引くことができ，その長さは生存時間を示す．線は左から右に引かれ，線の末端に異なる記号を使うことで，エンドポイントに達した患者と打ち切られた患者を区別することができる（図44-1）．しかし，これらのプロットは，データの要約ではないし，全体の生存経験の感触をつかむのは難しい．

生存曲線は通常，**カプラン・マイヤー法**で計算され，ベースライン後の時点において，個体がエンドポイントに到達していない累積確率（**生存確率**）を示す（図44-2）．生存確率は，エンドポイントが発生したときにだけ変化し，そのため，「曲線」は連続する階段として描かれる．ベースライン（時間0）の生存確率を1（または100％）とし，そして時間経過につれて0に下がっていく．エンドポイントの**累積発生率**を表示することもできる．これは（1－生存確率）でそれぞれの時点で計算される．そして得られる曲線は生存曲線の逆さまになる（つまり，生存確率0から始まり，時間とともに1に上がっていく）．両方の表示に含まれる情報は同じだが，エンドポイントがまれな（そしてそのため生存確率が研究全体を通して高い状態のままである）場合は，累積発生曲線は一般的に累積生存曲線より好まれる．なぜなら，これは目盛をいじることなしに最大限の詳細を得られるからである．生存確率を計算するもう1つの方法は，**生命表**を用いる手法であり，エンドポイントに到達した時点を特定の時間間隔（例えば，1年以内）で把握できるときにのみ利用できる．生存確率の計算はいずれの方法を用いても単純であるが，多大な時間を要する．統計ソフトを用いれば，カプラン・マイヤー法や生命表による生存確率をたいてい容易に得ることができる．

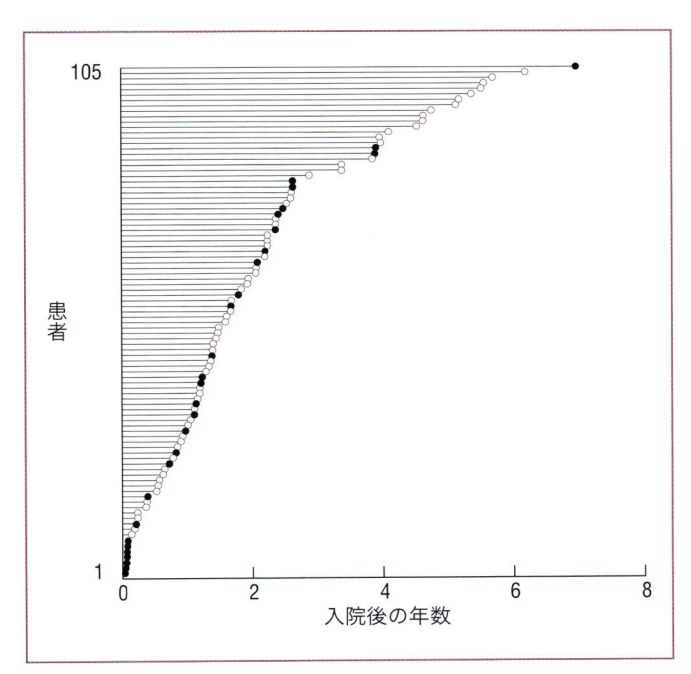

図44-1 105人の肝硬変患者の生存期間　●は死亡患者，○は観察終了時点における生存者．

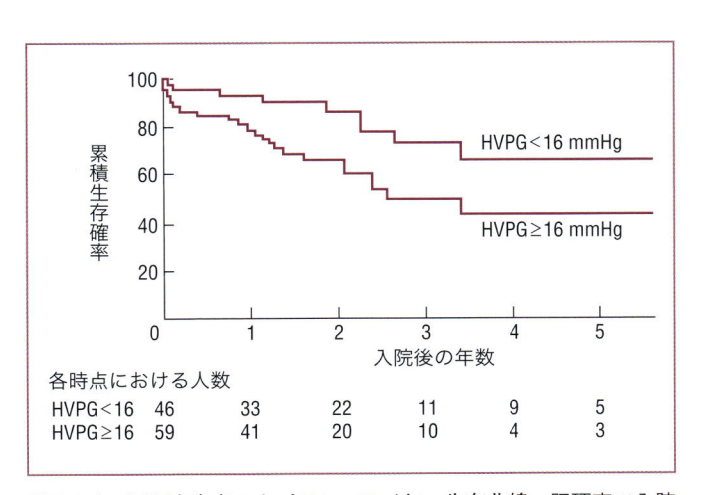

図44-2 肝硬変患者のカプラン・マイヤー生存曲線　肝硬変で入院した患者を追跡調査し，生存確率をパーセンテージ（％）で示したもの．肝静脈圧較差（HVPG）測定値により層別化されている．

各時点における人数

HVPG<16	46	33	22	11	9	5
HVPG≥16	59	41	20	10	4	3

---

[1] Collett, D. (2003) *Modelling Survival Data in Medical Research.* 2nd edition. London: Chapman and Hall/CRC.

生存の要約

例えば，乳癌治療後の患者における 5 年生存率などのように，（信頼区間とともに）生存曲線上のある時点における生存率を引用することにより，生存を要約することが多い．その代わりに，エンドポイントに到達する時間の中央値（個体の 50% が**通過する時間**）を引用することも可能である．

生存の比較

生存に関して，例えば，治療，疾病の重症度などの，関心領域の多くの要因の影響を評価したい場合がある．生存曲線は，患者の属する群ごとに別々にプロットされうる．また，生存曲線は，異なる群の患者が異なる率でエンドポイントに到達するかどうかを視覚的に評価する方法となる（図 44-2）．例えば，ログランク検定あるいは回帰モデルを使うことによって，異なる群間の発症率に有意差があるかどうかを形式的に検定することができる．

ログランク検定

このノンパラメトリック検定は，検討中の群間の生存期間には差がないとする帰無仮説を扱っており，生存曲線上のすべての時点で発生している事象を比較している．ログランク検定では，エンドポイントまでの時間に対して，1 つ以上の要因の独立した役割を評価することができない．

回帰モデル

1 つ以上の関心領域の要因と生存の間の関係を数量化するために，回帰モデルをつくることができる．あらゆる時点 t で，個体 i が，その時点まではエンドポイントに到達していないと仮定したとき，エンドポイントに到達する瞬間リスク〔しばしば**ハザード**；すなわち，$\lambda_i(t)$ として知られる〕がある．例えば，死亡がエンドポイントであるなら，ハザードは時間 t における死亡リスクである．この瞬間ハザードは通常，非常に小さく，関心は限定されている．しかし，異なった特徴を有する個体において，すべての時点で，ハザード間に系統的な差があるかどうかを知りたい場合がある．例えば，年齢や疾病の重症度などの他の要因を考慮に入れたとき，新しい治療法で治療された個体は，プラセボで治療された個体と比較して，一般的にハザードが減少するのかどうか？

ハザードに対する多くの説明変数（要因）の独立した効果を検定するために，**コックス比例ハザード回帰モデル**を用いることができる．それは次の公式で示される．

$$\lambda_i(t) = \lambda_0(t) \exp\{\beta_1 x_1 + \beta_2 x_2 + \cdots + \beta_k x_k\}$$

ここで，$\lambda_i(t)$ は個体 i の，時間 t におけるハザード，$\lambda_0(t)$ は任意のベースラインハザード（これには関心がない），$x_1 \cdots x_k$ はモデルの説明変数であり，$\beta_1 \cdots \beta_k$ は対応する係数である．これらのパラメータの推定値 $b_1 \cdots b_k$ は，最尤推定の 1 つの型の**部分尤度**を用いて得る．これらの値の指数（例えば，$\exp\{b_1\} = e^{b_1}$）が**推定相対ハザード**または**ハザード比**である．x_1 という特定の値に関して，ハザード比は，x_1 における疾患推定ハザードに対する $(x_1 + 1)$ における疾患推定ハザードである．ここで，式の中の他のすべての x を調整する．相対ハザードは，ロジスティック回帰のオッズ比（30 章）もしくはポアソン回帰の相対率（31 章）と同様に解釈される．したがって，値が 1 よりも大きいならばハザード増加，値が 1 未満ならばハザード低下，値が 1 と等しいならばエンドポイントのハザードは増加も低下もしていないことを示す．信頼区間は相対ハザードについて計算できる．また，有意差検定は，相対ハザードの，1 からのずれを評価するために行われる．

相対ハザードは，このモデルでは長期間一定であると仮定する（すなわち，比較群とのハザードは比例関係にあると仮定する）．グラフを用いたり，モデルに共変数と対数（時間）との間の交互作用を組み入れたりして，有意差がない[1]ことを確認し，この仮定を検証することが重要である．このための例として次のことを行う．

- グラフ法を用いる：時間経過で漸次変動するカプラン・マイヤー生存曲線で，単一共変数のカテゴリーに一致する 2 つ以上の曲線を検討する．または，共変数のカテゴリーごとに ln {−ln (生存確率)} 対 ln (時間) をプロット〔ときに両対数（log log）プロットといわれ，ほとんどの統計ソフトで利用できる〕がおおまかに平行を示す．特に線が交わる場合は，比例ハザードから大きく解離することを示す．
- モデルにおける共変数と ln (時間) との間の交互作用を組み込み，有意でないことを確認する．
- ショーンフェルド残差に対する全体的な χ^2 などの形式的な検定を行う．これは通常統計ソフトで利用できる．

もし，比例ハザード仮定が侵される場合，追跡する時間を，ハザードが比例関係にあることが知られる 2, 3 つの期間に分けることも可能である．そうすれば，それぞれの期間で分けた別個のコックス回帰モデル分析を行うことができ，それぞれ結果を報告することができる．

生存データを記載するのに，例えば，**指数関数**や**ワイブルのモデル**，あるいは**ゴンペルツのモデル**などの他のモデルを用いることができる．それぞれハザード関数について特定の確率分布を仮定する．**frailty モデル**は，生存の観測値が独立していない場合（つまり，クラスター内で相関している，例えば環境因子を共有するため地理的地域内での相関）に用いられる．しかし，これらのモデルは本書が扱う範囲を越えている[1]．

生存分析における問題

"informative（情報による）" 打ち切り

生存分析において，追跡している個体が打ち切りになる確率は，関心領域のアウトカム（例えば，死亡）を起こす確率と独立（関係ない）していることを仮定している．例えば，追跡中の打ち切りは，個体が地域を移動したため追跡できなくなったからかもしれない．打ち切り時には，この個体は，打ち切られないで同じ期間追跡された個体と同じ確率で，関心領域のアウトカムを起こしていたかもしれない．もし，この前提が崩れた場合，"informative（情報による）" 打ち切りがあるという（またこれを自分の統計解析の中で対応しなければならない）．例として，急性肝不全の患者の生存分析で，肝移植を受ける患者は早期に研究から脱落し，彼らの追跡が打ち切られる．これらの個体は肝移植を受けない者と異なる予後が予測されるので，彼らの追跡は "informative" 打ち切りである．"administrative（管理上の）" 打ち切りは，単に研究が特定日に終了したため，患者の追跡が打ち切られるもので，一般的には "non-informative" である．

競合リスク

研究では，ときに多くの異なる関心領域のアウトカムがあることがある．もし，これらのアウトカムの 1 つ以上が，いかなる他の発生（または測定）を排除するのであれば，アウトカムは競合リスクと呼ばれる．例として，HIV に感染している個体は，特定の臨床イベント（ニューモシスチス肺炎，カポジ肉腫，サイトメガロウイルス網膜炎など）の 1 つを 1 回でも経験したのであれば，

AIDSと診断される．**AIDSを特徴づける事象**（関心領域のアウトカム）としての特定の臨床状態（例えば，カポジ肉腫）に関する危険因子を評価したい場合，他のいかなる臨床イベントの発生も競合リスクとなる（つまり，患者に他のイベントの1つが発生すると，その患者はAIDSと診断され，その後に続くカポジ肉腫の発生はAIDSを特徴づけることができない）．**最初のAIDSを特徴づける事象**としてのカポジ肉腫に関する危険因子の解析は，カポジ肉腫が最初に起こる事象か，あるいはそれに続いて起こる事象かで，異なる結論に達するかもしれない．

例

肝静脈圧較差（hepatic venous pressure gradient：HVPG）は，アルコール性肝硬変の重症度と関連することが知られている．しかし，肝硬変患者で生存予測の指標として用いられることはまれである．この測定法の臨床的価値を評価するために，肝硬変で病院に入院している105人の患者に肝静脈造影を行い，追跡期間の中央値は566日であった．これらの患者の経過を図44-1に示す．追跡期間中，33人の患者が死亡した．**カプラン・マイヤー曲線**によって，ベースライン以降の時点における累積生存確率を，HVPG 16 mmHg（あらかじめ予後の重要性を与えると示唆された値）未満の個体群と，HVPG 16 mmHg以上の個体群に分けて示す（図44-2）．

ログランク検定のコンピュータの出力結果は次のとおりである．

検定	χ^2	df	P値
ログランク	5.2995	1	0.0213

このように，2つの群の生存時間の間には有意差（P = 0.02）がある．入院から3年後，HVPG測定値が低い個体群では73.1%が生存しており，高い個体群では49.6%が生存していた（図44-2）．

コックス比例ハザード回帰モデルは，この関係がベースラインにおける既知のいずれかの予後因子または人口統計学的要因（患者属性情報）によって説明できるかを検討する目的で用いられた．20の変数が検討され，モデルに組み込まれたが，その中には，人口統計学的マーカーや，臨床および検査マーカーが含まれていた．グラフによる方法では，その比例ハザードの仮説は，これらの変数に対して妥当であることが示唆された．ステップワイズ選択法（33章）が，最終的な最適モデルを選択するために使われた．結果を表44-1に示す．

表44-1における結果から，悪いアウトカムを招く他の要因を修正すると，HVPG高値は，生存期間を短くする独立変数となっていることがわかる．特に，HVPGが16 mmHg以上の個体は，他の要因を修正したのち，16 mmHg未満の個体と比べて，2.46倍の死亡ハザード（= exp{0.90}）を有していた（P = 0.04）．言い換えれば，死亡ハザードはこれらの個体で146%増える．さらに，プロトロンビン時間の延長（1秒増えるごとに5%のハザード増加）や，ビリルビン値の増加（10 mmol/L増えるごとに5%ハザード増加），腹水の存在（1水準の増加ごとに126%ハザード増加），長期の内視鏡治療の既往（246%のハザード増加）はすべて，生存期間を短くする独立した，かつ有意な変数となっていた．

表44-1　コックス比例ハザード回帰モデルによる結果

変数（およびコード化）	df	推定値	標準誤差	P値	推定相対ハザード	相対ハザードの95% CI
HVPG（0 = 16 mmHg未満，1 = 16 mmHg以上）	1	0.90	0.44	0.04	2.46	1.03〜5.85
プロトロンビン時間	1	0.05	0.01	0.0002	1.05	1.02〜1.07
ビリルビン（10 mmol/L）	1	0.05	0.02	0.04	1.05	1.00〜1.10
腹水（0 = なし，1 = 軽度，2 = 中等度/重症）	1	0.82	0.18	0.0001	2.26	1.58〜3.24
長期にわたる内視鏡治療の既往（0 = なし，1 = あり）	1	1.24	0.41	0.003	3.46	1.54〜7.76

データは，Dr D. PatchとProf. A.K. Burroughs, Liver Unit, Royal Free Hospital, London, UKのご厚意による．

45 ベイズ法

頻度論的統計法

本書の仮説検定に関する記述は，確率と推論に対する**頻度論的統計法***（frequentist mothod；7 章）にもとづいており，実験を多数回繰り返した場合に，現象が起こるであろう回数を考えるものである．この手法は，次の理由のために批判されることもある．

- 現在の研究から得られる情報だけを用いており，推論の過程で得られることがある他の関心領域の効果，例えば，臨床研究を行う前の 2 つの治療の相対的有効性に対する医師の見解などの情報を組み込んでいない．
- 最大の関心事である問題に直接には取り組んでいない．薬剤の比較では，1 つの薬剤が他**よりいっそう効果的**であるかどうかを知ることにしばしば実際関心がある．しかし，伝統的統計学法では，2 つの薬剤が**同等に効果的**であるという仮説を検定する．P 値が小さいならば，片方の薬剤が他方より優れていると結論するが，この確率（すなわち P 値）は，片方の薬剤が他方より効果的である（本当の関心事）ことよりも，むしろこれらの薬剤の有効性が等しいかどうかの観察結果を表すものである．
- 結果が意味することよりも，仮説検定の役割や結果が有意であるかどうかを強調しすぎる傾向がある．

ベイズ法

その他の推論の手法として，**ベイズ法**[1]があるが，これは個体の仮説に対する信念の程度を反映しており，おそらく入手済みの情報にもとづいている．通常，個体の仮説に対する信念の程度はさまざまであり，また，新しい情報が利用できるようになると，これらの信念は変化する．ベイズ法では，新しいデータが利用できるようになったとき，仮説に対する**事前**の意見を更新することにより，仮説が**真**である（関心の焦点）確率を計算する．

条件つき確率

条件つき確率として知られる特定の型の確率はベイズの分析では必須である．これは，もう 1 つの事象がすでに発生した場合の，ある事象の確率である．わかりやすくするため，例を考えよう．一般的な母集団での血友病 A の罹患率は，10000 人の男児の出生に対し約 1 例である．しかし，ある女性が血友病の保因者であるならば，この罹患率は 2 人の男児の出生に対し約 1 例に増加する．したがって，男児が血友病である確率は，その母親が保因者ならば，母親の保因状態がわからないときの条件なし確率とはまったく異なってくる．

ベイズの定理

1 つの仮説を検討するとする（例えば，治療効果がある値に等しいとする）．ベイズの定理は，研究が行われる前の仮説における個体の信念を示す**事前確率**を，その個体の**事後**の信念を示す**事後確率**に変換する．事後確率は実際，研究から結果が得られた場合には，仮説の条件つき確率である．ベイズの定理では，**事後確率**は，観察結果に尤度の値を乗じた**事前確率**に比例するとしている．それは，仮説が真である場合，観察結果の**尤度**を表している（32 章）．

ベイズの枠組みにおける診断検査

ほとんどすべての医師は，論理的に診断をするとき，直感的にベイズの手法を用いている．彼らは，病歴や症状と徴候の有無にもとづいて，患者像をとらえる．これにより，真ではなさそうな他の診断を除外して，その患者について知りうることにもとづいて，**最もありそうな**診断を確定する．その後，新しい根拠（例えば，患者が治療に反応するとか，新しい症状が現れた場合など）に照らして，この診断を再確認したり修正したりするであろう．

個体が外来を受診するとき，医師は通常，個体が疾病を有している確率について何らかの考えをもっている（**事前**または**検査前確率**）．これは，患者について他に何も知らない場合には，母集団における単なる疾病の**有病率**（12, 38 章）となる．ベイズの

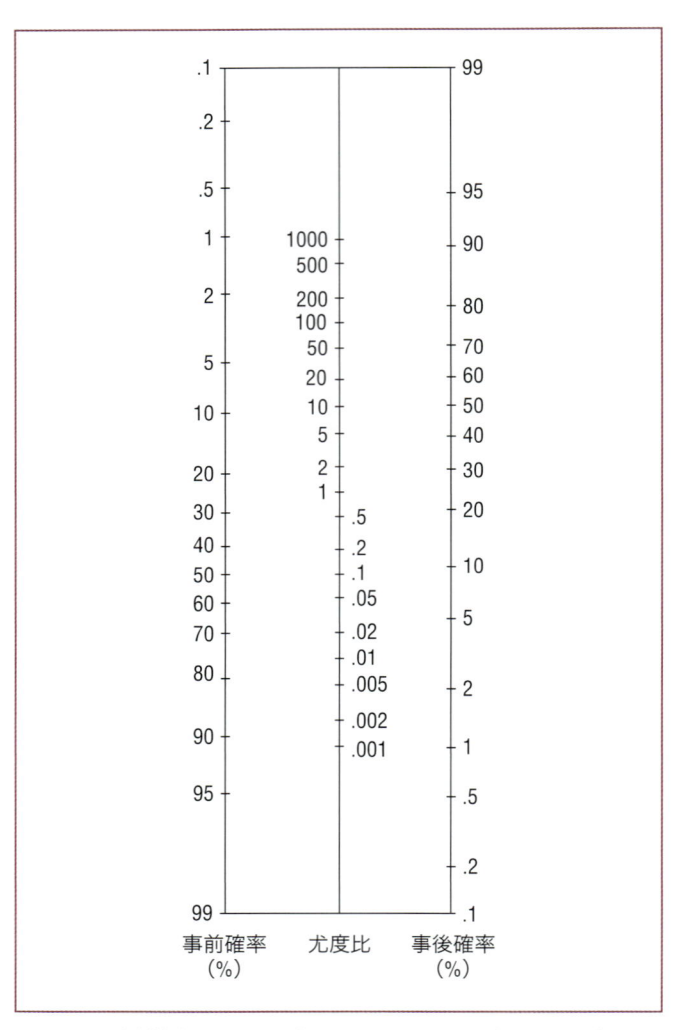

図 45-1 診断検査の結果を評価するためのファーガンのノモグラム
Sackett, D.L., Richardson, W.S., Rosenberg, W., Haynes, R.B. (1997) *Evidence-based Medicine: How to Practice and Teach EBM.* Churchill-Livingstone, London. から許可を得て転載．

---

[1] Freedman, L. (1996) Bayesian statistical methods. A natural way to assess clinical evidence. *British Medical Journal*, **313**, 569-570.

*訳注：頻度論的統計法は，伝統的統計法，標本理論とも呼ばれ，確率を頻度と結びつけて考える従来の統計学的手法のことである．

定理を使うことにより，事前確率を事後確率に変えることができる．最も直近の調査（例えば，診断検査の結果）から得られた情報にもとづいた**尤度比**（32章）をベイズの定理に取り入れた場合，これは最も容易に行うことができる．陽性の検査結果の尤度比は，個体が疾病を有している場合，陽性の検査結果の可能性を，個体が疾病を有していない可能性で割ったものである．この意味において38章で尤度比について述べ，診断検査の有用性を示すために使用できることを示した．ここで，オッズ（16章）について，ベイズの定理を表現するために尤度比を使ってみる．

事後の疾病オッズ＝事前オッズ×陽性の検査結果の尤度比

ここで，

$$事前オッズ = \frac{事前確率}{(1-事前確率)}$$

事後オッズは計算が簡単であるが，より説明しやすくするために，相関を用いてオッズを確率に再変換する．

$$事後確率 = \frac{事後オッズ}{(1+事後オッズ)}$$

事後または**検査後確率**は，陽性の検査結果がでた場合の，患者が疾病を有している確率である．それは，陽性適中率（38章）に類似しているが，臨床医はゴールドスタンダードにもとづき明確に定義された患者サンプルの検査結果に接しない限り，陽性適中率を決定できない（表38-1）．さらに，陽性適中率に最も影響する因子は有病率で，個体のもつリスクが，なぜ集団全体の有病率より高いかもしくは低いかの理由がわかるかもしれない．この状況では，たとえ臨床医が陽性適中率を計算できたとしても，検査結果がわかった後で，患者が疾病を有しているという信念に対する合理的な示唆は得ることができない．そのため，この場合は事後確率を計算することが好ましい．

より単純な方法でこれらの計算を行うには，**ファーガンのノモグラム**（図45-1）を利用する．これを用いて，事前確率〔パーセンテージ（％）で表される〕を尤度比につなげて，線を延長すれば，事後確率を評価することができる．

ベイズ法の欠点

ベイズ分析では，仮説の事前確率（例えば，患者が疾病を有するという事前確率）を特定することが必要である．これらの事前確率の本質は主観的なものであるため，個々の研究者や医師は異なる値を選ぶこともある．このため，ベイズ法は，しばしば恣意的であると批判される．しかし，研究による最新の根拠（すなわち尤度）が非常に強力である場合，事前情報の影響は小さくなる（極端な場合，結果は事前情報にまったく影響されないであろう）．

多くのベイズ法の計算は複雑であり，通常，コンピュータによる高度な統計ソフトを必要とするため，直感的に魅力があるにもかかわらず，これまで広く普及してこなかった．しかし，高機能のパーソナルコンピュータが普及しているので，ベイズ法はいっそう一般的になっていくであろう．

例

38章の例で，骨髄移植レシピエントにおいて，$5.0 \log_{10}$ ゲノム/mL以上のウイルス負荷により，重症の疾病の発症を予測する，最適な検査の感度と特異度が得られることを示した．このカットオフ値の陽性の検査結果の尤度比は13.3であった．

骨髄移植後のサイトメガロウイルス（CMV）感染による重症の有病率が約33％であるとすれば，これらの患者における重症の事前確率は0.33である．

$$事前オッズ = \frac{0.33}{0.67} = 0.493$$

$$\begin{aligned}事後オッズ &= 0.493 \times 尤度比 \\ &= 0.493 \times 13.3 \\ &= 6.557\end{aligned}$$

$$事後確率 = \frac{6.557}{(1+6.557)} = \frac{6.557}{7.557} = 0.868$$

したがって，個体が $5.0 \log_{10}$ ゲノム/mL以上のCMVのウイルス負荷を受け，かつ重症の事前確率が0.33（すなわち，33％）であると仮定すると，個体が重症に発展する確率は87％と考えられる．これは，同様にファーガンのノモグラム（図45-1）において，事前確率33％と尤度比13.3をつないで，事後確率の軸まで線をのばすことで直接推定することができる．逆に，個体が重症になる確率が0.2（すなわち，事前確率が20％）のみであるならば，事後確率は77％となる．

いずれの例でも，事後確率は事前確率よりもはるかに高く，陽性の検査結果の有用性を示している．さらに，両者の結果は，患者が移植後に重症となるリスクが高く，抗CMV治療をはじめることが賢明であることを示している．したがって，事前確率は非常にさまざまであるが，一般的な結論は，それぞれのケースで同じであるといえる．

46 予後スコアの開発

なぜそれをするか？

個体の多数の属性または臨床的特徴を考えると，個体が関心領域の事象を経験するか否かを**予測**したいと思う．この事象は陽性のアウトカム（例えば，治療への良好な反応または治癒）または陰性のアウトカム（例えば，疾病，死亡）のいずれかを反映する．その個体がその事象を経験するか否かの段階的な尤度指標として，個体ごとに**予後スコア**（しばしば**予後指標**ともいわれる，また，陰性のアウトカムを予測するときは**リスクスコア**という）を作成する．

- 単純化するために，ある事象（例えば，心血管疾患）において既に確立されている危険因子を考慮して，各個体がもつ危険因子（例えば，男性，高齢，喫煙，心血管疾患の家族歴，糖尿病，脂質代謝異常，高血圧）の数を数えることでスコアを作成する．このスコアにより，その事象に対する個体のリスクが大まかにわかる（高いスコアは心血管疾患の高いリスクを示す）．しかしながら，この手法は，事象を経験する可能性について，各因子が等しく貢献することを仮定している．

- 推奨されるその他の方法は，正規の統計解析〔しばしばロジスティック回帰（30章），または判別分析として知られる似た方法〕を使うことで，事象と有意に関連する因子を同定して，事象を経験する可能性を決定する際に，これらの因子ごとの相対的重要性を評価するというものである．そうして，予後スコアは個体ごとに計算され，モデルの係数を使って，その要素の加重和（つまり30章のz）を提供する．このスコア値の範囲はスコアの出所次第だが，高いスコアは一般的に事象を経験する可能性が高いことを示す．

ときに患者はそのスコアによりカテゴリー化され，例えば，事象を経験するリスクを低，中，高にカテゴリー化される．一方，ロジスティック回帰分析を行うと，個体に対して作成されたスコアを使うことで，その個体にその事象が起こる予測確率の直接推定値を得ることができる（30章）．これは確率なので，0～1の値をとる．

しかし，予後スコアを作成する回帰モデルを使うときは，データの変動の大きな部分を説明するモデルは，どの患者が事象を発生するかを予測するのに必ずしも良好であるわけではない．さらに，いかなるスコアも，たとえ事象の既知の危険因子にもとづいていたとしても，個体の予後について，誤解を生む情報となりうる．したがって，モデルにもとづく予後スコアが得られた場合は，スコアの妥当性について評価すべきである．

予後スコアのパフォーマンス（有用性）の評価

得られたスコアが有用であることを示すために，それが正確か，事象を経験する者と経験しない者を判別できるか，正確に補正（較正）されているか，他の集団にも適用できるかを検討することにより，そのパフォーマンスを評価すべきである．これらのそれぞれの質については，（高いスコアは事象を経験する可能性が高いと仮定して）以下の項で説明する．良好なパフォーマンスに加えて，スコアは患者における臨床的価値も示すべきである．すなわち，患者の臨床的管理の改善につながる必要がある．いい換えれば，スコアは予後情報を示すとともに，既にあるリスクスコアや生データより良好なパフォーマンスを有することを示す必要がある．例として，患者の年齢，性別，血圧にもとづくスコアは，それぞれの因子の知識にもとづくものと異なり（より効果的に），臨床的な意思決定につながることを説明できなければならない．

1. スコアはどの程度正確か？

スコアが事象を正確に予測することのできる程度を説明したい．

- **分類表**（30章，付録C）を作成し，個体において正確に予測できた人数とできなかった人数を示す（38章の表に似ている）．そして，次のような関連する指標を計算する．
  - 感度と特異度
  - スコアの総合確度（精度）．これは，事象を経験した，または経験しなかったと正確に予測できた個体の人数を個体全体の人数で割り算したものと等しい．1に近いほど，正確性は高くなる（完璧なスコアは個体100%を正確に予測する）．

- ロジスティック回帰を用いてスコアを作り出す際に，サンプルの n 個体に対して**平均ブライアスコア**を計算することができる．i 番目の個体に対する平均ブライアスコアは，事象（P_i）を経験する個体の予測確率と，観察されるアウトカム（個体が事象を経験する場合と経験しない場合でそれぞれ，$X_i = 1$ または 0）との間の平方差である．平均ブライアスコアは $\Sigma (P_i - X_i)^2/n$ である．これはモデルの正確性を示し，0（事象を完璧に予測する）～0.25（価値なし）の値をとる．平均ブライアスコアはモデル R^2 と密接な関連がある（27章）．

2. スコアは事象を経験する者としない者をどの程度判別できるのか？

事象を経験する可能性にしたがって，個体をランク付けするためのスコアの力を評価したい．

- 個体のスコアにしたがって（例えば，関連するパーセンタイルによって決定され，5～10は同じサイズのグループとして）カテゴリー化し，カテゴリーごとの事象確率を考える（例参照）．スコアが高くなるにつれて，事象発生率が高くなる傾向を観察する．

- 受信者動作特性（ROC）曲線を描くこともある．これはスコアの（1－特異度）に対する感度をプロットしたものである．スコアの曲線が良好な判別力を有する場合は左上の象限（第2象限）にプロットされ，判別力がちょうど偶然と同じ場合は45度の対角線上にプロットされる．（図38-1，30，38章）ROC曲線下面積（**AUROC**と呼ばれる）は，事象を経験する者としない者の判別力の指標となる．サンプルからランダムに2つの個体を選び，うち1人は事象を経験し，もう1人は経験しない場合，AUROCは，事象を経験する者が，経験しない者より高いスコアをもつ確率を示す．スコアのAUROCが1に等しいとは判別が完璧であることを意味し，0.5に等しいとは偶然と変わりないことを意味する．

- **ハレルのc統計量**を計算することもある．これは判別力の指標で，AUROCと等価である．サンプル個体の事象が異なるすべてのペアを選択し（すなわち，事象を経験するすべての個体と事象を経験しないすべての個体をマッチさせ），このようなペアの数を分母として，事象を起こす個体の中で予後スコアが高い個体ペアのパーセンテージを計算する．2つの個体の予後スコアが等しい場合，分子は0.5ずつ増加する．c統計量は，スコアや予測確率の分布に依存する．サンプルが比較的均一であった場合（すなわち，スコアまたは予測確率がそれぞれのペア

でかなり似ていた場合），c 統計量は 0.5 に近似する．

3. スコアは正確に較正されているか？

ロジスティック回帰を用いて事象の予測確率を作成するとき，これらの事象発生の予測確率と観察された確率（0 または 1）の間に良好な一致性があるかどうかを知りたい．予後スコアにより事象を経験するあるいは経験しない個体を良好に判別する（つまり，事象を経験する個体のスコア値が高い）ことが可能ではあるが，それでも事象が発生するリスクを十分に推定できるわけではない．これは，特に予後スコアがもとの集団と異なる集団に適応された場合（例えば，北欧の集団から得られた心血管リスクスコアを，心血管疾患リスクがずっと低い南欧の集団に適応する場合）に起きる．これは，事象の予測確率にもとづいて臨床における意思決定が行われる場合に重要であり，キャリブレーション（較正）が十分なされていないことで，不適切な医療を受けてしまう．

モデルの較正を決定するために，**ホスマー・レメショウ適合度統計量**を計算する．これは観察された事象確率とスコアによる予測確率の間の一致性を評価するものである．サンプルの個体は g グループに層別化される（通常 $g = 10$ とし，グループはスコアからの予測確率分布の十分位にもとづく．例えば，8 グループなどの他の分類を使うときは，出てきた結論が異なることがある）．これを対応するグループにおける事象が観察された頻度と比較して，自由度 $(g - 2)$ の χ^2 分布による検定統計量を計算する（8 章）．P 値が < 0.05 は，モデルが十分に較正されていないことを示唆する．

4. スコアは適用拡大できたり，一般化できるか？

予後スコアが導かれた集団と異なる集団でも予後スコアが適用できるかどうか知りたい．そのスコアを導き出すために用いられたデータセットにおいては，どの予後スコアも常に十分に適用でき，このデータセットのモデルパフォーマンスの推定値（すなわち，正確性，判別，較正の指標）は全体的に楽観できる（**内的妥当性**）．このように，予後スコアのパフォーマンスに対する真の評価をするためには，一般的に少なくとも 1 つの独立したデータセットにおける妥当性検証が必要である（**外的妥当性**）．この独立したデータセットにおいて良好なパフォーマンスが示されれば，スコアが他にも適用できたり一般化できたりするエビデンスが得られたことになる．

外的妥当性が非現実的な場合，多くの他の内的妥当性の検証方法が用いられる．

- データを 2 つの小サンプルに分ける．すなわち，スコア導き出すための**訓練サンプル**と，スコアの妥当性を検証するための**妥当性サンプル**に分ける．一般的に訓練サンプルは妥当性サンプルより大きい（例えば，訓練サンプルはもとのサンプルの個体の 70％ を含む場合もある）．
- **交差検証**（cross validation）を行う．データセットを小セットに分けて，最初に 1 つデータセットからリスクスコアを導きだし，それからそれを残るデータセットで検証する．**k 分割交差検証**（k-fold cross-validation）行う場合は，データセットを k 個の小セットに分割する．そして，そのうちの 1 つを用いてスコアを導き出し，残る $(k - 1)$ 個の小セットで妥当性検証を行う．k 個の小セットのそれぞれに対してこの手順を行い，得られた全小セットにおけるリスクスコア推定値とモデルのパフォーマンス指標（例えば，AUROC）の結果を平均する．**1 個抜き交差検証**〔leave-one-out cross-validation；ジャックナイフ法（11 章）と類似する〕もこれと似ているが，データセットから 1 つの個体だけを 1 回ずつ抜き出して，サンプルの残る $(n - 1)$ 個体でスコアを導き出し，妥当性検証を行う．そして再度，小セットの推定値の平均を出す．
- **ブートストラップ法**（11 章）を用いて，予後スコアを推定し，そのパフォーマンスを評価することもできる．
- 多施設共同研究（12 章）でスコアが得られた場合は，解析ごとにデータセットから異なる施設を除外して，**内的・外的交差検証**を行うことができる．多施設共同研究に参加している研究は一般的に同じ研究プロトコルに従っているが，施設の状況はしばしば異なるので，この手法はモデルの適用拡大における一定のエビデンスを与えてくれる．

■ 他のデータ型に対する予後指標とリスクスコアの開発

説明してきた多くの方法は 2 値アウトカムに適していて，ロジスティック回帰や判別分析を用いて，モデルを推定したり，リスクスコアを導き出すものである．一方で．他のデータ〔例えば，打ち切りのある生存データ（44 章）やポアソン回帰モデル（31 章）〕にもとづく予後スコアを出すことも可能である．これらの他のデータに対応するため多くの検定が修正されたが，いくつかの検定（例えば，ホスマー・レメショウ適合度検定）は，他のモデルで用いることは不適切である．

例

肝移植におけるドナー臓器の供給不足を仮定する．臓器移植のレシピエントのアウトカムを最適化するために，待機リストに従って公平にそして透明性をもって，臓器を個体に割りつける必要がある．これを達成する 1 つの手段は，ドナーとレシピエントの特性から，個体の移植後の短期間（つまり，3 か月間）の死亡リスクを示す妥当性のあるスコアを開発することである．そして，ドナー臓器が入手できるときに，このスコアは待機リストの中から最適なレシピエントを同定することに利用できる．このようなスコアを作成するために，1988 年～ 2003 年の間に，EU 加盟国 23 か国のうちの一国で，初回の肝移植を受けた 31094 個体から，移植時のドナーとレシピエントの双方の情報が得られた．

データセットから 21605 個体がランダムに訓練サンプルに選ばれ，2540 個体（12％）が 3 か月で死亡した．ロジスティック回帰モデルを，3 か月死亡率との関連因子を特定し，このモデルから得られた係数を個体ごとの予後スコアをつくり出すことに用いることで，個体における肝臓移植後の最初の 3 か月で死亡する確率を推定することができる（30 章）．

そのスコアをつくるための最終モデル[1]では，9 つの共変数

---

[1] Burroughs, A.K., Sabin, C.A., Rolles, K., et al. (2006). 3-month and 12-month mortality after first liver transplant in adults in Europe: predictive models for outcome. Lancet, 367, 225-232.

（つづく）

が用いられた．すなわち，移植年（1988～1991年，1992～1995年，1996～1999年，2000～2003年），肝不全の原因（急性肝不全，肝細胞がん，アルコール性肝硬変，C型ウイルス性肝炎，原発性胆汁性肝硬変，その他），ドナーの年齢（40歳以下，41～60歳，60歳以上），ドナー・レシピエントの血液グループ状態（同一，適合，不適合），レシピエントのB型肝炎ウイルス表面抗原の有無，患者の臓器移植片が分離されたものかまたは小さくされたものか，手術時の患者の健康状態〔全米臓器配分ネットワーク（United Network of Organ Sharing：UNOS）スコアを用いる．その値は1（集中治療の状態）～4（自宅で正常の機能を有する状態）になる〕，総虚血時間（13時間以下，13時間以上），手術が行われる施設の経験度の指標である移植時の年間移植数（36件以下，37～69件，70件以上）である．

表46-1で，訓練サンプルにおけるスコアの正確度，判別能，較正度の指標を示す．全体として，範囲は−4.13（3か月死亡確率1.6%に相当）～1.34（79.3%）であった．ROC曲線（図46-1）を用いて，−2.1のカットオフ値がスコアの最適閾値として特定され，そして，これより高い値の個体は，移植後3か月以内に死亡すると予測される．このカットオフ値を用いると，訓練サンプルにおいて，このモデルは患者の64.4%のアウトカムを正確に予測し，感度と特異度は，それぞれ62.5%と64.7%であった．このモデルの平均ブライアスコアは0.1であり，これはモデルの正確度が適切であること示す．ハレルのc統計量とホスマー・レメショウ適合度統計量によるP値は，3か月後に死亡しているか，または生き残っているかを判別する力が適切であり，較正が良好であることを示唆する（すなわち，適合しないというエビデンスはない）．

そして，この最終モデルから導かれた推定スコアを，データセットの残りの9489個体（妥当性サンプル）において妥当性を検証したところ，3か月後までに12%が死亡していた．これらの患者を，スコアの順序（図46-2）にしたがって，等しいサイズで10の群に分けたところ，スコアが大きくなると，死亡率も高くなった．そして，妥当性サンプルにおいて，このスコアで，3か月後に死亡しているか，または生き残っているかを判別できることが確認された．妥当性サンプルにおけるスコアの正確度，判別能，較正度の推定値（表46-1）はすべて，スコアを適用拡大することができ，肝移植を受ける個体における短期間の予後の評価ツールとして価値である．

表46-1 訓練サンプルと妥当性サンプルにおけるモデルの正確度，判別能，校正度の推定値

	訓練サンプル	妥当性サンプル
サンプルサイズ	21605	9489
観察された死亡者数	2540	1138
スコアの範囲	−4.13～1.34	−4.06～0.87
予測される3か月死亡率の範囲	1.6～79.3%	1.7～70.5%
モデルの正確度（カットオフ値は−2.1）		
モデルの総合的な正確度	64.4%	64.5%
感度	62.5%	60.0%
特異度	64.7%	65.1%
平均ブライアスコア	0.1	0.1
ハレルのc統計量	0.691	0.688
ホスマー・レメショウ適合度統計量によるP値	0.95	0.83

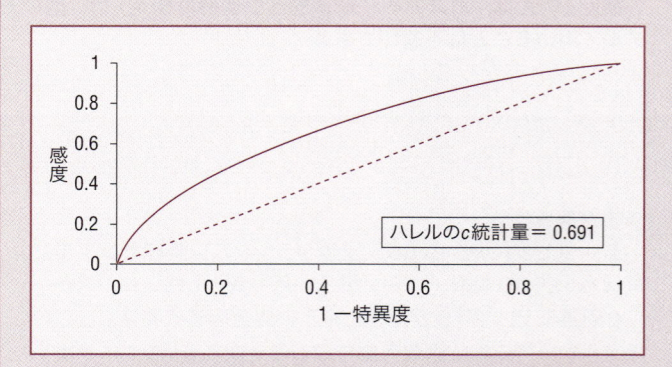

図46-1 予測スコア（訓練サンプル）のROC曲線と45度線（点線；偶数と変わらないことを示す）

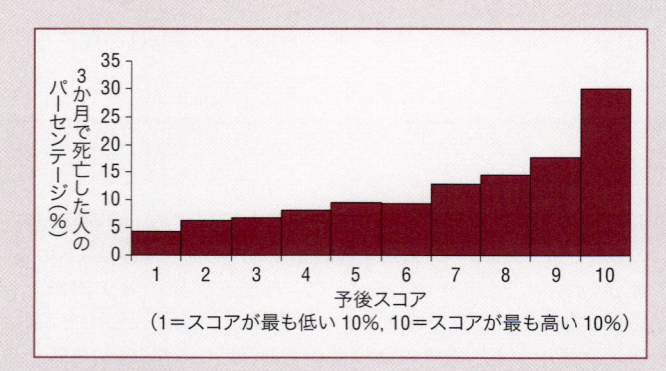

図46-2 予後スコア（妥当性サンプル）の十分位数にしたがって十等分された群の3か月死亡率

付録

A．統計表
B．サンプルサイズ決定のための
アルトマンのノモグラム
C．コンピュータ出力の代表例
D．用語集
E．本書のそれぞれの章と関連する
『臨床研究マイスターへの道
医科統計学が身につくドリル』
の多肢選択問題（MCQ）および
構造化問題（SQ）

付録A　統計表

ここでは，各章で扱った統計表について説明する．データは通常，コンピュータを使って分析され，コンピュータ出力にはP値も含まれているので，表には限定したP値だけを掲載した．FisherとYates[1]などの文献では，より詳しい包括的な表を掲載している．コンピュータソフトにより，検定統計量を入力すれば，直接P値を得ることができる．統計表に空欄があるのは，値が存在しないということである．

表A1
標準正規分布に従う変数zの分布の，両側における確率が示されている．この表のP値には，zの絶対値が関係しており，正負の記号は無視できる．例えば，標準正規分布に従う検定統計量が1.1であれば，$P = 0.271$である．

表A2と表A3
ある所定の自由度（degrees of freedom：df）で，t分布（表A2）またはχ^2分布（表A3）に従う変数の分布の，両側における確率が示されている．表A2または表A3を使うために，（所定の自由度の）検定統計量の絶対値が，表中の2つの列にある値の間にあるならば，両側P値は，これらの列の最上段に示されているP値の間に存在する．検定統計量が最後の列の右側にあるなら，$P < 0.001$であり，2番目の列の左側にあるなら，$P > 0.10$である．例えば，（i）表A2：自由度 $= 17$ で検定統計量が2.62であれば，$0.01 < P < 0.05$である．（ii）表A3：自由度 $= 17$ で検定統計量が2.62であれば，$P < 0.001$である．

表A4
標準正規分布に従う変数zでしばしば用いられるP値とその関連値が示されている．この表は，標準正規分布の信頼区間（confidence interval：CI）の係数を求めるために用いることもできる．例えば，95%信頼区間の場合，その係数は1.96である．

表A5
分子と分母で特定される自由度のF分布に従うP値が示されている．分散（35章）を比較するとき，通常，両側P値を用いる．分散分析（22章）では，片側P値を用いる．分子と分母で特定される自由度で，検定統計量が表の値よりも大きい場合，検定は表で引用されているP水準において有意である．例えば，F検定において，分子の自由度$= 5$，分母の自由度$= 15$で，統計量が2.99であれば，片側検定で$P < 0.05$である．

表A6
n'個の応答の合計のうち，特定のタイプのr個の応答の符号検定の両側P値が示されている．1つのサンプルの検定で，rは中央値よりも大きい（または小さい）値の個体数を示している（19章）．対応のある検定では，rは差が正（または負）の値である個体数と等しい（20章）か，特定の治療を好む個体数と等しい（23章）．n'は，中央値に等しくない数や，差がゼロでない数，実際の選択の傾向などを示す．例えば，差がゼロでない8つから，3つの正の差を観察したのであれば，$P = 0.726$である．

表A7
中央値のおよその90%，95%，99%の信頼区間の上・下限値を決定する値の順位が示されている．例えば，サンプルサイズが23であるなら，95%信頼区間の限界は，7番目と17番目の値によって定義される．

50より大きいサンプルでは，（i），（ii）に等しい順位（最も近い整数）に対応する観察値をみつける．

(ⅰ) $n/2 - z\sqrt{n}/2$
(ⅱ) $1 + n/2 + z\sqrt{n}/2$

サンプルサイズがnのとき，90%信頼区間では$z = 1.64$，95%信頼区間では$z = 1.96$，99%信頼区間では$z = 2.58$である（標準正規分布から得られるzの値；表A4）．これらの観察値は，中央値の（ⅰ）下限，（ⅱ）上限を定義する．

表A8
ウィルコクソン符号順位検定において有意性を示す順位和（T_+またはT_-）の値の範囲が示されている（20章）．n'個のゼロでない差のうち，正（T_+）または負（T_-）の差の順位和が，表の限界値に等しいか，限界値を超えている場合，そのP値で，検定は有意とされる．例えば，ゼロでない差が16個あり，かつ$T_+ = 21$の場合，$0.01 < P < 0.05$である．

表A9
ウィルコクソン順位和検定（21章）の(a) 5%，(b) 1%での有意性を決定する順位和（T）の値が示されている．サンプルサイズが$n_S \leq n_L$であるn_Sとn_Lの2つのサンプルがあるとしよう．サンプルサイズが小さいほうの群（n_S）の順位和が，表の限界値と等しいか，限界値を超えている場合，検定は，(a) 5%の水準，(b) 1%の水準で有意である．例えば，$n_S = 6$，$n_L = 8$で，小さいほう（6のほう）の観察値の順位和が39であれば，$P > 0.05$である．

表A10と表A11
相関係数がゼロであるという帰無仮説を検定する場合（26章），ピアソン（表A10）およびスピアマン（表A11）の相関係数rに対する両側検定のP値が示されている．P値が決まった所定のサンプルサイズに対し，相関係数の値の絶対値（符号は無視できる）が表中の値より大きい場合，有意であると考えられる．例えば，サンプルサイズが24でピアソンの積率相関係数$= 0.58$であれば，$0.001 < P < 0.01$である．サンプルサイズが7でスピアマンの順位相関係数$= -0.63$であれば，$P > 0.05$である．

表A12
ランダムな順に配列された0〜9の数字が示されている．

---

[1] Fisher, R.A. and Yates, F. (1963). *Statistical Tables for Biological, Agricultural and Medical Research*, 6th edition. Edinburgh: Oliver and Boyd.

表A1 標準正規分布

z	両側P値
0.0	1.000
0.1	0.920
0.2	0.841
0.3	0.764
0.4	0.689
0.5	0.617
0.6	0.549
0.7	0.484
0.8	0.424
0.9	0.368
1.0	0.317
1.1	0.271
1.2	0.230
1.3	0.194
1.4	0.162
1.5	0.134
1.6	0.110
1.7	0.089
1.8	0.072
1.9	0.057
2.0	0.046
2.1	0.036
2.2	0.028
2.3	0.021
2.4	0.016
2.5	0.012
2.6	0.009
2.7	0.007
2.8	0.005
2.9	0.004
3.0	0.003
3.1	0.002
3.2	0.001
3.3	0.001
3.4	0.001
3.5	0.000

Microsoft Excel Version 5.0 を使用.

表A2 t分布

df	0.10	0.05	0.01	0.001
1	6.314	12.706	63.656	636.58
2	2.920	4.303	9.925	31.600
3	2.353	3.182	5.841	12.924
4	2.132	2.776	4.604	8.610
5	2.015	2.571	4.032	6.869
6	1.943	2.447	3.707	5.959
7	1.895	2.365	3.499	5.408
8	1.860	2.306	3.355	5.041
9	1.833	2.262	3.250	4.781
10	1.812	2.228	3.169	4.587
11	1.796	2.201	3.106	4.437
12	1.782	2.179	3.055	4.318
13	1.771	2.160	3.012	4.221
14	1.761	2.145	2.977	4.140
15	1.753	2.131	2.947	4.073
16	1.746	2.120	2.921	4.015
17	1.740	2.110	2.898	3.965
18	1.734	2.101	2.878	3.922
19	1.729	2.093	2.861	3.883
20	1.725	2.086	2.845	3.850
21	1.721	2.080	2.831	3.819
22	1.717	2.074	2.819	3.792
23	1.714	2.069	2.807	3.768
24	1.711	2.064	2.797	3.745
25	1.708	2.060	2.787	3.725
26	1.706	2.056	2.779	3.707
27	1.703	2.052	2.771	3.689
28	1.701	2.048	2.763	3.674
29	1.699	2.045	2.756	3.660
30	1.697	2.042	2.750	3.646
40	1.684	2.021	2.704	3.551
50	1.676	2.009	2.678	3.496
100	1.660	1.984	2.626	3.390
200	1.653	1.972	2.601	3.340
5000	1.645	1.960	2.577	3.293

両側P値の見出しを各列に適用。

Microsoft Excel Version 5.0 を使用.

表A3 χ^2分布

df	0.10	0.05	0.01	0.001
1	2.706	3.841	6.635	10.827
2	4.605	5.991	9.210	13.815
3	6.251	7.815	11.345	16.266
4	7.779	9.488	13.277	18.466
5	9.236	11.070	15.086	20.515
6	10.645	12.592	16.812	22.457
7	12.017	14.067	18.475	24.321
8	13.362	15.507	20.090	26.124
9	14.684	16.919	21.666	27.877
10	15.987	18.307	23.209	29.588
11	17.275	19.675	24.725	31.264
12	18.549	21.026	26.217	32.909
13	19.812	22.362	27.688	34.527
14	21.064	23.685	29.141	36.124
15	22.307	24.996	30.578	37.698
16	23.542	26.296	32.000	39.252
17	24.769	27.587	33.409	40.791
18	25.989	28.869	34.805	42.312
19	27.204	30.144	36.191	43.819
20	28.412	31.410	37.566	45.314
21	29.615	32.671	38.932	46.796
22	30.813	33.924	40.289	48.268
23	32.007	35.172	41.638	49.728
24	33.196	36.415	42.980	51.179
25	34.382	37.652	44.314	52.619
26	35.563	38.885	45.642	54.051
27	36.741	40.113	46.963	55.475
28	37.916	41.337	48.278	56.892
29	39.087	42.557	49.588	58.301
30	40.256	43.773	50.892	59.702
40	51.805	55.758	63.691	73.403
50	63.167	67.505	76.154	86.660
60	74.397	79.082	88.379	99.608
70	85.527	90.531	100.43	112.32
80	96.578	101.88	112.33	124.84
90	107.57	113.15	124.12	137.21
100	118.50	124.34	135.81	149.45

Microsoft Excel Version 5.0 を使用.

表A4 標準正規分布

	両側 P 値				
	0.50	0.10	0.05	0.01	0.001
関連する CI	50%	90%	95%	99%	99.9%
z（すなわち, CI 係数）	0.67	1.64	1.96	2.58	3.29

Microsoft Excel Version 5.0 を使用.

表A6 符号検定

n'	r は「正の差」の数（124 ページの説明参照）					
	0	1	2	3	4	5
4	0.125	0.624	1.000			
5	0.062	0.376	1.000			
6	0.032	0.218	0.688	1.000		
7	0.016	0.124	0.454	1.000		
8	0.008	0.070	0.290	0.726	1.000	
9	0.004	0.040	0.180	0.508	1.000	
10	0.001	0.022	0.110	0.344	0.754	1.000

Microsoft Excel Version 5.0 を使用.

表A5 F 分布

分母の自由度	両側 P 値	片側 P 値	分子の自由度											
			1	2	3	4	5	6	7	8	9	10	15	25	500
1	0.05	0.025	647.8	799.5	864.2	899.6	921.8	937.1	948.2	956.6	963.3	968.6	984.9	998.1	1017.0
1	0.10	0.05	161.4	199.5	215.7	224.6	230.2	234.0	236.8	238.9	240.5	241.9	245.9	249.3	254.1
2	0.05	0.025	38.51	39.00	39.17	39.25	39.30	39.33	39.36	39.37	39.39	39.40	39.43	39.46	39.50
2	0.10	0.05	18.51	19.00	19.16	19.25	19.30	19.33	19.35	19.37	19.38	19.40	19.43	19.46	19.49
3	0.05	0.025	17.44	16.04	15.44	15.10	14.88	14.73	14.62	14.54	14.47	14.42	14.25	14.12	13.91
3	0.10	0.05	10.13	9.55	9.28	9.12	9.01	8.94	8.89	8.85	8.81	8.79	8.70	8.63	8.53
4	0.05	0.025	12.22	10.65	9.98	9.60	9.36	9.20	9.07	8.98	8.90	8.84	8.66	8.50	8.27
4	0.10	0.05	7.71	6.94	6.59	6.39	6.26	6.16	6.09	6.04	6.00	5.96	5.86	5.77	5.64
5	0.05	0.025	10.01	8.43	7.76	7.39	7.15	6.98	6.85	6.76	6.68	6.62	6.43	6.27	6.03
5	0.10	0.05	6.61	5.79	5.41	5.19	5.05	4.95	4.88	4.82	4.77	4.74	4.62	4.52	4.37
6	0.05	0.025	8.81	7.26	6.60	6.23	5.99	5.82	5.70	5.60	5.52	5.46	5.27	5.11	4.86
6	0.10	0.05	5.99	5.14	4.76	4.53	4.39	4.28	4.21	4.15	4.10	4.06	3.94	3.83	3.68
7	0.05	0.025	8.07	6.54	5.89	5.52	5.29	5.12	4.99	4.90	4.82	4.76	4.57	4.40	4.16
7	0.10	0.05	5.59	4.74	4.35	4.12	3.97	3.87	3.79	3.73	3.68	3.64	3.51	3.40	3.24
8	0.05	0.025	7.57	6.06	5.42	5.05	4.82	4.65	4.53	4.43	4.36	4.30	4.10	3.94	3.68
8	0.10	0.05	5.32	4.46	4.07	3.84	3.69	3.58	3.50	3.44	3.39	3.35	3.22	3.11	2.94
9	0.05	0.025	7.21	5.71	5.08	4.72	4.48	4.32	4.20	4.10	4.03	3.96	3.77	3.60	3.35
9	0.10	0.05	5.12	4.26	3.86	3.63	3.48	3.37	3.29	3.23	3.18	3.14	3.01	2.89	2.72
10	0.05	0.025	6.94	5.46	4.83	4.47	4.24	4.07	3.95	3.85	3.78	3.72	3.52	3.35	3.09
10	0.10	0.05	4.96	4.10	3.71	3.48	3.33	3.22	3.14	3.07	3.02	2.98	2.85	2.73	2.55
15	0.05	0.025	6.20	4.77	4.15	3.80	3.58	3.41	3.29	3.20	3.12	3.06	2.86	2.69	2.41
15	0.10	0.05	4.54	3.68	3.29	3.06	2.90	2.79	2.71	2.64	2.59	2.54	2.40	2.28	2.08
20	0.05	0.025	5.87	4.46	3.86	3.51	3.29	3.13	3.01	2.91	2.84	2.77	2.57	2.40	2.10
20	0.10	0.05	4.35	3.49	3.10	2.87	2.71	2.60	2.51	2.45	2.39	2.35	2.20	2.07	1.86
30	0.05	0.025	5.57	4.18	3.59	3.25	3.03	2.87	2.75	2.65	2.57	2.51	2.31	2.12	1.81
30	0.10	0.05	4.17	3.32	2.92	2.69	2.53	2.42	2.33	2.27	2.21	2.16	2.01	1.88	1.64
50	0.05	0.025	5.34	3.97	3.39	3.05	2.83	2.67	2.55	2.46	2.38	2.32	2.11	1.92	1.57
50	0.10	0.05	4.03	3.18	2.79	2.56	2.40	2.29	2.20	2.13	2.07	2.03	1.87	1.73	1.46
100	0.05	0.025	5.18	3.83	3.25	2.92	2.70	2.54	2.42	2.32	2.24	2.18	1.97	1.77	1.38
100	0.10	0.05	3.94	3.09	2.70	2.46	2.31	2.19	2.10	2.03	1.97	1.93	1.77	1.62	1.31
1000	0.05	0.025	5.04	3.70	3.13	2.80	2.58	2.42	2.30	2.20	2.13	2.06	1.85	1.64	1.16
1000	0.10	0.05	3.85	3.00	2.61	2.38	2.22	2.11	2.02	1.95	1.89	1.84	1.68	1.52	1.13

Microsoft Excel Version 5.0 を使用.

表 A7 中央値の信頼区間（CI）の順位

標本サイズ	90% CI (近似値)	95% CI (近似値)	99% CI (近似値)
6	1,6	1,6	—
7	1,7	1,7	—
8	2,7	1,8	—
9	2,8	2,8	1,9
10	2,9	2,9	1,10
11	3,9	2,10	1,11
12	3,10	3,10	2,11
13	4,10	3,11	2,12
14	4,11	3,12	2,13
15	4,12	4,12	3,13
16	5,12	4,13	3,14
17	5,13	4,14	3,15
18	6,13	5,14	4,15
19	6,14	5,15	4,16
20	6,15	6,15	4,17
21	7,15	6,16	5,17
22	7,16	6,17	5,18
23	8,16	7,17	5,19
24	8,17	7,18	6,19
25	8,18	8,18	6,20
26	9,18	8,19	6,21
27	9,19	8,20	7,21
28	10,19	9,20	7,22
29	10,20	9,21	8,22
30	11,20	10,21	8,23
31	11,21	10,22	8,24
32	11,22	10,23	9,24
33	12,22	11,23	9,25
34	12,23	11,24	9,26
35	13,23	12,24	10,26
36	13,24	12,25	10,27
37	14,24	13,25	11,27
38	14,25	13,26	11,28
39	14,26	13,27	11,29
40	15,26	14,27	12,29
41	15,27	14,28	12,30
42	16,27	15,28	13,30
43	16,28	15,29	13,31
44	17,28	15,30	13,32
45	17,29	16,30	14,32
46	17,30	16,31	14,33
47	18,30	17,31	15,33
48	18,31	17,32	15,34
49	19,31	18,32	15,35
50	19,32	18,33	16,35

Microsoft Excel Version 5.0 を使用．

表 A8 ウィルコクソン符号順位検定

n'	両側 P 値 0.05	両側 P 値 0.01	両側 P 値 0.001
6	0〜21	—	—
7	2〜26	—	—
8	3〜33	0〜36	—
9	5〜40	1〜44	—
10	8〜47	3〜52	—
11	10〜56	5〜61	0〜66
12	13〜65	7〜71	1〜77
13	17〜74	9〜82	2〜89
14	21〜84	12〜93	4〜101
15	25〜95	15〜105	6〜114
16	29〜107	19〜117	9〜127
17	34〜119	23〜130	11〜142
18	40〜131	27〜144	14〜157
19	46〜144	32〜158	18〜172
20	52〜158	37〜173	21〜189
21	58〜173	42〜189	26〜205
22	66〜187	48〜205	30〜223
23	73〜203	54〜222	35〜241
24	81〜219	61〜239	40〜260
25	89〜236	68〜257	45〜280

Altman, D.G.（1991）*Practical Statistics for Medical Research*. から許可を得て改変して転載．Copyright CRC Press, Boca Raton.

表 A9（a） ウィルコクソン順位和検定（両側 P 値＝0.05）

n_L	\multicolumn{12}{c}{n_S（小さいほうの標本の観察値の数）}
	4	5	6	7	8	9	10	11	12	13	14	15
4	10〜26	16〜34	23〜43	31〜53	40〜64	49〜77	60〜90	72〜104	85〜119	99〜135	114〜152	130〜170
5	11〜29	17〜38	24〜48	33〜58	42〜70	52〜83	63〜97	75〜112	89〜127	103〜144	118〜162	134〜181
6	12〜32	18〜42	26〜52	34〜64	44〜76	55〜89	66〜104	79〜119	92〜136	107〜153	122〜172	139〜191
7	13〜35	20〜45	27〜57	36〜69	46〜82	57〜96	69〜111	82〜127	96〜144	111〜162	127〜181	144〜201
8	14〜38	21〜49	29〜61	38〜74	49〜87	60〜102	72〜118	85〜135	100〜152	115〜171	131〜191	149〜211
9	14〜42	22〜53	31〜65	40〜79	51〜93	62〜109	75〜125	89〜142	104〜160	119〜180	136〜200	154〜221
10	15〜45	23〜57	32〜70	42〜84	53〜99	65〜115	78〜132	92〜150	107〜169	124〜188	141〜209	159〜231
11	16〜48	24〜61	34〜74	44〜89	55〜105	68〜121	81〜139	96〜157	111〜177	128〜197	145〜219	164〜241
12	17〜51	26〜64	35〜79	46〜94	58〜110	71〜127	84〜146	99〜165	115〜185	132〜206	150〜228	169〜251
13	18〜54	27〜68	37〜83	48〜99	60〜116	73〜134	88〜152	103〜172	119〜193	136〜215	155〜237	174〜261
14	19〜57	28〜72	38〜88	50〜104	62〜122	76〜140	91〜159	106〜180	123〜201	141〜223	160〜246	179〜271
15	20〜60	29〜76	40〜92	52〜109	65〜127	79〜146	94〜166	110〜187	127〜209	145〜232	164〜256	184〜281

表 A9（b） ウィルコクソン順位和検定（両側 P 値＝0.01）

n_L	\multicolumn{12}{c}{n_S（小さいほうの標本の観察値の数）}
	4	5	6	7	8	9	10	11	12	13	14	15
4	—	—	21〜45	28〜56	37〜67	46〜80	57〜93	68〜108	81〜123	94〜140	109〜157	125〜175
5	—	15〜40	22〜50	29〜62	38〜74	48〜87	59〜101	71〜116	84〜132	98〜149	112〜168	128〜187
6	10〜34	16〜44	23〜55	31〜67	40〜80	50〜94	61〜109	73〜125	87〜141	101〜159	116〜178	132〜198
7	10〜38	16〜49	24〜60	32〜73	42〜86	52〜101	64〜116	76〜133	90〜150	104〜169	120〜188	136〜209
8	11〜48	17〜53	25〜65	34〜78	43〜93	54〜108	66〜124	79〜141	93〜159	108〜178	123〜199	140〜220
9	11〜45	18〜57	26〜70	35〜84	45〜99	56〜115	68〜132	82〜149	96〜168	111〜188	127〜209	144〜231
10	12〜48	19〜61	27〜75	37〜89	47〜105	58〜122	71〜139	84〜158	99〜177	115〜197	131〜219	149〜241
11	12〜52	20〜65	28〜80	38〜95	49〜111	61〜128	73〜147	87〜166	102〜186	118〜207	135〜229	153〜252
12	13〜55	21〜69	30〜84	40〜100	51〜117	63〜135	76〜154	90〜174	105〜195	122〜216	139〜239	157〜263
13	13〜59	22〜73	31〜89	41〜106	53〜123	65〜142	79〜161	93〜182	109〜203	125〜226	143〜249	162〜273
14	14〜62	22〜78	32〜94	43〜111	54〜130	67〜149	81〜169	96〜190	112〜212	129〜235	147〜259	166〜284
15	15〜65	23〜82	33〜99	44〜117	56〜136	69〜156	84〜176	99〜198	115〜221	133〜244	151〜269	171〜294

Diem, K.（1970）*Documenta Geigy Scientific tables*, 7th edition, Blackwell Publishing, Oxford. から許可を得て抜粋．

表A10　ピアソンの積率相関係数

標本サイズ	両側P値 0.05	0.01	0.001
5	0.878	0.959	0.991
6	0.811	0.917	0.974
7	0.755	0.875	0.951
8	0.707	0.834	0.925
9	0.666	0.798	0.898
10	0.632	0.765	0.872
11	0.602	0.735	0.847
12	0.576	0.708	0.823
13	0.553	0.684	0.801
14	0.532	0.661	0.780
15	0.514	0.641	0.760
16	0.497	0.623	0.742
17	0.482	0.606	0.725
18	0.468	0.590	0.708
19	0.456	0.575	0.693
20	0.444	0.561	0.679
21	0.433	0.549	0.665
22	0.423	0.537	0.652
23	0.413	0.526	0.640
24	0.404	0.515	0.629
25	0.396	0.505	0.618
26	0.388	0.496	0.607
27	0.381	0.487	0.597
28	0.374	0.479	0.588
29	0.367	0.471	0.579
30	0.361	0.463	0.570
35	0.334	0.430	0.532
40	0.312	0.403	0.501
45	0.294	0.380	0.474
50	0.279	0.361	0.451
55	0.266	0.345	0.432
60	0.254	0.330	0.414
70	0.235	0.306	0.385
80	0.220	0.286	0.361
90	0.207	0.270	0.341
100	0.197	0.257	0.324
150	0.160	0.210	0.266

Diem, K. (1970) *Documenta Geigy Scientific tables*, 7th edition, Blackwell Publishing, Oxford. から許可を得て抜粋.

表A11　スピアマンの順位相関係数

標本サイズ	両側P値 0.05	0.01	0.001
5	1.000		
6	0.886	1.000	
7	0.786	0.929	1.000
8	0.738	0.881	0.976
9	0.700	0.833	0.933
10	0.648	0.794	0.903

Siegel, S. & Castellan, N.J. (1988) *Nonparametric Statistics for the Behavioural Sciences*, 2nd edition, McGraw-Hill, New York. McGraw-Hill Companies. から許可を得て転載.

表A12 乱数表

34814	68020	28998	51687	40088	35458	24708	01815	53776
99106	50899	07394	91071	22411	61643	64435	62552	64316
47185	31782	48894	68790	51852	36918	05737	90653	61123
81354	57296	39329	52263	43194	51624	42429	61367	41207
83467	85622	95778	05347	00445	51334	29445	99176	30091
27924	34167	57060	57535	32278	16949	04960	04116	91467
58319	88164	94130	07743	16917	15681	93572	99753	49117
49732	66702	72425	99117	49298	87265	14195	83391	19794
69594	26749	68743	39139	44495	11944	12970	56523	62411
30074	97517	97450	54251	51777	21073	03909	26519	39578
81147	57508	93479	87826	28965	74474	97468	80149	17834
74689	28933	59819	93052	61325	83145	44684	72958	91824
14802	25982	48024	15461	37570	44685	47386	09504	77831
68501	34194	85355	38411	46559	41694	99678	88268	86674
48734	92671	85252	85985	34228	91289	56331	14683	36493
84102	81699	97352	54509	93196	51204	43351	11818	41179
28432	32873	83834	09862	12720	64569	42218	26726	80866
91458	82524	75523	01276	19591	47473	90251	99103	72947
45435	30389	69732	81962	30243	96199	33546	39672	83760
23557	78437	44957	98728	65674	34701	83398	54102	65845
30395	91850	52004	04844	28848	19728	96571	13317	70859
69991	12755	97916	57639	43445	90463	85556	35469	19749
32980	43608	20592	72527	63583	46443	53929	87219	55198
59776	37035	53765	55196	68659	71429	25225	91942	51132
73714	79868	23880	92254	72984	07792	81306	24277	82366
61547	16575	68520	59869	67299	73565	77316	96682	18031
87737	01058	76012	76247	75616	51335	70364	78942	40564
98669	08334	40520	78389	56498	74336	02434	48599	67579
81535	46690	92814	44456	29227	48122	30522	13852	48436
05975	47110	32733	46929	98261	52193	83215	53192	83109

Microsoft Excel Version 5.0 を使用.

付録B　サンプルサイズ決定のためのアルトマンのノモグラム（36章）

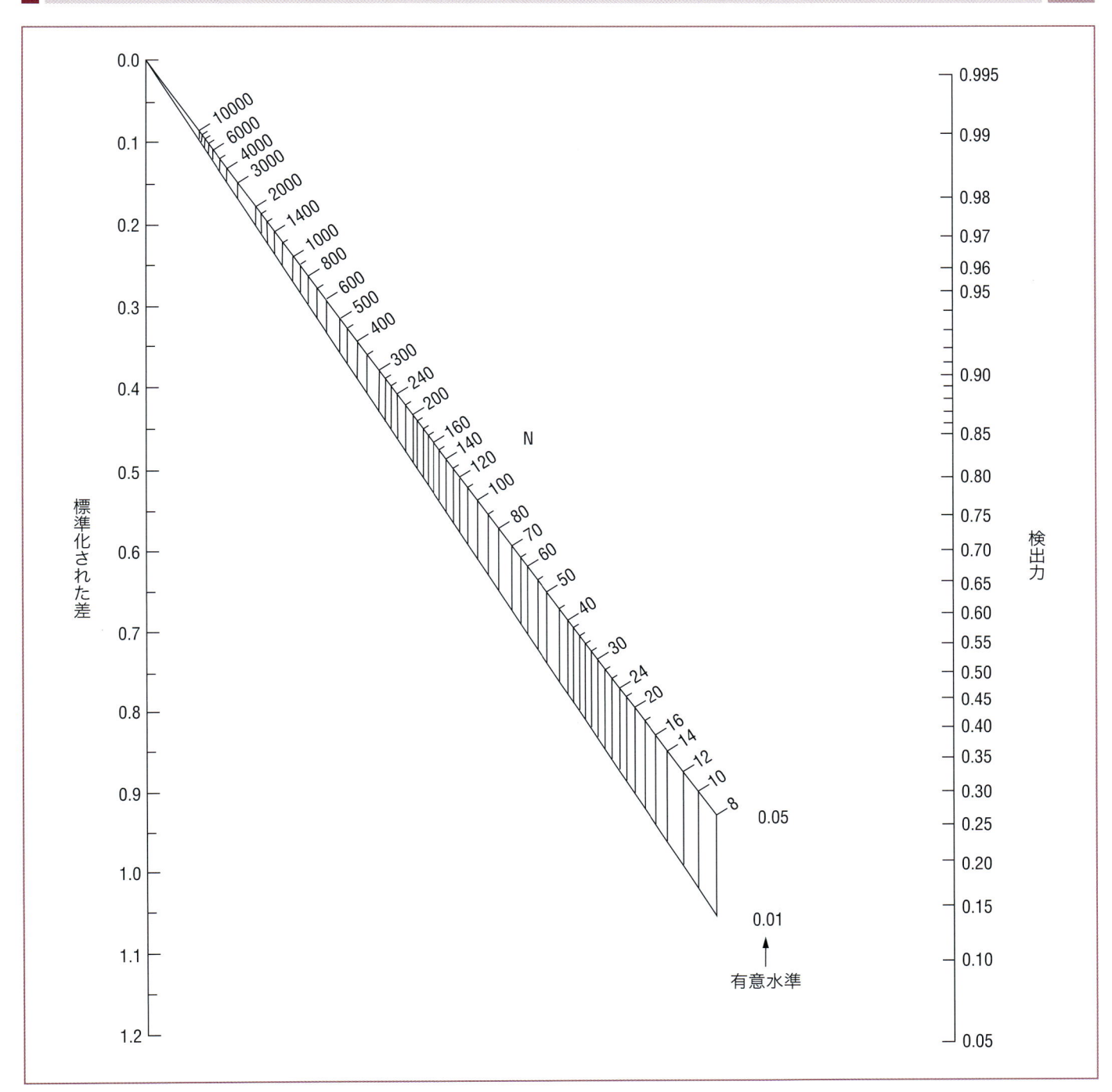

Altman, D.G.（1982）How large a sample? In: Gore, S.M. and Altman, D.G., editors. *Statistics in Practice*. London: BMA. With permission from Blackwell Publishing Ltd. から許可を得て抜粋.

付録C　コンピュータ出力の代表例

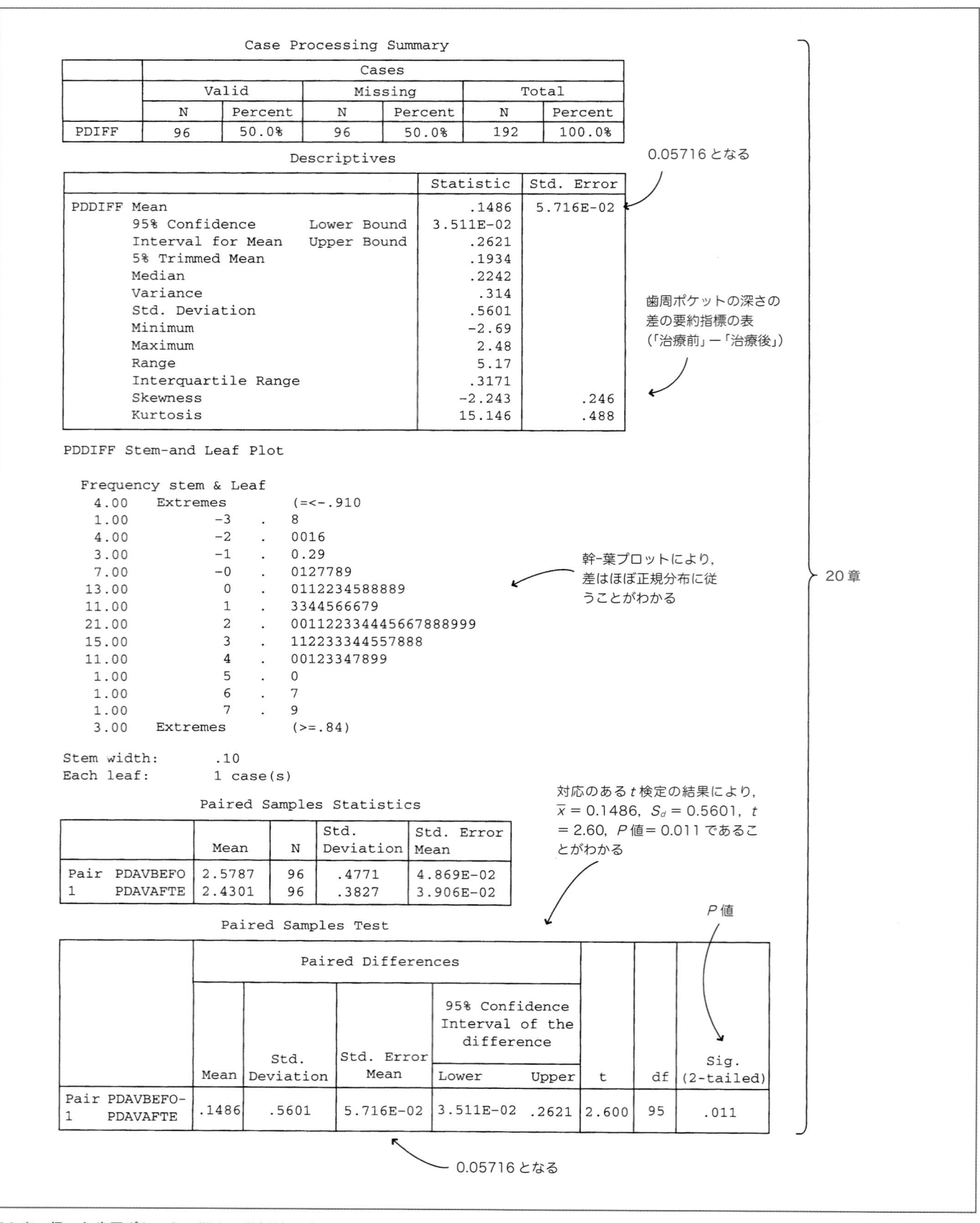

Case Processing Summary

	\multicolumn{6}{c	}{Cases}
	\multicolumn{2}{c	}{Valid}	\multicolumn{2}{c	}{Missing}	\multicolumn{2}{c	}{Total}
	N	Percent	N	Percent	N	Percent
PDIFF	96	50.0%	96	50.0%	192	100.0%

Descriptives

		Statistic	Std. Error
PDDIFF	Mean	.1486	5.716E-02
	95% Confidence Interval for Mean Lower Bound	3.511E-02	
	Upper Bound	.2621	
	5% Trimmed Mean	.1934	
	Median	.2242	
	Variance	.314	
	Std. Deviation	.5601	
	Minimum	-2.69	
	Maximum	2.48	
	Range	5.17	
	Interquartile Range	.3171	
	Skewness	-2.243	.246
	Kurtosis	15.146	.488

→ 0.05716 となる

→ 歯周ポケットの深さの差の要約指標の表（「治療前」－「治療後」）

PDDIFF Stem-and Leaf Plot

```
 Frequency   stem & Leaf
    4.00     Extremes       (=<-.910
    1.00         -3  .  8
    4.00         -2  .  0016
    3.00         -1  .  0.29
    7.00         -0  .  0127789
   13.00          0  .  0112234588889
   11.00          1  .  3344566679
   21.00          2  .  001122334445667888999
   15.00          3  .  112233344557888
   11.00          4  .  00123347899
    1.00          5  .  0
    1.00          6  .  7
    1.00          7  .  9
    3.00     Extremes       (>=.84)

 Stem width:     .10
 Each leaf:    1 case(s)
```

→ 幹-葉プロットにより，差はほぼ正規分布に従うことがわかる

→ 20章

Paired Samples Statistics

		Mean	N	Std. Deviation	Std. Error Mean
Pair 1	PDAVBEFO	2.5787	96	.4771	4.869E-02
	PDAVAFTE	2.4301	96	.3827	3.906E-02

→ 対応のあるt検定の結果により，$\bar{x} = 0.1486$, $S_d = 0.5601$, $t = 2.60$, P値 $= 0.011$ であることがわかる

Paired Samples Test

	\multicolumn{5}{c	}{Paired Differences}			
				\multicolumn{2}{c	}{95% Confidence Interval of the difference}			
	Mean	Std. Deviation	Std. Error Mean	Lower	Upper	t	df	Sig. (2-tailed)
Pair 1 PDAVBEFO-PDAVAFTE	.1486	.5601	5.716E-02	3.511E-02	.2621	2.600	95	.011

→ P値

→ 0.05716 となる

20章で扱った歯周ポケットの深さの分析結果（SPSSにより作成）．

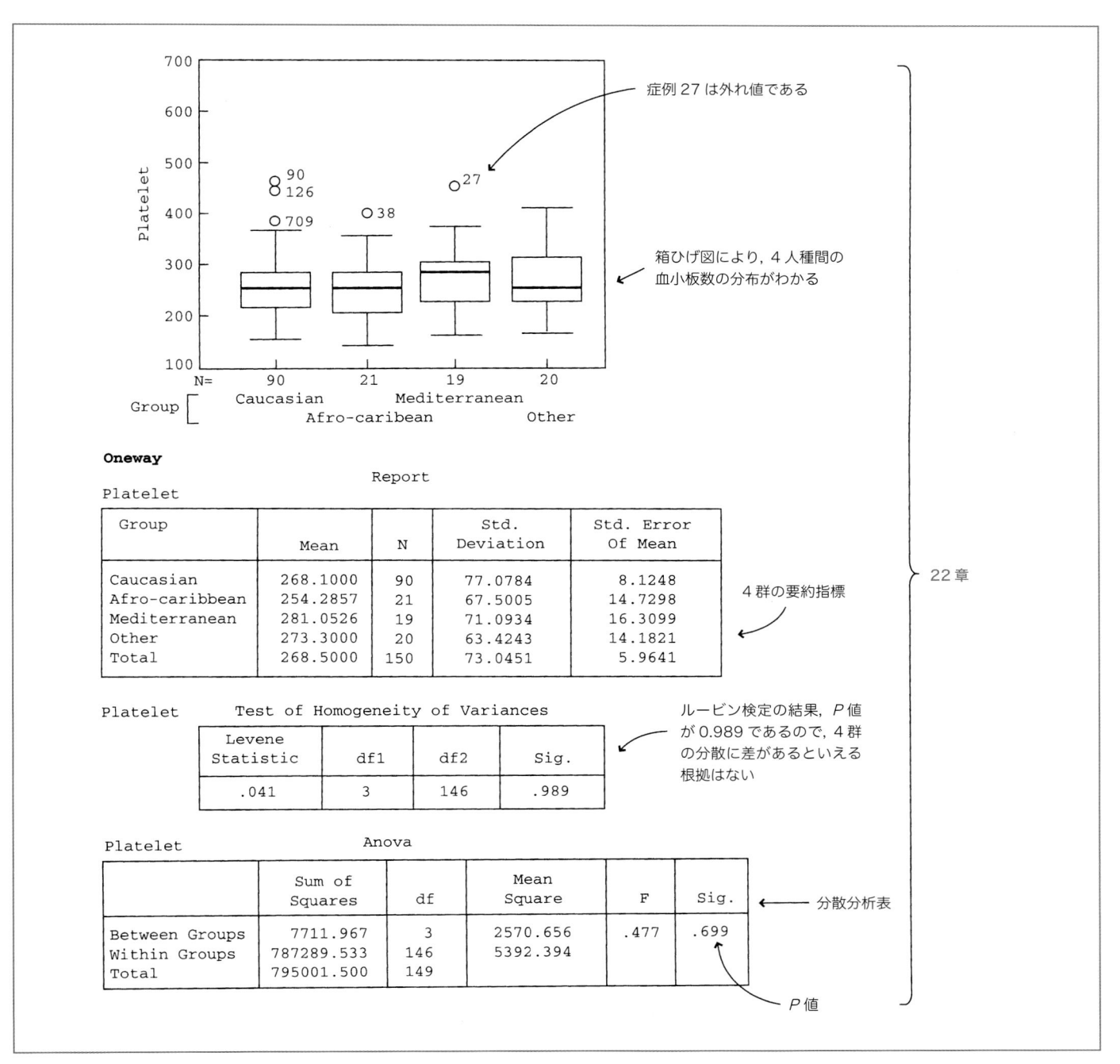

症例 27 は外れ値である

箱ひげ図により、4人種間の血小板数の分布がわかる

Oneway

Report
Platelet

Group	Mean	N	Std. Deviation	Std. Error Of Mean
Caucasian	268.1000	90	77.0784	8.1248
Afro-caribbean	254.2857	21	67.5005	14.7298
Mediterranean	281.0526	19	71.0934	16.3099
Other	273.3000	20	63.4243	14.1821
Total	268.5000	150	73.0451	5.9641

4群の要約指標

Platelet Test of Homogeneity of Variances

Levene Statistic	df1	df2	Sig.
.041	3	146	.989

ルービン検定の結果、P値が 0.989 であるので、4群の分散に差があるといえる根拠はない

Platelet Anova

	Sum of Squares	df	Mean Square	F	Sig.
Between Groups	7711.967	3	2570.656	.477	.699
Within Groups	787289.533	146	5392.394		
Total	795001.500	149			

分散分析表

P値

22章

22 章で扱った血小板データの分析 (SPSS により作成).

付録 C　コンピュータ出力の代表例 | **133**

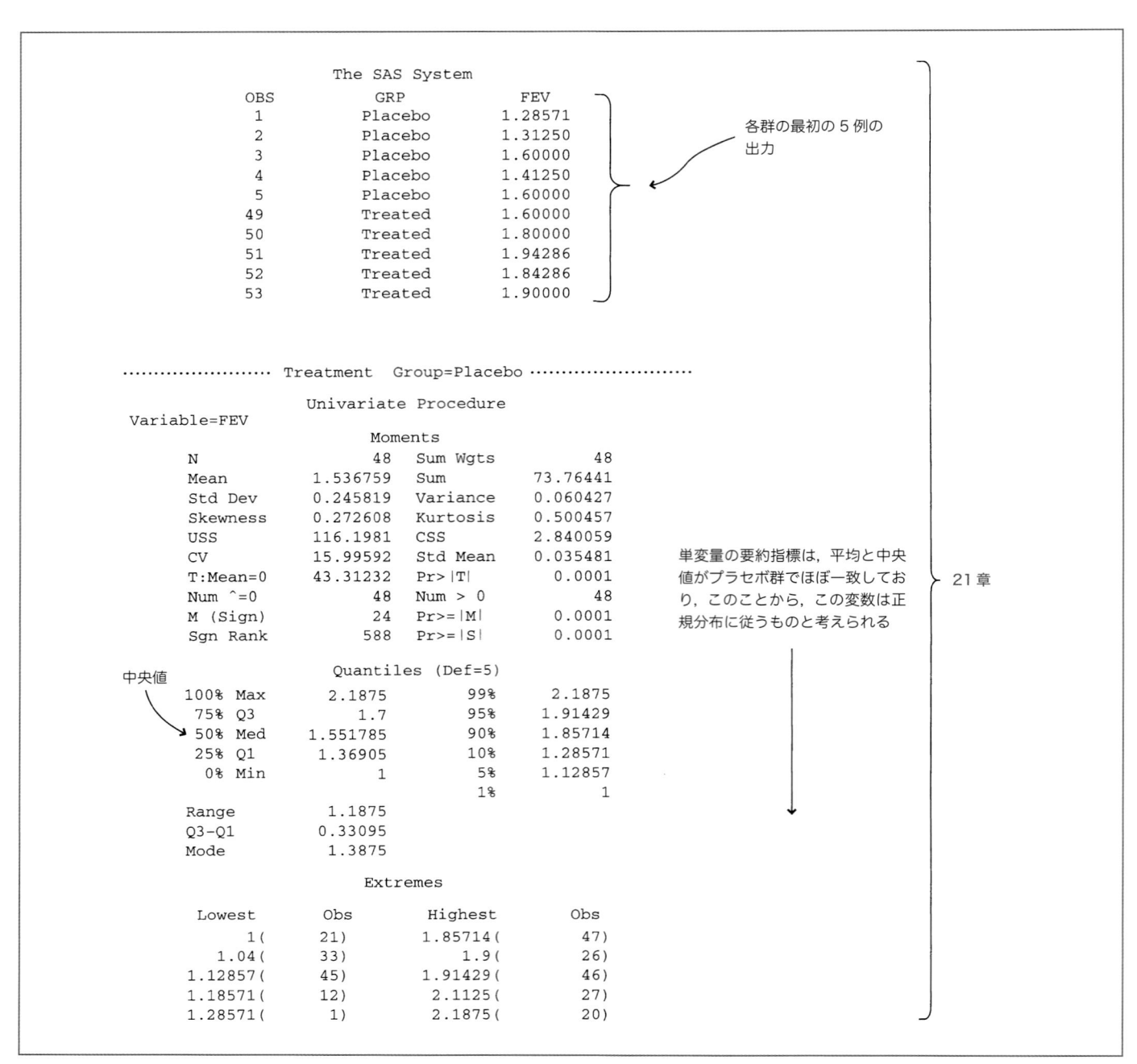

```
                      The SAS System
            OBS        GRP             FEV
             1         Placebo         1.28571
             2         Placebo         1.31250
             3         Placebo         1.60000
             4         Placebo         1.41250
             5         Placebo         1.60000
            49         Treated         1.60000
            50         Treated         1.80000
            51         Treated         1.94286
            52         Treated         1.84286
            53         Treated         1.90000
```

各群の最初の 5 例の出力

```
..................... Treatment  Group=Placebo .....................
                    Univariate Procedure
Variable=FEV
                          Moments
      N                 48      Sum Wgts           48
      Mean         1.536759     Sum          73.76441
      Std Dev      0.245819     Variance     0.060427
      Skewness     0.272608     Kurtosis     0.500457
      USS          116.1981     CSS          2.840059
      CV           15.99592     Std Mean     0.035481
      T:Mean=0     43.31232     Pr>|T|         0.0001
      Num ^=0            48     Num > 0            48
      M (Sign)           24     Pr>=|M|        0.0001
      Sgn Rank          588     Pr>=|S|        0.0001

                    Quantiles (Def=5)
      100% Max      2.1875      99%       2.1875
       75% Q3       1.7         95%       1.91429
       50% Med      1.551785    90%       1.85714
       25% Q1       1.36905     10%       1.28571
        0% Min      1            5%       1.12857
                                 1%       1
      Range         1.1875
      Q3-Q1         0.33095
      Mode          1.3875

                         Extremes
      Lowest       Obs        Highest       Obs
           1(       21)       1.85714(       47)
           1.04(    33)           1.9(       26)
           1.12857( 45)       1.91429(       46)
           1.18571( 12)        2.1125(       27)
           1.28571(  1)        2.1875(       20)
```

中央値

単変量の要約指標は，平均と中央値がプラセボ群でほぼ一致しており，このことから，この変数は正規分布に従うものと考えられる

21 章

21 章で扱った 1 秒量（FEV1）データの分析（SAS により作成）．
（次ページに続く）

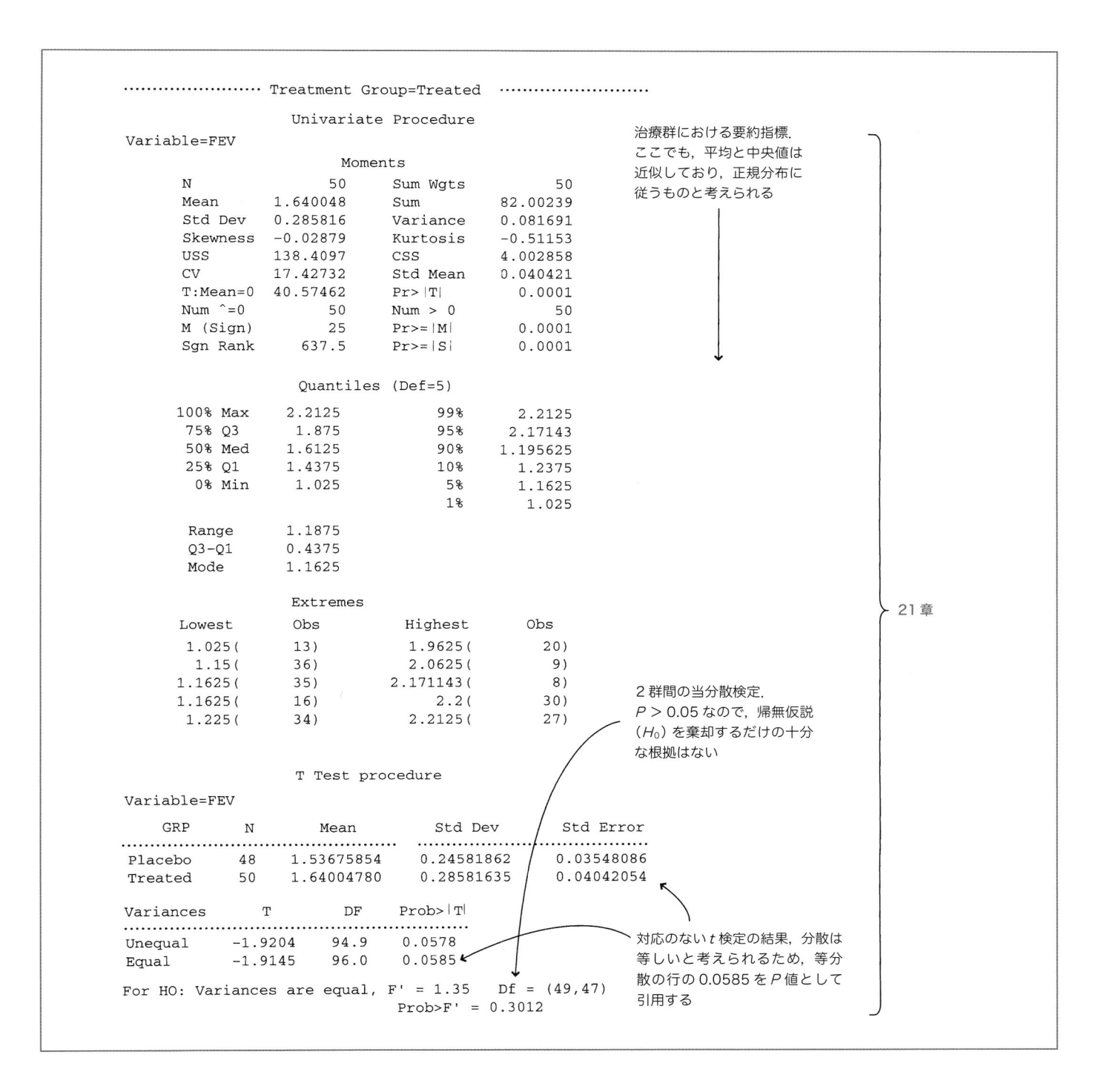

```
.................. Treatment Group=Treated ..................
                    Univariate Procedure
Variable=FEV
                         Moments
         N               50      Sum Wgts          50
         Mean       1.640048     Sum          82.00239
         Std Dev    0.285816     Variance     0.081691
         Skewness   -0.02879     Kurtosis     -0.51153
         USS         138.4097    CSS          4.002858
         CV         17.42732     Std Mean     0.040421
         T:Mean=0   40.57462     Pr>|T|         0.0001
         Num ^=0          50     Num > 0            50
         M (Sign)         25     Pr>=|M|        0.0001
         Sgn Rank      637.5     Pr>=|S|        0.0001

                      Quantiles (Def=5)
         100% Max    2.2125          99%     2.2125
          75% Q3     1.875           95%     2.17143
          50% Med    1.6125          90%     1.195625
          25% Q1     1.4375          10%     1.2375
           0% Min    1.025            5%     1.1625
                                      1%     1.025

         Range      1.1875
         Q3-Q1      0.4375
         Mode       1.1625

                           Extremes
         Lowest       Obs          Highest       Obs
         1.025(      13)           1.9625(      20)
         1.15(       36)           2.0625(       9)
         1.1625(     35)           2.171143(     8)
         1.1625(     16)           2.2(         30)
         1.225(      34)           2.2125(      27)

                    T Test procedure
Variable=FEV
         GRP      N      Mean          Std Dev        Std Error
         Placebo  48   1.53675854    0.24581862     0.03548086
         Treated  50   1.64004780    0.28581635     0.04042054

         Variances     T       DF      Prob>|T|
         Unequal    -1.9204    94.9     0.0578
         Equal      -1.9145    96.0     0.0585

         For H0: Variances are equal,  F' = 1.35    Df = (49,47)
                                       Prob>F' = 0.3012
```

治療群における要約指標.
ここでも，平均と中央値は
近似しており，正規分布に
従うものと考えられる

2群間の等分散検定.
P > 0.05 なので，帰無仮説
(H_0) を棄却するだけの十分
な根拠はない

対応のない t 検定の結果，分散は
等しいと考えられるため，等分
散の行の 0.0585 を P 値として
引用する

21章

```
     OBS      SBP      Height     Weight     Sex
      1      91.00     119.7       20.0       0
      2     122.50     124.6       42.5       0
      3     109.50     111.3       19.8       0
      4     100.50     110.3       18.9       0
      5      99.00     112.5       19.0       0
      6     103.50     115.1       19.3       0
      7     101.00     116.3       19.6       0
      8     103.00     111.1       17.1       1
      9     106.50     117.2       20.7       1
     10     102.50     113.2       22.1       1
```

最初の10例の小児のデータを出力したもの

```
                      Correlation Analysis

    4 'VAR' Variables:   SBP     Height    Weight    Age

                         Simple Statistics

     Variable     N        Mean      Std Dev         Sum

     SBP         100    104.414700   9.430933        10441
     Height      100    120.054000   6.439986        12005
     Weight      100     22.826000   4.223303     2282.600000
     Age         100      6.696900   0.731717      669.690000

                         Simple Statistics

     Variable       Minimum         Maximum

     SBP          81.500000       128.850000
     Height      107.1000000      136.800000
     Weight       15.900000        42.500000
     Age           5.130000         8.840000
```

各変数の要約指標

```
    Pearson Correlation Coefficients/Prob> |R|  under Ho:Rho=0
    /N=100
                   SBP         Height       Weight         Age

     SBP         1.00000      0.33066      0.51774      0.16373
                   0.0         0.0008       0.0001       0.1036

     Height      0.33066      1.00000      0.69151      0.64486
                 0.0008         0.0         0.0001       0.0001

     Weight      0.51774      0.69151      1.00000      0.38935
                 0.0001       0.0001         0.0         0.0001

     Age         0.16373      0.64486      0.38935      1.00000
                 0.1036       0.0001       0.0001         0.0

    Spearman Correlation Coefficients/Prob> |R|  under Ho:Rho=0
    /N=100
                   SBP         Height       Weight         Age

     SBP         1.00000      0.31519      0.45453      0.14778
                   0.0         0.0014       0.0001       0.1423

     Height      0.31519      1.00000      0.82298      0.61491
                 0.0014         0.0         0.0001       0.0001

     Weight      0.45453      0.82298      1.00000      0.51260
                 0.0001       0.0001         0.0         0.0001

     Age         0.14778      0.61491      0.51260      1.00000
                 0.1423       0.0001       0.0001         0.0
```

収縮期血圧と年齢の間のピアソンの積率相関係数

関連のある P 値

26章

身長と年齢の間のスピアマンの順位相関係数

P値

26, 28, 29 章で扱った身体測定データの分析 (SAS により作成).
(次ページに続く)

```
Model:MODEL1
Dependent Variable:SBP
                    Analysis of Variance

Source      DF      Sum of          Mean        F Value    Prob>F
                    Squares         Square

Model        1      962.71441       962.71441   12.030     0.0008
Error       98     7842.59208        80.02645
C Total     99     8805.30649

        Root MSE         8.94575    R-square    0.1093
        Dep Mean       104.41470    Adj R-sq    0.1002
        C.V.             8.56752

                    Parameter Estimates

                    Parameter       Standard    T for H0:
Variable    DF      Estimate        Error       Parameter=0

Intercep     1      46.281684       16.78450788   2.757
Height       1       0.484224        0.13960927   3.468

Variable    DF      Prob>|T|

Intercep     1      0.0070
Height       1      0.0008
```

収縮期血圧に対する身長の線形単回帰分析の結果（28章）

切片 a
傾き b
分散分析表

```
Model:MODEL1
Dependent Variable:SBP
                    Analysis of Variance

Source      DF      Sum of          Mean        F Value    Prob>F
                    Squares         Square

Model        3     2804.04514       934.68171   14.952     0.0001
Error       96     6001.26135        62.51314
C Total     99     8805.30649

Root MSE             7.90653        R-square    0.3184
Dep Mean           104.41470        Adj R-sq    0.2972
C.V.                 7.57223

                    Parameter Estimates

            DF      Parameter       Standard    T for H0:
Variable            Estimate        Error       Parameter=0

Intercep     1      79.439541       17.11822110   4.641
Height       1      -0.031023        0.17170250  -0.181
Weight       1       1.179495        0.26139400   4.512
Sex          1       4.229540        1.61054848   2.626

Variable    DF      Prob>|T|

Intercep     1      0.0001
Height       1      0.8570
Weight       1      0.0001
Sex          1      0.0101
```

偏回帰係数の推定値

収縮期血圧に対する身長，体重，性別の線形重回帰分析の結果（29章）

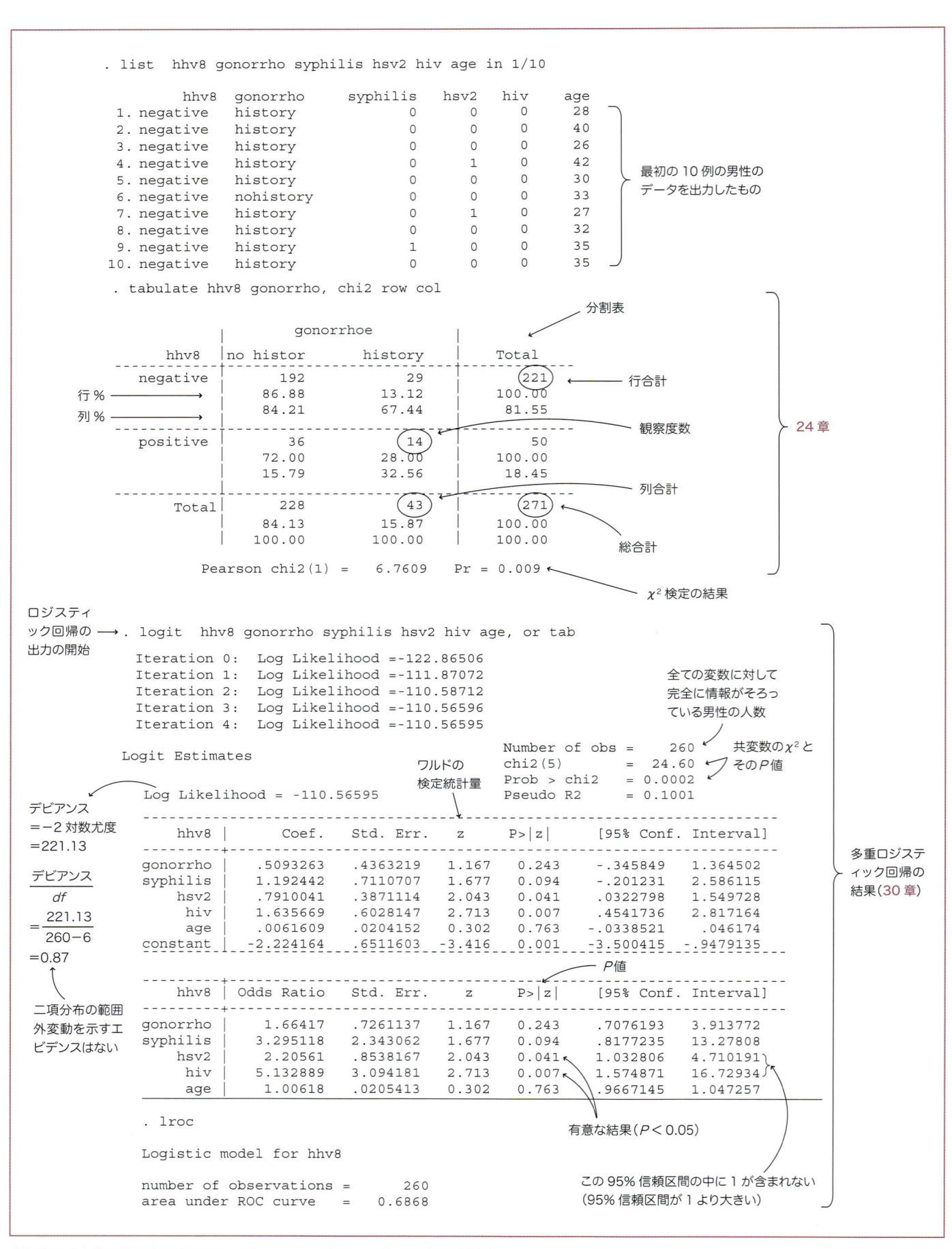

```
. list   hhv8 gonorrho syphilis hsv2 hiv age in 1/10

       hhv8       gonorrho     syphilis    hsv2    hiv    age
 1.  negative     history          0         0      0     28
 2.  negative     history          0         0      0     40
 3.  negative     history          0         0      0     26
 4.  negative     history          0         1      0     42
 5.  negative     history          0         0      0     30
 6.  negative     nohistory        0         0      0     33
 7.  negative     history          0         1      0     27
 8.  negative     history          0         0      0     32
 9.  negative     history          1         0      0     35
10.  negative     history          0         0      0     35
```

最初の10例の男性のデータを出力したもの

```
. tabulate hhv8 gonorrho, chi2 row col
```

分割表

	gonorrhoe		
hhv8	no histor	history	Total
negative	192	29	221
	86.88	13.12	100.00
	84.21	67.44	81.55
positive	36	14	50
	72.00	28.00	100.00
	15.79	32.56	18.45
Total	228	43	271
	84.13	15.87	100.00
	100.00	100.00	100.00

行% / 列% / 観察度数 / 行合計 / 列合計 / 総合計

```
Pearson chi2(1) =    6.7609    Pr = 0.009
```

χ^2検定の結果

24章

ロジスティック回帰の出力の開始

```
. logit   hhv8 gonorrho syphilis hsv2 hiv age, or tab

Iteration 0:    Log Likelihood =-122.86506
Iteration 1:    Log Likelihood =-111.87072
Iteration 2:    Log Likelihood =-110.58712
Iteration 3:    Log Likelihood =-110.56596
Iteration 4:    Log Likelihood =-110.56595

Logit Estimates                            Number of obs  =    260
                                           chi2(5)        =  24.60
Log Likelihood = -110.56595                Prob > chi2    = 0.0002
                                           Pseudo R2      = 0.1001

------------------------------------------------------------------
  hhv8 |   Coef.     Std. Err.     z     P>|z|   [95% Conf. Interval]
-------+----------------------------------------------------------
gonorrho| .5093263   .4363219    1.167   0.243   -.345849    1.364502
syphilis| 1.192442   .7110707    1.677   0.094   -.201231    2.586115
    hsv2| .7910041   .3871114    2.043   0.041    .0322798   1.549728
     hiv| 1.635669   .6028147    2.713   0.007    .4541736   2.817164
     age| .0061609   .0204152    0.302   0.763   -.0338521    .046174
constant|-2.224164   .6511603   -3.416   0.001   -3.500415   -.9479135
------------------------------------------------------------------

  hhv8 | Odds Ratio  Std. Err.    z     P>|z|   [95% Conf. Interval]
-------+----------------------------------------------------------
gonorrho|  1.66417   .7261137   1.167   0.243    .7076193   3.913772
syphilis|  3.295118  2.343062   1.677   0.094    .8177235   13.27808
    hsv2|  2.20561   .8538167   2.043   0.041    1.032806   4.710191
     hiv|  5.132889  3.094181   2.713   0.007    1.574871   16.72934
     age|  1.00618   .0205413   0.302   0.763    .9667145   1.047257
------------------------------------------------------------------

. lroc

Logistic model for hhv8

   number of observations =     260
   area under ROC curve   =  0.6868
```

ワルドの検定統計量 / 全ての変数に対して完全に情報がそろっている男性の人数 / 共変数のχ^2とそのP値

デビアンス=-2対数尤度=221.13

$\dfrac{\text{デビアンス}}{df} = \dfrac{221.13}{260-6} = 0.87$

二項分布の範囲外変動を示すエビデンスはない

P値

有意な結果（$P<0.05$）

この95%信頼区間の中に1が含まれない（95%信頼区間が1より大きい）

多重ロジスティック回帰の結果（30章）

23, 24, 30章で扱ったヒトヘルペスウイルス-8（HHV-8）データの分析（Stataにより作成）．（次ページに続く）

ROC 曲線

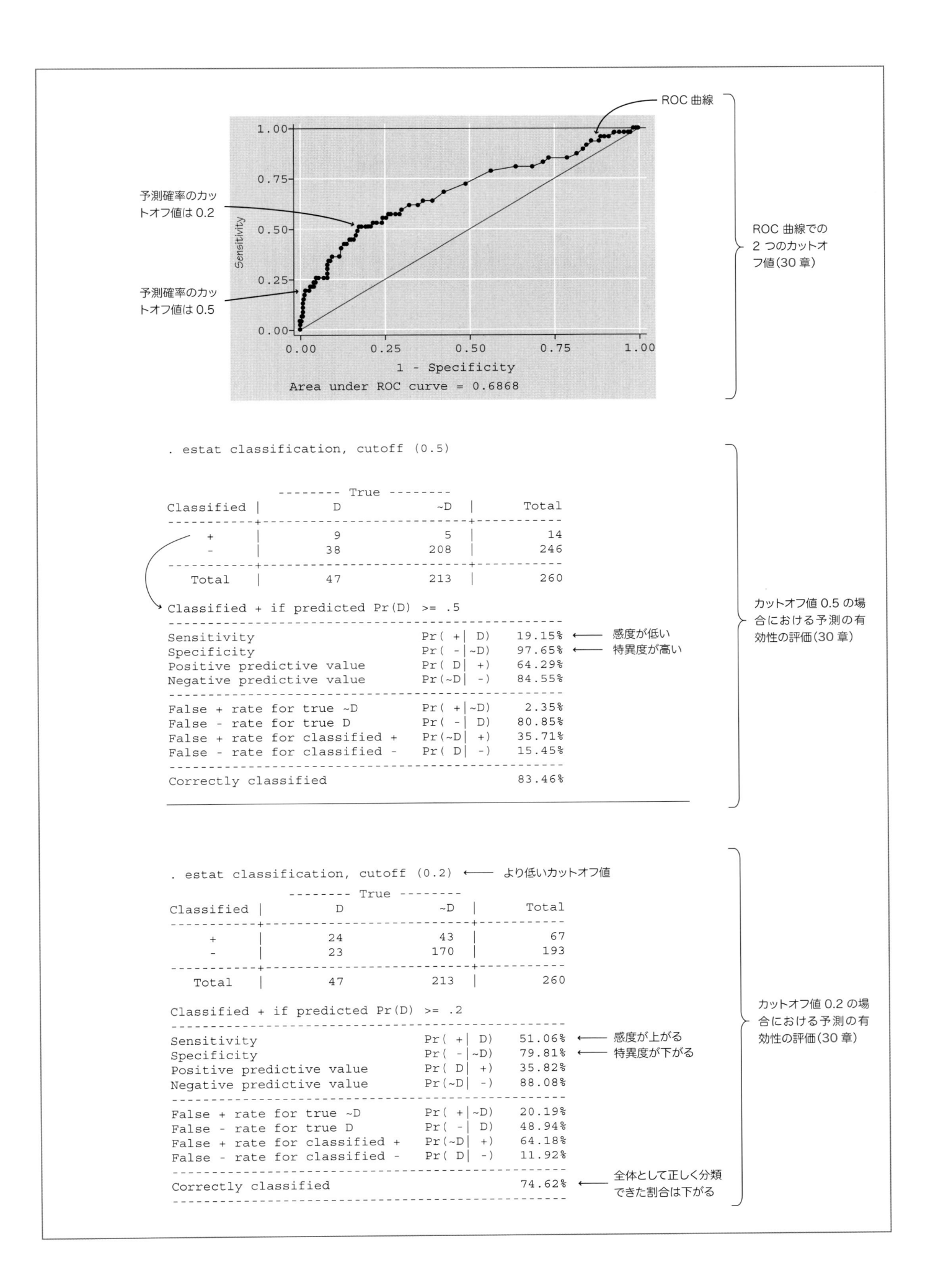

予測確率のカットオフ値は 0.2

予測確率のカットオフ値は 0.5

Area under ROC curve = 0.6868

ROC 曲線での 2 つのカットオフ値（30 章）

```
. estat classification, cutoff (0.5)

              -------- True --------
Classified |         D        ~D  |      Total
-----------+----------------------+-----------
     +     |         9         5  |         14
     -     |        38       208  |        246
-----------+----------------------+-----------
   Total   |        47       213  |        260

Classified + if predicted Pr(D) >= .5
--------------------------------------------------
Sensitivity                     Pr( +| D)   19.15%
Specificity                     Pr( -|~D)   97.65%
Positive predictive value       Pr( D| +)   64.29%
Negative predictive value       Pr(~D| -)   84.55%
--------------------------------------------------
False + rate for true ~D        Pr( +|~D)    2.35%
False - rate for true D         Pr( -| D)   80.85%
False + rate for classified +   Pr(~D| +)   35.71%
False - rate for classified -   Pr( D| -)   15.45%
--------------------------------------------------
Correctly classified                        83.46%
--------------------------------------------------
```

← 感度が低い
← 特異度が高い

カットオフ値 0.5 の場合における予測の有効性の評価（30 章）

```
. estat classification, cutoff (0.2)    ← より低いカットオフ値
              -------- True --------
Classified |         D        ~D  |      Total
-----------+----------------------+-----------
     +     |        24        43  |         67
     -     |        23       170  |        193
-----------+----------------------+-----------
   Total   |        47       213  |        260

Classified + if predicted Pr(D) >= .2
--------------------------------------------------
Sensitivity                     Pr( +| D)   51.06%
Specificity                     Pr( -|~D)   79.81%
Positive predictive value       Pr( D| +)   35.82%
Negative predictive value       Pr(~D| -)   88.08%
--------------------------------------------------
False + rate for true ~D        Pr( +|~D)   20.19%
False - rate for true D         Pr( -| D)   48.94%
False + rate for classified +   Pr(~D| +)   64.18%
False - rate for classified -   Pr( D| -)   11.92%
--------------------------------------------------
Correctly classified                        74.62%
--------------------------------------------------
```

← 感度が上がる
← 特異度が下がる

← 全体として正しく分類できた割合は下がる

カットオフ値 0.2 の場合における予測の有効性の評価（30 章）

```
                初回反応からの治療期間        ウイルス学的失敗        追跡期間（日）        女性＝0
               （1年未満＝1，1～2年＝2，2年以上＝3）  （なし＝0，あり＝1）                    男性＝1

     OBS    PATIENT     PERIOD      EVENT      PDAYS     SEX    BASECD8    TRTSTATUS

      1         1           1          0       365.25     0        665         1
      2         1           2          0        48.75     0        665         1
      3         2           1          0       365.25     1       2053         1           治療歴（これまで治
      4         2           2          0       365.25     1       2053         1           療を受けたことがあ
      5         2           3          0       592.50     1       2053         1           る＝0，治療を受けた
      7         4           1          0        30.00     0        327         1           ことがない＝1）
      8         5           1          0       365.25     1        931         1
      9         5           2          0       365.25     1        931         1
     10         5           3          0       732.50     1        931         1
     13         6           1          0       166.00     1       1754         1
     14         7           1          0        84.00     1        665         1
     15         8           1          0       365.25     1        297         1
     16         8           2          0       152.75     1        297         1
     17         9           1          0       142.00     1        455         1
     18        10           1          0       230.00     0        736         1

                            The GENMOD Procedure
                              Model Information
                    Data Set              WORK.APPENDIX_POISSON
                    Distribution                        Poisson
                    Link Function                           Log
                    Dependent Variable                    EVENT
                    Offset Variable             LTIME = Log(PDAYS)
                    Observations Used                       988

                     Criteria For Assessing Goodness Of Fit
              Criterion              DF           Value       Value/DF

              Deviance              984        393.1203        0.3995
              Scaled Deviance       984        393.1203        0.3995
              Pearson Chi-Square    984       7574.2725        7.6974
              Scaled Pearson X2     984       7574.2725        7.6974
              Log Likelihood                   -257.5601

                       Analysis Of Parameter Estimates              ワルドの検定統計量
                                  Standard       Wald 95%         Chi-
         Parameter     DF  Estimate   Error   Confidence Limits  Square  Pr > ChiSq

         Intercept      1   -1.1698  0.3228   -1.8024   -0.5372   13.14     0.0003
         TRTSTATUS      1   -0.6096  0.2583   -1.1159   -0.1033    5.57     0.0183
         BASECD8_100    1   -0.0587  0.0268   -0.1112   -0.0063    4.82     0.0281
         SEX            1   -0.4923  0.2660   -1.0136    0.0290    3.43     0.0642
         Scale          0    1.0000  0.0000    1.0000    1.0000

                         LR Statistics For Type 3 Analysis
                                             Chi-
              Source                DF      Square    Pr > ChiSq

              TRTSTATUS              1        5.40       0.0201
              BASECD8_100            1        5.46       0.0194
              SEX                    1        3.27       0.0707
```

治療開始時点（ベースライン）の CD8 数/100

ポアソン分布の範囲外変動の修正に用いた尺度パラメータ

最初の16例の出力（各例の治療期間別のデータが1行で表されている）

初回反応からの治療期間を表す2つのダミー変数を含まないモデル1（32章）

モデルにおける各変数のP値

31～33章で扱ったウイルス学的破綻の分析結果（SASにより作成）．
（次ページ以降142ページまで続く）

```
                    Model Information
          Data Set             WORK.APPENDIX_POISSON
          Distribution                       Poisson
          Link Function                          Log
          Dependent Variable                   EVENT
          Offset Variable                      LTIME
          Observations Used                      988

                  Class Level Information

          Class         Levels    Values
          PERIOD3            3    1 2 3

           Criteria For Assessing Goodness Of Fit

    Criterion                DF           Value      Value/DF

    Deviance                982        387.5904       0.3947
    Scaled Deviance         982        387.5904       0.3947
    Pearson Chi-Square      982       5890.6342       5.9986
    Scaled Pearson X2       982       5890.6342       5.9986
    Log Likelihood                    -254.7952

              Analysis Of Parameter Estimates

                              Standard     Wald 95%         Chi-
Parameter      DF   Estimate    Error   Confidence Limits  Square  Pr > ChiSq

Intercept       1   -1.2855    0.3400   -1.9518   -0.6192   14.30    0.0002
TRTSTATUS       1   -0.5871    0.2587   -1.0942   -0.0800    5.15    0.0233
BASECD8_100     1   -0.0558    0.0267   -0.1083   -0.0034    4.36    0.0369
SEX             1   -0.4868    0.2664   -1.0089    0.0353    3.34    0.0676
PERIOD    1     0    0.0000    0.0000    0.0000    0.0000     .        .
PERIOD    2     1    0.4256    0.2702   -0.1039    0.9552    2.48    0.1152
PERIOD    3     1   -0.5835    0.4825   -1.5292    0.3622    1.46    0.2265
Scale           0    1.0000    0.0000    1.0000    1.0000

           LR Statistics For Type 3 Analysis
                                Chi-
          Source          DF   Square    Pr > ChiSq

          TRTSTATUS        1     5.00      0.0253
          BASECD8_100      1     4.91      0.0267
          SEX              1     3.19      0.0742
          PERIOD           2     5.53      0.0630

                    Model Information
          Data Set             WORK.APPENDIX_POISSON
          Distribution                       Poisson
          Link Function                          Log
          Dependent Variable                   EVENT
          Offset Variable                      LTIME
          Observations Used                      988

                  Class Level Information
          Class         Levels    Values
          PERIOD             3    1 2 3

           Criteria For Assessing Goodness Of Fit

    Criterion                DF           Value      Value/DF

    Deviance                983        392.5001       0.3993
    Scaled Deviance         983        392.5001       0.3993
    Pearson Chi-Square      983       5580.2152       5.6767
    Scaled Pearson X2       983       5580.2152       5.6767
    Log Likelihood                    -257.2501

              Analysis Of Parameter Estimates
                              Standard     Wald 95%         Chi-
Parameter      DF   Estimate    Error   Confidence Limits  Square  Pr > ChiSq

Intercept       1   -1.7549    0.2713   -2.2366   -1.2232   41.85   <.0001
TRTSTATUS       1   -0.6290    0.2577   -1.1340   -0.1240    5.96    0.0146
SEX             1   -0.5444    0.2649   -1.0637   -0.0252    4.22    0.0399
PERIOD    1     0    0.0000    0.0000    0.0000    0.0000     .        .
PERIOD    2     1    0.4191    0.2701   -0.1103    0.9485    2.41    0.1207
PERIOD    3     1   -0.6481    0.4814   -1.5918    0.2955    1.81    0.1782
Scale           0    1.0000    0.0000    1.0000    1.0000

           LR Statistics For Type 3 Analysis
                                Chi-
          Source          DF   Square    Pr > ChiSq

          TRTSTATUS        1     5.77      0.0163
          SEX              1     4.00      0.0455
          PERIOD           2     6.08      0.0478
```

```
                        Model Information
            Data Set              WORK.APPENDIX_POISSON
            Distribution          Poisson
            Link Function         Log
            Dependent Variable    EVENT
            Offset Variable       LTIME
            Observations Used     988

                   Class Level Information
            Class        Levels    Values

            PERIOD       3         1 2 3
            CD8GRP       5         1 2 3 4 5

                Criteria For Assessing Goodness Of Fit
            Criterion              DF        Value      Value/DF

            Deviance               979       387.1458    0.3955
            Scaled Deviance        979       387.1458    0.3955
            Pearson Chi-Square     979      5852.1596    5.9777
            Scaled Pearson X2      979      5852.1596    5.9777
            Log Likelihood                   -254.5729

                      Analysis Of Parameter Estimates

                              Standard       Wald 95%         Chi-
            Parameter    DF   Estimate  Error  Confidence Limits  Square  Pr > ChiSq

            Intercept     1   -1.2451  0.6116  -2.4439  -0.0463   4.14    0.0418
            TRTSTATUS     1   -0.5580  0.2600  -1.0677  -0.0483   4.60    0.0319
            SEX           1   -0.4971  0.2675  -1.0214   0.0272   3.45    0.0631
            PERIOD    1   0    0.0000  0.0000   0.0000   0.0000    .        .
            PERIOD    2   1    0.4550  0.2715  -0.0771   0.9871   2.81    0.0937
            PERIOD    3   1   -0.5386  0.4849  -1.4890   0.4119   1.23    0.2667
            CD8GRP    1   1   -0.2150  0.6221  -1.4343   1.0044   0.12    0.7297
            CD8GRP    2   1   -0.3646  0.7648  -1.8636   1.1345   0.23    0.6336
            CD8GRP    3   0    0.0000  0.0000   0.0000   0.0000    .        .
            CD8GRP    4   1   -0.3270  1.1595  -2.5996   1.9455   0.08    0.7779
            CD8GRP    5   1   -0.8264  0.6057  -2.0136   0.3608   1.86    0.1725
            Scale         0    1.0000  0.0000   1.0000   1.0000

                       LR Statistics For Type 3 Analysis
                                         Chi-
            Source              DF      Square    Pr > ChiSq

            TRTSTATUS           1        4.48       0.0342
            SEX                 1        3.30       0.0695
            PERIOD              2        5.54       0.0628
            CD8GRP              4        5.35       0.2528
```

一連のダミー変数として治療開始時点（ベースライン）のCD8を含んだモデル（33章）

カテゴリー3（25以上1100未満）が参照カテゴリーである治療開始時点のCD8数を表すダミー変数の推定値

より大きなモデルで追加された変数の数

検定統計量
=392.5001－387.1458

カテゴリー変数として取り込んだときの治療開始時点のCD8数の有意検定におけるP値

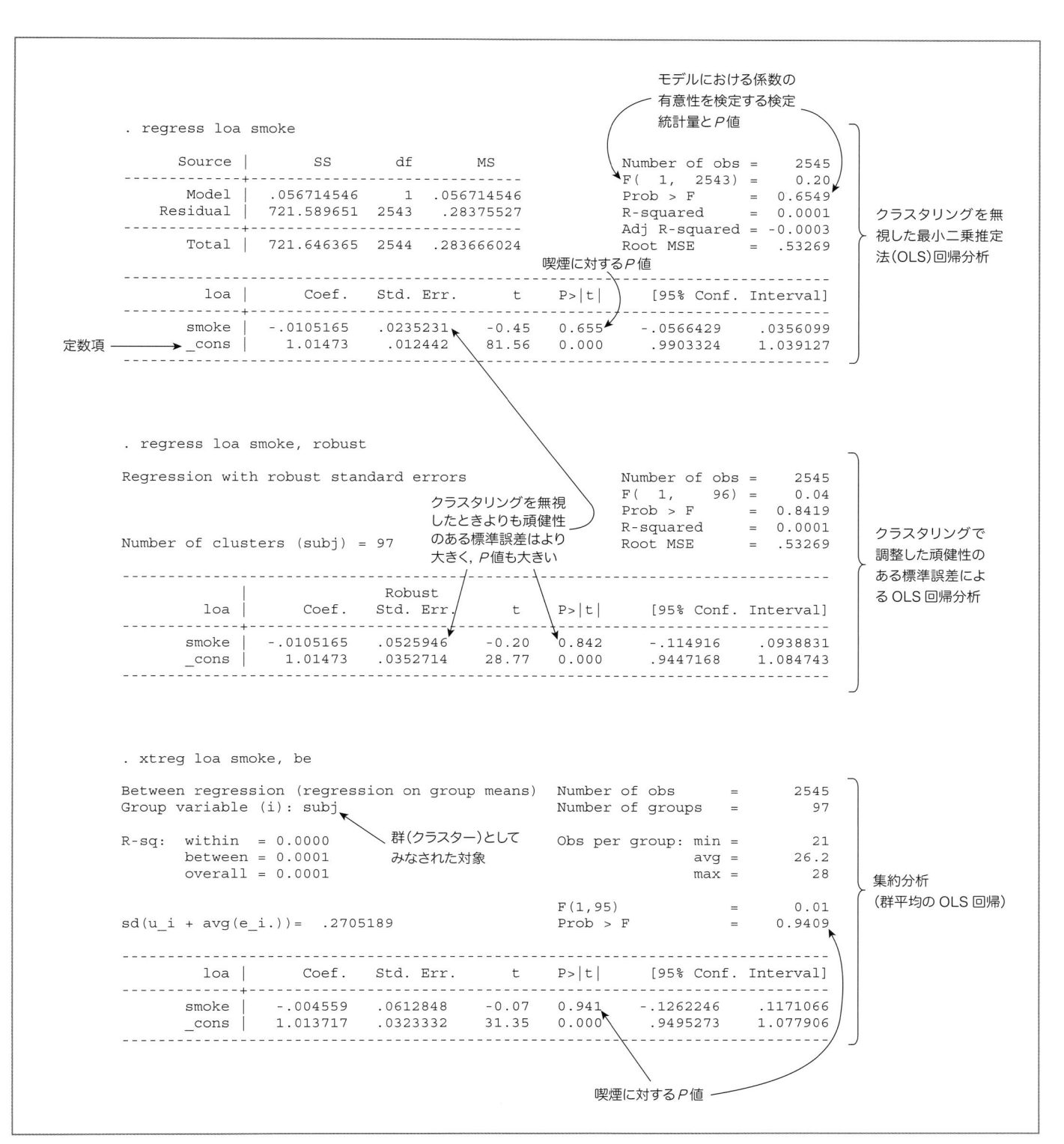

```
. regress loa smoke

      Source |       SS       df       MS              Number of obs =    2545
-------------+------------------------------           F(  1,  2543) =    0.20
       Model |  .056714546     1   .056714546          Prob > F      =  0.6549
    Residual |  721.589651  2543   .28375527           R-squared     =  0.0001
-------------+------------------------------           Adj R-squared = -0.0003
       Total |  721.646365  2544   .283666024          Root MSE      =  .53269

------------------------------------------------------------------------------
         loa |      Coef.   Std. Err.      t    P>|t|     [95% Conf. Interval]
-------------+----------------------------------------------------------------
       smoke |  -.0105165   .0235231    -0.45   0.655    -.0566429    .0356099
       _cons |    1.01473    .012442    81.56   0.000     .9903324    1.039127
------------------------------------------------------------------------------


. regress loa smoke, robust

Regression with robust standard errors                 Number of obs =    2545
                                                       F(  1,    96) =    0.04
                                                       Prob > F      =  0.8419
                                                       R-squared     =  0.0001
Number of clusters (subj) = 97                         Root MSE      =  .53269

------------------------------------------------------------------------------
             |              Robust
         loa |      Coef.   Std. Err.      t    P>|t|     [95% Conf. Interval]
-------------+----------------------------------------------------------------
       smoke |  -.0105165   .0525946    -0.20   0.842     -.114916    .0938831
       _cons |    1.01473   .0352714    28.77   0.000     .9447168    1.084743
------------------------------------------------------------------------------


. xtreg loa smoke, be

Between regression (regression on group means)   Number of obs      =    2545
Group variable (i): subj                         Number of groups   =      97

R-sq:  within  = 0.0000                          Obs per group: min =      21
       between = 0.0001                                         avg =    26.2
       overall = 0.0001                                         max =      28

                                                 F(1,95)            =    0.01
sd(u_i + avg(e_i.))=  .2705189                   Prob > F           =  0.9409

------------------------------------------------------------------------------
         loa |      Coef.   Std. Err.      t    P>|t|     [95% Conf. Interval]
-------------+----------------------------------------------------------------
       smoke |   -.004559   .0612848    -0.07   0.941    -.1262246    .1171066
       _cons |   1.013717   .0323332    31.35   0.000     .9495273    1.077906
------------------------------------------------------------------------------
```

42章で扱った歯周病データの分析結果（Stataにより作成）．
（次ページに続く）

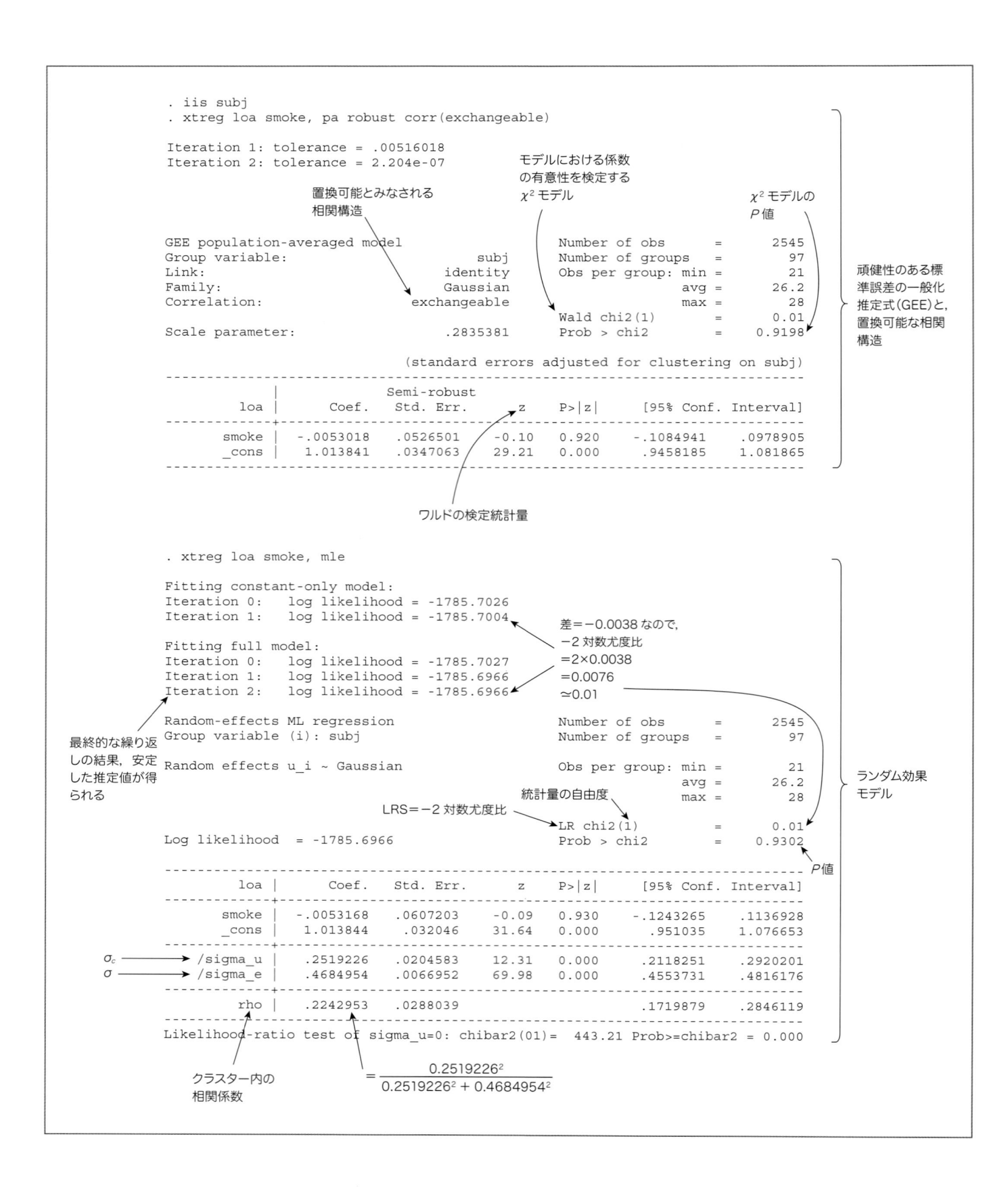

```
. iis subj
. xtreg loa smoke, pa robust corr(exchangeable)

Iteration 1: tolerance = .00516018
Iteration 2: tolerance = 2.204e-07
```

置換可能とみなされる相関構造

モデルにおける係数の有意性を検定する χ^2 モデル

χ^2 モデルの P 値

```
GEE population-averaged model           Number of obs      =     2545
Group variable:                subj     Number of groups   =       97
Link:                      identity     Obs per group: min =       21
Family:                    Gaussian                    avg =     26.2
Correlation:           exchangeable                    max =       28
                                        Wald chi2(1)       =     0.01
Scale parameter:            .2835381    Prob > chi2        =   0.9198

                   (standard errors adjusted for clustering on subj)
------------------------------------------------------------------------
             |           Semi-robust
         loa |      Coef.   Std. Err.      z    P>|z|   [95% Conf. Interval]
-------------+----------------------------------------------------------
       smoke |  -.0053018   .0526501    -0.10   0.920   -.1084941   .0978905
       _cons |   1.013841   .0347063    29.21   0.000    .9458185   1.081865
------------------------------------------------------------------------
```

頑健性のある標準誤差の一般化推定式（GEE）と，置換可能な相関構造

ワルドの検定統計量

```
. xtreg loa smoke, mle

Fitting constant-only model:
Iteration 0:    log likelihood = -1785.7026
Iteration 1:    log likelihood = -1785.7004

Fitting full model:
Iteration 0:    log likelihood = -1785.7027
Iteration 1:    log likelihood = -1785.6966
Iteration 2:    log likelihood = -1785.6966
```

差＝−0.0038 なので，
−2 対数尤度比
＝2×0.0038
＝0.0076
≒0.01

最終的な繰り返しの結果，安定した推定値が得られる

```
Random-effects ML regression            Number of obs      =     2545
Group variable (i): subj                Number of groups   =       97

Random effects u_i ~ Gaussian           Obs per group: min =       21
                                                       avg =     26.2
                                                       max =       28

                                        LR chi2(1)         =     0.01
Log likelihood  = -1785.6966            Prob > chi2        =   0.9302
```

LRS＝−2 対数尤度比

統計量の自由度

P 値

ランダム効果モデル

```
------------------------------------------------------------------------
         loa |      Coef.   Std. Err.      z    P>|z|   [95% Conf. Interval]
-------------+----------------------------------------------------------
       smoke |  -.0053168   .0607203    -0.09   0.930   -.1243265   .1136928
       _cons |   1.013844    .032046    31.64   0.000    .951035    1.076653
-------------+----------------------------------------------------------
     /sigma_u |   .2519226   .0204583    12.31   0.000    .2118251   .2920201
     /sigma_e |   .4684954   .0066952    69.98   0.000    .4553731   .4816176
-------------+----------------------------------------------------------
         rho |   .2242953   .0288039                     .1719879   .2846119
------------------------------------------------------------------------
Likelihood-ratio test of sigma_u=0: chibar2(01)=  443.21 Prob>=chibar2 = 0.000
```

σ_c → /sigma_u
σ → /sigma_e

クラスター内の相関係数

$$= \frac{0.2519226^2}{0.2519226^2 + 0.4684954^2}$$

付録D　用語集

2 × 2 table　2 × 2の表
2つの行と2つの列からなる頻度の分割表.

−2log likelihood　−2対数尤度
「尤度比統計量（likelihood ratio statistic）」参照.

Accuracy　正確性
量の観察値が真の値と合致することを示すもの.

Adjusted odds ratio　調整オッズ比
多重ロジスティック回帰モデルにおける因子（説明変数）のオッズ比で，他の共変数の影響が補正されたもの.

Administrative censoring　管理上の打ち切り
管理上の理由（例えば，研究が特定日に終了する）での追跡の打ち切り．一般的に non-informative（打ち切りとその後の予後が独立したランダム）である.

All subsets model selection　すべてのサブセットのモデル選択法
「自動的なモデル選択法（automatic model selection）」参照.

Allocation bias　割りつけバイアス
個体を治療群に割りつけたことによるデータの全体的なゆがみ．ときに「チャネリングバイアス（channelling bias）」という.

Alternative hypothesis　対立仮説
帰無仮説に一致せず，かつ帰無仮説が偽であるときに真となる関心領域の効果に関する仮説.

Altman's nomogram　アルトマンのノモグラム
検出力，有意水準，標準化された差と，統計学的検定のサンプルサイズとの関連を示す図.

Analysis of covariance　共分散分析
1つ以上の説明変数の効果を調整した後で，個体群間で従属変数の値を比較する分散分析の特別な形式.

Analysis of variance（ANOVA）　分散分析
全分散を構成要素ごとに分けることにより，群平均を比較する一般的手法.

ANOVA　分散分析
「分散分析（analysis of variance）」参照.

Arithmetic mean　算術平均
観察値の総和を観察値数で割ることによって得られる分布の測定値．しばしば「平均（mean）」という.

Ascertainment bias　認知バイアス
研究のサンプルが母集団からランダムに選択されることで生じ，ある重要な事項において母集団と異なるもの.

ASCII or text file format　ASCIIあるいはテキストファイル形式
ほとんどのソフトウェアで読み込みまたは取り込みできるプレーンテキスト形式のデータファイル．各行の値は一般にカンマやスペースで区切られる.

Assessment bias　評価バイアス
「観察バイアス（observer bias）」参照.

Attrition bias　症例減少バイアス
縦断研究の追跡を脱落した対象が，脱落しなかった対象と系統的に異なること（対象者数の減少が偏って生じることによる結果の偏り）.

AUROC
ROC曲線下面積（Area under the ROC curve）.

Automatic model selection　自動的なモデル選択法
数理モデルに含まれる変数を選ぶ方法．変数増加法，変数減少法，ステップワイズ法，すべてのサブセットのモデル選択法など.

Average　平均（代表値）
分布の指標を指す一般用語.

Backwards selection　変数減少法
「自動的なモデル選択法（automatic model selection）」参照.

Bar or column chart　棒グラフまたはカラムチャート
おのおのの「カテゴリー」に対する水平棒または垂直棒を示すことによって，カテゴリー変数または離散変数の分布を示す図．棒の長さは「カテゴリー」における（相対）度数に比例している.

Bartlett's test　バートレット検定
分散を比較するために使用される.

Bayes theorem　ベイズ法（の定理）
事象や仮説の事後確率は，事前確率と尤度の積に比例している.

Bayesian approach to inference　推論のためのベイズ法
仮説に関する事後の信念を評価するために，（治験などから得られた）最新情報だけでなく，仮説に関する個体の事前の信念（しばしば主観的）も用いる.

Bias　バイアス（偏り）
研究から得られた結果と本当の状態との間の系統的な差異.

Bimodal distribution　二峰性分布
2つの「ピーク（峰）」をもつデータ.

Binary variable　2値変数
2つのカテゴリーをもつカテゴリー変数.「2値変数（dichotomous variable）」ともいう.

Binomial distribution　二項分布
2つのランダムの変数の確率離散分布．割合を推定するのに役立つ.

Bioequivalence trial　生物学的同等性試験
薬の新しい剤形における吸収率と吸収量が，投与量が同じ場合，従来の剤形のものと同じかどうかを評価する臨床試験.

Blinding　盲検（ブラインド）
患者や医療従事者，治療応答の評価者が治療割りつけを知らない場合（二重盲検），または患者は自分の受けている治療を知っているが，評価者は知らない場合（一重盲検）.「マスキング（masking）」ともいう.

Block　ブロック
類似の特性を共有する実験的な同種群．ときに「層（stratum）」ともいう.

Bonferroni correction（adjustment）　ボンフェローニ修正
複数の仮説検定条件で検定数を考慮してP値を特別に修正.

Bootstrapping　ブートストラップ法
パラメータの信頼区間を求める際に使用されるシミュレーション過程．その過程で，本来のサンプル（サンプルサイズn）に代わり，多くのランダム抽出サンプル（サンプルサイズn）のそれぞれに対するパラメータの推定を行う．信頼区間はこれらのパラメータの推定値の変動を考慮して求める.

Box（box-and-whisker）plot　箱ひげ図
変数の分布を示す図．中央値，上下の四分位数，また，しばしば，最大・最小値を示す.

Brier Score　ブライアスコア
ある事象における個体の予測確率と観察されるアウトカムとの平方差の指標．ブライアスコアの平均は，予後スコアの正確度を評価するために用いられる.

British Standards Institution repeatability coefficient

英国標準機関の反復可能性係数
2つの反復測定値間に生じうる最大較差.

c statistic　c 統計量
ROC 曲線下の面積の測定値.特定の状況にある患者とない患者を区別するための予後スコアや診断検査の判別能を評価するために使用する.また,複数の予後スコアや診断検査を比較する際に使用する.完全に判別できる場合は c = 1,偶然と変わらない場合は c = 0.5.「ハレルの c 統計量(Harrell's c statistic)」参照.

Carry-over effect　繰り越し効果
1つのクロスオーバー(交差)試験における以前の治療の残余効果.

Case　ケース(症例)
ケースコントロール研究において調査中の疾病のある個体(患者).

Case-control study　ケースコントロール(患者対照)研究
疾病のある個体群(ケース)と疾病のない個体群(コントロール)を識別し,これらの群における危険因子への露出を比較する.

Categorical (qualitative) variable　カテゴリー(質的)変数
変数の多数のカテゴリーの1つに属するおのおのの個体.

Causal modelling　因果モデル
関心領域の曝露とアウトカムの間の潜在する因果関係を記述したり検定したりする統計手法.

Causal pathway　因果経路
アウトカムに順々に続く事象または因子の連鎖.連続するどのステップの効果も前のステップに依存する.

Cell of a contingency table　分割表のセル
表の特定の行と特定の列の名称.

Censored data　打ち切りデータ
結果についての情報が完全でないために生存分析において生じる.「左/右方打ち切りデータ(left/right-censored data)」参照.

Census　国勢調査
集団の全個体から情報を収集する横断研究.

Central tendency bias　中心傾向バイアス
測定値のスケールの中心点に,回答者の回答が集まる傾向があること.

Centring　センタリング
個体ごとに,定数(しばしば説明変数のサンプル平均)を,説明変数の値から引き算することにより,回帰モデルのパラメータの解釈を改善するプロセス.

Chi-squared (χ^2) distribution　χ^2 分布
自由度により特徴づけられる右にゆがんだ連続分布であり,カテゴリーデータの分析に役立つ.

Chi-squared test　χ^2 検定
頻度データで使用される.分割表を構成する因子間には関係がないとする帰無仮説を検定する.割合の検定にも用いられる.

CI　信頼区間
「パラメータの信頼区間(confidence interval for a parameter)」参照.

Clinical cohort　臨床コホート
同じ臨床状態をもつ1群の患者の転帰を一定期間観察する.

Clinical heterogeneity　臨床的異分散(性)
メタアナリシスを行う治験において,患者母集団や変数の定義に,非互換性の問題が発生するような相違があるときに存在する.

Clinical trial　臨床試験
臨床結果で新しい治療を評価するために,ヒトを対象に計画されたすべての実験.

Cluster randomization　クラスターごとのランダム割りつけ
個体ではなく個体群をランダムに治療に割りつけること.

Cluster randomized trial　クラスターランダム化試験
各個体ではなく各個体群をランダムに(偶然になる方法を用いて)治療に割りつけて行う試験.

Cochrane Collaboration　コクラン共同計画
システマティックレビューを行い,第三者が利用できるように情報を提供する医師や分析者,消費者の国際的ネットワーク.

Coefficient of variation　変動係数
標準偏差を平均で割ったもの〔しばしばパーセンテージ(%)で表現〕.

Cohen's kappa (κ)　コーエンの κ
同一の個体の,2つの一連のカテゴリー測定値における,一定の一致の指標.κ = 1 なら,完璧な一致であり,κ = 0 なら,偶然の一致であるにすぎない.

Cohort study　コホート研究
疾病などの関心領域の結果をもたない個体群を対象として,危険因子への曝露により生じる将来の効果を(たいてい別個に)追跡調査する.

Collinearity　共線性
回帰分析における対になった説明変数の相関が強い場合,すなわち,相関係数がほぼ±1 である場合.

Competing risk　競合リスク
関心領域のアウトカムの1つ以上の発生が,他の発生(または測定)を排除するリスク.

Complete randomized design　完全無作為デザイン
ランダムに治療群に割りつけられた実験的な単位.

Composite endpoint　複合エンドポイント
いくつかの異なる事象が観察される場合に生じたと考えられるアウトカム.

Conditional logistic regression　条件つきロジスティック回帰
研究において個体のマッチングに用いるロジスティック回帰の形式の1つ.

Conditional probability　条件つき確率
ある事象が発生した場合のその他の特定の事象の確率.

Confidence interval (CI) for a parameter　パラメータの信頼区間(CI)
真の母集団パラメータが含まれると 95% 信頼できる値の範囲.厳密には,抽出(サンプリング)を繰り返した後,パラメータの推測値の 95% がその区間に含まれる.

Confidence limit　信頼限界
信頼区間の上限値と下限値.

Confounding　交絡
1つ以上の変数が転帰に関係し,かつ互いに関係し合っている場合,転帰変数に影響するそれぞれの独立した影響を評価しにくいこと.

CONSORT statement
ランダム化比較試験の批判的吟味や解釈を容易にするため,研究の報告者に提供されるガイドライン(チェックリストやフローチャート).

Contingency table　分割表
頻度に関する2方向の表.

Continuity correction　連続修正項
連続性のある分布に従うように,離散分布の近似値を補正するために検定統計量に加える項.

Continuous probability distribution　連続型確率分布
分布を決定する確率変数が連続している.

Continuous variable　連続変数
測定精度により制限される以外は,すべての値をとりうる数値変

数.

Control group　コントロール (対照) 群
臨床試験などの比較研究で使用する用語.「陽性/陰性コントロール (positive/negative control)」参照.

Control　コントロール (対照)
ケースコントロール研究で疾病がない個体,または臨床試験で新しい治療を受けていない個体.

Convenience sample　便宜的サンプル
ランダムというより,むしろ身近であるという理由から選択された個体群で,母集団を代表すると考えられる個体群.

Correlation coefficient (Pearson's)　(ピアソンの積率) 相関係数
散布図で直線となる,−1と+1の範囲にある量的な測定値.「スピアマンの順位相関係数 (Spearman's rank correlation coefficient)」参照.

Covariate　共変数
「独立変数 (independent variable)」参照.

Covariate pattern　共変数パターン
研究で1人以上の個体がもつ回帰モデルの説明変数における特定の値.

Cox proportional hazards regression model　コックス比例ハザード回帰モデル
「比例ハザード回帰モデル (proportional hazards regression model)」参照.

Cross-over design　クロスオーバーデザイン
それぞれの個体が,調査の過程で任意の順序で1つ以上の治療をつぎつぎに受ける.

Cross-sectional study　横断研究
ある一時点で行われる研究.

Cross-sectional time series model　横断的時系列モデル
「パネルモデル (panel model)」参照.

Cross-validation　交差検証
データセットを小セットに分けて,最初に1つの小セットから関心領域の指標を導き出し,その後それを残る小セットで検証する.

Cumulative frequency　累積度数
ある特定の値を有する個体の数.

Cumulative meta-analysis　累積メタアナリシス
研究を1つずつ規定の順番で (通常,出版日にしたがって) 追加していき,それぞれ追加した後,積み重ねた研究に対する別個のメタアナリシスを行うこと.

Data　データ
1つ以上の値の観察値.

Data dredging　データ浚渫
有意な結果を得る視点で,関心領域の仮説を事前に特定化せずに,研究結果を多数の方法で解析すること.

Decile　十分位数
順序づけられた観察値を十等分した値.

Degrees of freedom (*df*) of a statistic　統計量の自由度
サンプルサイズから統計量を算出するために推定しなければならないパラメータ数を引いたもの.観察値が変動できる範囲を示している.

Dependent variable　従属変数
回帰分析における説明変数によって予測される変数 (通常,yによって表現).「応答変数 (response variable)」,「転帰変数 (outcome variable)」ともいう.

Deviance　デビアンス
「尤度比統計量 (likelihood ratio statistic)」参照.

df
「統計量の自由度 (degrees of freedom of a statistic)」参照.

Diagnostic test　診断検査
特定の条件下で診断を裏づけたり確定したりするために用いられる.

Dichotomous variable　2値変数
「2値変数 (binary variable)」参照.

Discrete probability distribution　離散型確率分布
離散 (不連続) 分布の特徴がある確率変数.

Discrete variable　離散変数
整数値のみをとることができる数値変数.

Discriminant analysis　判別分析
ロジスティック回帰に類似する分析法で,2つの反応に有意に関連する因子を識別するために用いられる.

Disease register　疾病登録
「臨床コホート (clinical cohort)」参照.

Distribution-free test　分布によらない検定
「ノンパラメトリック検定 (non-parametric tests)」参照.

Dot plot　点図
変数のおのおのの観察値が横軸 (または縦軸) 上の1点によって表される図.

Double-blind　二重盲検
「盲検 (blinding)」参照.

Dummy variable　ダミー変数
kが3以上の場合に名義,順序 (尺度) カテゴリーにもとづく変数からつくられた $(k−1)$ 個の2値変数.回帰分析における参照カテゴリーと $(k−1)$ 個のカテゴリーのそれぞれとの比較が容易になる.「指標変数 (indicator variable)」ともいう.

Ecological fallacy　生態学的誤謬
グループまたは集合体のレベル (例えば,地域) において観察される変数間の関連性が,同じ集団の個体レベル (地域の個人) においての関連性も反映すると誤って信じてしまうこと.

Ecological study　生態学的研究
観察単位が個体でなくて,共同体または個体のグループである疫学研究.

Effect modification　効果修飾
「交互作用 (interaction)」参照.

Effect of interest　関心領域の効果
平均の差など,関心領域の比較を反映する応答変数の値.

Empirical distribution　経験分布
変数の観察された分布.

Endpoint　エンドポイント
個体における明確に定義されたアウトカム.データが収集される前に必ず決定される.

Epidemiological study　疫学研究
危険因子と疾病の間の関係を評価するための観察研究.

EQUATOR Network
健康関連研究の報告に関する資料とトレーニングを提供することであり,同時に報告ガイドラインの開発,普及,推進の支援も目的としている.

Equivalence trial　同等性試験
2つの治療法が臨床的に同等であることを示すために利用される.

Error　誤差
観察値と真の値との差.測定誤差はランダム (偶然による) 要素と系統的 (非ランダム) と思われる要素からなる.サンプル誤差は集団サンプルだけ調査した場合に生じる.

Error variation　誤差変動

「残差変動（residual variation）」参照．

Estimate　推定値
母集団パラメータを代表するために用いられるサンプルから得られた定量値．

Evidence-based medicine（EBM）　科学的根拠にもとづく医療
個々の患者が，治療について意思決定する際，最新の最もよい根拠を用いること．

Exchangeable model　置換モデル
クラスター内の2つの観察値を交換したときに，推定過程が影響されないと仮定すること．

Extra-Binomial variation　二項分布の範囲外変動
共変数を調整後，二項モデルを仮定したよりも，データの分散が大きかったり（過分散），または小さかったりすること（過小分散）．

Extra-Poisson variation　ポアソン分布の範囲外変動
ポアソンモデルで仮定したよりも，残差変動が大きかったり（過分散），または小さかったりすること（過小分散）．

Expected frequency　期待度数
帰無仮説のもとで予想される頻度．

Experimental study　実験的研究
調査者が転帰に影響を与える何らかの介入を行う研究．

Experimental unit　実験的単位
分析目的のうえで独立したとみなすことのできる最も小さい個体群．

Explanatory variable　説明変数
回帰分析で従属変数を予測するために使われる変数（通常，xで示される）．「独立変数（independent variable）」，「曝露変数（exposure variable）」「予測変数（predictor variable）」，「共変数（covariate）」ともいう．

Exposure variable　曝露変数
「説明変数（explanatory variable）」参照．

External validation　外的妥当性
他の独立したデータセットを少なくとも1つ以上用いて，あるデータセットから得られた所見（例えば，予後指数）を実体化すること．

Factorial experiment　要因実験
関心領域の多数の因子を同時に分析できる．

Fagan's nomogram　ファーガンのノモグラム
診断検査の結果の事前確率と，尤度や事後確率との関連を示す図．通常，前者を後者に変換するために使われる．

False negative　偽陰性
疾病はあるが，検査上疾病なしと診断された個体．

False positive　偽陽性
疾病はないが，検査上疾病ありと診断された個体．

F-distribution　F分布
分母，分子の自由度によって特徴づけられる右にゆがんだ連続分布．2つの変数を比較したり変数の分析を用いて2つ以上の平均を比較する際に役立つ．

Fisher's exact test　フィッシャー正確確率検定
分割表（通常，2×2の表）で，正確な確率（すなわち，χ^2分布の近似値に依存しない）を評価する検定．頻度が小さいと予想されるときに用いられる．

Fitted value　推計値
説明変数の特定値に対応する，回帰分析における応答変数の予測値．

Fixed effect　固定効果
分散分析など関心領域の母集団を構成する要因の水準（例えば，「治療法」における薬物，手術，放射線）．固定効果の対立概念として，対象者個別に現れるランダム効果がある（例えば，水準が1つのランダム化比較試験における20人の患者である「患者」要因）．

Fixed effect model　固定効果モデル
母数効果のみを含む．統計学的異質性の根拠がないときにメタアナリシスで用いられる．

Follow up　追跡
ある研究において，ある個体が研究に参加してから，臨床的転帰（例えば，疾病の発症）がでたり研究から脱落したり研究が終了するまでに追跡された期間．

Forest plot　フォレストプロット
（信頼区間内における）それぞれの治験の推定効果や平均を示すメタアナリシスにおいて使用する図．

Forwards selection　変数増加法
「自動的なモデル選択法（automatic model selection）」参照．

Frailty model　frailtyモデル
ランダム効果（クラスターデータ）があるときの生存分析で用いるモデル．

Free format data　自由形式のデータ
コンピュータファイルのそれぞれの変数が，ある区切り記号，しばしばスペースやコンマによって分割されているフォーマットデータ．

Frequency　頻度（度数）
事象が起こる回数．

Frequency distribution　度数分布（頻度分布）
生じうる観察値や観察値の階級，またはカテゴリーの発生頻度を示すもの．

Frequency matching　頻度マッチング
2つ以上の比較群の個体を，それぞれの群におけるそれぞれの関連する潜在危険因子の平均がその他すべての群と近似する群単位でマッチングすること．「グループマッチング（group matching）」ともいう．

Frequentist probability　頻度論的確率
多数の実験を繰り返した場合に，事象が起こるであろう回数の割合．

F-test　F検定
「分散比検定（variance ratio test）」参照．

Funding bias　資金提供バイアス
資金提供団体が望む方向に結果を報告する傾向があること．

Gaussian distribution　ガウス分布
「正規分布（normal distribution）」参照．

GEE
「一般化推定式（generalized estimating equation）」参照．

Generalized estimating equation（GEE）　一般化推定式
2レベルモデルにおいて，ランダム効果のパラメトリックなモデルを参照せずに，データをクラスタリングすることを考慮してパラメータや標準誤差を補正する（ときに「集団平均モデル」または「境界モデル」と呼ばれる）．

Generalized linear model（GLM）　一般化線形モデル
共変数の線形関数に従属変数の平均位を（正規分布や二項分布，ポアソン分布などの既知の確率分布で）関連づけること（リンク関数）により一般的な形で表現された回帰モデル．

Geometric mean　幾何平均
右にゆがめられたデータの分布．対数（log）データの算術平均の真数（antilog）である．

G-estimation　G推定
時間変動交絡因子の調整のために用いられる因果モデルの1種．

GLM
「一般化線形モデル（generalized linear model）」参照.
Gold-standard test　ゴールドスタンダード検査
特定の状況のもとで決定的な診断を提供する.
Goodness-of-fit　適合度
モデルから得られた値が観察値と合致する一定の範囲.
Group matching　グループマッチング
「頻度マッチング（frequency matching）」参照.
Harrell's c statistic　ハレルの c 統計量
AUROC と等価である判別指標.
Hazard　ハザード
生存分析において, エンドポイントに到達する瞬間的リスク.
Hazard ratio　ハザード比
「相対ハザード（relative hazard）」参照.
Healthy entrant effect　健康参加者効果
研究対象に疾病のない個体の参加者を加えることで, 一般的な母集団で期待されるより関心領域の事象（死亡率など）の発生が低くなる現象.
Heterogeneity of variance　異分散（性）
等しくない分散.
Hierarchical model　階層モデル
「多水準モデル（multilevel model）」参照.
Histogram　ヒストグラム
すき間なく並べたいくつかの棒を用い, 連続変数の（関連する）度数分布を示す図. 棒の面積は棒の境界によって区切られた領域における（相対）度数に比例している.
Historical control　歴史的コントロール
研究の開始時点において治療群に割りつけられていないが, 過去にいずれかの時点で治療を受けたことがあり, かつ比較群として用いられる個体.
Homoscedasticity　等分散性
等しい分散.「分散の均質（homogeneity of variance）」ともいう.
Hosmer-Lemeshow goodness of fit statistic　ホスマー・レメショウ適合度統計量
観察された事象確率とロジスティックモデルまたは予後スコアで予測される確率との間の一致性を評価するもの.
Hypothesis test　仮説検定
母集団に関する帰無仮説に対して, どの程度, 証拠があるかを評価するためにサンプルを用いる過程.「有意性検定（significance test）」ともいう.
I^2
メタアナリシスにおいて, 研究間の統計学的異質性の影響を定量化する際に用いる指標.
ICC
「級内相関係数（intraclass correlation coefficient）」参照.
Incidence　罹患数
一定の期間中に新たに疾病を発症する個体数. 通常, 開始時点, 中央点における感受性のある者を分母とする.
Incidence rate　罹患率
研究の開始時点で感受性のあった集団から一定期間内に新たに疾病を発生したケースの数を, 人−年法による分母で除したもの.
Incidence rate ratio（IRR）　罹患率比
2 つの罹患率の比.
Incident case　罹患例
診断された患者.
Independent sample　独立したサンプル
各サンプルのそれぞれの単位が一度だけ用いられ, 他のサンプルの単位とは関連がない.
Independent variable　独立変数
「説明変数（explanatory variable）」参照.
Indicator variable　指標変数
「ダミー変数（dummy variable）」参照.
Inference　推論
サンプルデータを用いて, 母集団に関する結論を導く過程.
Influential point　影響プロット
メタアナリシスにおいて k 個の研究それぞれの影響を評価するために使用する. k 個の研究すべてに対して, 順番に 1 つを削除し, 残る（$k − 1$）個の研究から関心領域の効果を推定するためにメタアナリシスを行う. これらの推定値には, 信頼区間があり, フォレストプロットに似た図となる.
Influential point　影響点
観察値が回帰分析から除外された場合に, 1 つ以上のモデルのパラメータの推定値を変動させる可能性がある値.
Information bias　情報バイアス
データ収集において, 曝露因子または疾病アウトカムの測定値が系統的に不正確に記録されることで生じる.
Informative censoring　情報による打ち切り
個体が特定の時期まで生存する場合, その個体における関心領域のアウトカムの発生率が, その時期までに追跡が打ち切られる個体（例えば, 体調が悪化したため追跡から外れる場合）と追跡が続けられる個体では異なること.
Intention-to-treat analysis　intention-to-treat（ITT）解析
臨床試験となるすべての患者を, 元来割りつけられた群ごとに分析する.
Interaction　交互作用
回帰分析においては, 2 つの説明変数間で, 従属変数における 1 つの変数の影響が, 他の変数の水準に従って変動すること. 分散分析においては, ある要因における水準の差が, 第 2 の要因の 2 つ以上の水準の差に対し異なる場合, 2 つの因子間に交互作用が存在する.「効果修飾（effect modification）」ともいう.
Intercept　切片
説明変数の値がゼロの場合の, 回帰式における従属変数の値.
Interdecile range　十分位範囲
第 10 番目と第 90 番目のパーセンタイルの間の範囲. 順序づけられた観察値の真ん中の 80% を含んでいる.
Interim analysis　中間分析
あらかじめ研究の途中段階で行うことが計画された分析.
Intermediate variable　中間変数
説明変数と関心領域の転帰の間の因果経路上に存在する変数.
Internal pilot study　内部パイロット研究
小規模な予備調査で収集したデータを本研究に取り入れること. 観察変動を評価することにも用いられ, 初期の全体のサンプルサイズを推定して, 改定することができる.
Internal-external cross-validation　内的・外的交差検証
多施設研究で用いられる. 解析ごとに異なる施設をデータセットから除外して, 残った施設の関心領域の指標をつくり出し検証する.
Internal validation　内的妥当性
導き出されたデータセットを用いた結果（例えば, 予後指数の値）の実体化.
Interpolate　内挿値
2 つの既知の値の間に存在する推定量.
Interquartile range　四分位範囲
第 25 番目と第 75 番目のパーセンタイルの間の範囲. 順序づけられた観察値の真ん中の 50% を含んでいる.

Interval estimate　区間推定値
母集団のパラメータが存在すると思われる値の範囲.

Intraclass correlation coefficient（ICC）　級内相関係数
レベル2ユニットにおいて，クラスター間での変動を全分散の割合として表す．ランダムに抽出されたクラスターにおいて，ランダムに抽出された2つのレベル1ユニット間の相関を示す．

IRR
「罹患率比（incidence rate ratio）」参照．

ITT
「intention-to-treat 解析（intention-to-treat analysis）」参照．

Jack knifing　ジャックナイフ法
モデルにおけるパラメータと信頼区間の推定法の1つ．サンプルから n 個の個体を繰り返し取り除いて求める．パラメータは，残りの（n－1）個の個体から推定され，最終的にそれぞれのパラメータの推定値は平均化されたものとなる．

Kaplan-Meier plot　カプラン・マイヤーの図
生存確率〔または（1－生存確率）〕をベースライン（開始点）から時間軸で図示した生存曲線．エンドポイントにいつ到達したかが正確にわかっている場合に用いられる．

k-fold cross-validation　k 分割交差検証
データセットを k 個の小セットに分割する．そして，そのうちの1つにおいて関心領域の指標またはモデルを導き出し，残る（k－1）個の小セットで検証行い，小セットごとにこの過程を繰り返す．

Kolmogorov-Smirnov test　コルモゴロフ・スミルノフ検定
データが正規分布かどうかを検定する．

Kruskal-Wallis test　クラスカル・ウォリス検定
1 元配置分散分析の代わりに用いられるノンパラメトリック検定．2 つ以上の独立した観察値群の分布を比較するために用いられる．

Lead-time bias　リードタイムバイアス
特に生存期間の変化を評価する研究で生じる．より精度の高い診断技法が開発されることで，研究に遅れて参加した患者のほうが，より早期にその疾病に診断されることとなり，結果として診断時点からの生存期間の明らかな延長がみられることになる．

Leave-one-out cross-validation　1 個抜き交差検証
ある時点でデータセットから1つの個体だけを抜き出して，サンプル内の残る（n－1）個体で関心領域の指標の検証を行う．

Left-censored data　左方打ち切りデータ
ベースライン（開始点）となる日付以前は，追跡調査を受けていなかった患者．

Lehr's formula　Lehr の公式
ある仮説に 0.05 の有意水準で 80～90% の検出力をもたせる場合，その検証のために必要となる最適なサンプルサイズを求めるときに用いられる．

Level　水準（レベル）
質的変数または質的要因の特定のカテゴリー．

Level one unit　レベル 1 ユニット
構造化モデルの最も下の水準における「個体」．レベル 1 ユニット（例えば，患者）群は，レベル 2 ユニット（例えば，病棟）に組み入れられた個体から構成される．

Level two unit　レベル 2 ユニット
構造化モデルで下位から 2 番目の水準における「単位」．おのおののレベル 2 ユニット（例えば，病棟）は，レベル 1 ユニット（例えば，患者）から構成される．

Level of evidence　エビデンスレベル
あらゆる特別な研究デザインに関する結論の強さを示す指標．研究はそのデザインに特有のエビデンスレベルによって，しばしばランクづけ（最も強いエビデンスから最も弱いエビデンスまで）される．

Levene's test　ルビーン検定
2 つ以上の分散が等しいという帰無仮説を検証する．

Leverage　てこ比
回帰分析において，説明変数の平均と個々の説明変数の値との差の程度を示す測定．

Lifetable approach to survival analysis　生存分析への生命表アプローチ
一定の期間中に，いつエンドポイントに到達するのかだけを利用して，生存確率を決定する方法．

Likelihood　尤度
モデルにおける可能性．診断を設定したとき，疾病が存在した（または存在しない）場合の検査結果のもっともらしさ．

Likelihood ratio（LR）　尤度比
2 つの尤度の比．診断検査では，疾病のある者またはない者において，特定の検定結果となる可能性の比．

Likelihood ratio statistic（LRS）　尤度比統計量
関心領域のモデルの対数尤度に対する飽和モデルの対数尤度の比のマイナス 2 倍と等しい．推計の適合性評価に用い，デビアンス，あるいはより一般的には「－2 対数尤度（－2log likelihood）」という．2 つの入れ子モデルにおいて，尤度比統計量の差はモデルの比較に使用される．

Likelihood ratio test　尤度比検定
2 つの回帰モデルの適合性を比較する際や，回帰モデルにおける 1 つまたは 1 組のパラメータの有意性を検証するために尤度比統計量を使用する．

Likert scale　リッカート尺度
少ない数で表す段階的な応答スケール．とても悪い，悪い，どちらでもない，よい，とてもよい，の 5 段階など．

Limits of agreement　一致限界
反復可能性の評価法．反復検査における母集団の測定値の 95% が存在すると考えられる区間．

Lin's concordance correlation coefficient　リンの一致相関係数
同一スケールで測定されたペアの観察値における一致の指標．最良適合線上のデータとの近さを評価するピアソンの積率相関係数を修正したもので（精度），その際にペアの観察値の一方が，同じスケールを用いて，他方に対してプロットされる．原点を通る 45 度線からどれくらい解離しているかを測るバイアス補正因子を含む（正確度）．

Linear regression line　線形回帰直線
2 つの変数を連結する代数式によって定義される散布図上に引かれる直線．

Linear relationship　線形関係
2 つの変数には直線関係があることを示す．

Link function　リンク関数
一般化線形モデルにおいて，共変数の線形結合として表された従属変数の平均を変換した関数．

Logistic regression　ロジスティック回帰
結果が 2 値で表現される場合，ある特定の転帰をもつ個体の期待される割合のロジットと 1 つ以上の説明変数とを関連づけるために用いる一般化線形モデルの形式．

Logistic regression coefficient　ロジスティック回帰係数
ロジスティック回帰における偏回帰係数．

Logit（logistic）transformation　ロジット（ロジスティック）変換
$logit(p) = \ln\{p/(1-p)\} = \ln$（オッズ）などの，割合や確率，

p によるデータ変換.

Lognormal distribution　対数正規分布
対数変換後，正規分布に従う確率変数の右へゆがんだ確率分布.

Log-rank test　ログランク検定
2つの生存曲線を比較するノンパラメトリック検定.

Longitudinal study　縦断研究
ある一定期間，個体を追跡する研究.

LRS
「尤度比統計量（likelihood ratio statistic）」参照.

Main outcome variable　おもな転帰変数
研究の主目的に関連している変数.

Mann-Whitney U test　マン・ホイットニー U 検定
「ウィルコクソン順位和検定（Wilcoxon rank sum test）」参照.

Marginal model　境界モデル
「一般化推定式（generalized estimating equation）」参照.

Marginal structural model　周辺構造モデル
観察研究において時間依存交絡因子を調整するよう考案された因果モデルの1種.

Marginal total in a contingency table　分割表の周辺度数和（行や列ごとの合計）
分割表の特定の行（または列）の頻度の合計.

Masking　マスキング
「盲検（blinding）」参照.

Matching　マッチング
関心領域の事象に影響を与えうる変数に関して類似の個体のペアを選択する過程.

Maximum likelihood estimation（MLE）　最尤推定
尤度を最大にするパラメータの推定の繰り返し過程.

McNemar's test　マクネマー検定
χ^2 検定統計量を用いている2つの関連群の割合を比較する.

Mean　平均
「算術平均（arithmetic mean）」参照.

Measurement bias　測定バイアス
不正確な測定によりもたらされる系統的誤差.

Median　中央値（メジアン）
順序づけられた観察値で中央に位置する値.

Meta-analysis（overview）　メタアナリシス（概観）
関心領域の効果について総合的な推定値を求め，複数の研究結果を定量的に評価する.

Meta-regression　メタ回帰
研究間の影響の不均質を精査するメタアナリシスの拡張. 研究の関心領域の推定効果（例えば，相対危険度）は，1つ以上の研究レベルの特性（説明変数）に回帰される.

Method of least square　最小二乗法
残差の二乗の和を最小にすることにより，回帰分析でパラメータを推測する方法.「最小二乗推定法（ordinary least squares：OLS）」ともいう.

Misclassification bias　誤分類バイアス
曝露またはアウトカムのカテゴリー変数を不正確に分類したときに生じる.

Mixed model　混合モデル
モデル内に固定効果をもつパラメータとランダム効果をもつパラメータを含んだマルチレベルモデル.「ランダム効果モデル（random effects model）」や「マルチレベルモデル（multilevel model）」参照.

MLE
「最尤推定（maximum likelihood estimation）」参照.

Mode　最頻値（モード）
データセットで最もしばしばみられる観察値.

Model　モデル
代数用語で，2つ以上の変数間の関係を説明するもの.

Model Chi-square test　モデル χ^2 検定
通常は共変数と関連するすべてのパラメータはゼロであるという帰無仮説を検定する回帰分析における仮説検定をいう. 2つの尤度比統計量の差にもとづく.

Model sensitivity　モデルの感度
データセットでの1つ以上の個体あるいはモデルの明細の誤記によって影響される回帰分析モデルの推定値の変動の程度をいう.

Mortality rate　死亡率
死亡者数の割合.

Multicentre study　多施設共同研究
1つ以上の施設（例えば，病院）において同時に行われる研究. 各施設は同じプロトコルに従う.

Multilevel model　マルチレベルモデル
階層化されたデータの分析に利用される. レベル1ユニット（例えば，患者）はレベル2ユニット（例えば，病棟）に組み込まれ，レベル2ユニットはレベル3ユニット（例えば，病院）に組み込まれうる.「階層モデル（hierarchical model）」ともいう.

Multinomial logistic regression　多項ロジスティック回帰
3つ以上のカテゴリーをもつ名義の転帰変数に対するロジスティック分析.「多値ロジスティック回帰（polychotomous logistic regression）」ともいう.「混合モデル（mixed model）」や「ランダム効果モデル（random effects model）」参照.

Multiple linear regression　重回帰
1つの数値（従属）変数と2つ以上の説明変数から構成される線形回帰モデル.「多変量線形回帰（multivariable linear regression）」ともいう.

Multivariable regression model　重回帰モデル
1つの転帰変数と2つ以上の説明変数から構成されるすべての回帰モデル.

Multivariate analysis　多変量解析
2つ以上の関心領域のアウトカム（目的変数）が同時に検討される. 例えば，多変量分散分析，クラスター分析，因子分析など.

Multivariate regression model　多変量回帰モデル
1つの転帰変数と2つ以上の説明変数からなるモデル.

Mutually exclusive category　相互に排反するカテゴリー
各個体がただ1つだけのカテゴリーに属している.

Negative control　陰性コントロール
妥当性研究（通常，ランダム化比較試験）で，積極的治療を受けていない患者.

Negative predictive value　陰性適中率
検査結果が陰性で疾病を有していない個体の割合.

Nested model　入れ子モデル
2つの回帰モデルで小モデルの変量を大モデルに含めたもの.

NTT
「治療必要数（number of patients needed to treat）」参照.

Nominal significance level　名義的有意水準
多くの反復仮説検定ごとに選択される有意水準. 全体的な有意水準はある特定の値（典型的に0.05）に維持することができる.

Nominal variable　名義変数
順序づけのないカテゴリー変数.

Non-inferiority trial　非劣性試験
ある治療法が他の治療法に比べて臨床的に劣性でないことを示すために用いられる.

Non-parametric test　ノンパラメトリック検定

データ分布を仮定しない検定．「分布によらない（distribution-free）検定」または「順位法（rank method）」ともいう．

Normal（Gaussian）distribution　正規（ガウス）分布
釣り鐘状の対称的な形の連続確率分布．パラメータは平均と分散である．

Normal plot　正規プロット
データの正規性を視覚的に検定する図．正規プロットをした際に適切な直線になれば，正規性を示している．

Normal range　正常範囲
「基準範囲（reference interval）」参照．

Null hypothesis, H_0　帰無仮説
母集団に差がないとする仮説．

Number of patients needed to treat（NNT）　治療必要数
「望ましくない」結果を招かないよう，より利益を得るために，何人の患者がその治療を受ける必要があるかを示すもの＊．

Numerical（quantitative）variable　数値（量的）変数
離散値にも連続値にもなりうる変数．

Observational study　観察研究
調査者が結果に影響を何も与えない研究．

Odds　オッズ
2つの相補的事象の確率の比．例えば，疾病を有する確率を，疾病を有さない確率で割ったもの．

Odds ratio　オッズ比
2つのオッズ（例えば，ある因子に曝露された個体と曝露されていない個体における疾病のオッズ）の比．ケースコントロール研究で，ときに相対危険度の推定値として用いられる．

Offset　補正値
一般化線形モデルで回帰係数が1つに固定された説明変数．従属変数が率の代わりに生じる事象の数として定義されるとき，追跡期間の全人年（または月/日など）の対数で示される．

OLS
「最小二乗推定法（ordinary least squares）」や「最小二乗法（method of least squares）」参照．

One-sample *t*-test　1サンプル*t*検定
ある仮定値と，平均との差を検証する．

One-tailed test　片側検定
関心領域の効果の方向を特定した対立仮説．

One-way analysis of variance　1元配置分散分析
2つ以上の独立した観察値群の平均を比較するために用いられる特定の分散分析．

On-treatment analysis　on-treatment（OT）解析
臨床試験で，（ランダムに）割りつけられた治療を完了した対象者だけを分析に含める．

Ordinal logistic regression　順序（尺度）変数のロジスティック回帰
順序アウトカム変数が3つ以上のカテゴリーをもつ場合に用いられるロジスティック回帰の形式．

Ordinal variable　順序（尺度）変数
カテゴリーがいずれかの方法で順序づけられるカテゴリー変数．

Outlier　外れ値
データのおもな集合とは異なり，かつ残りのデータとも適合しない観察値．

Overdispersion　過分散
二項分布やポアソン分布などを用いた回帰モデルによる期待値よりも残差分散が大きい場合に生じる．

＊訳注：新たに治験する対象薬により効果が5%改善する場合，1人の改善のために20人の治療が必要であり，NNTは20となる．

Overfitted model　過剰適合モデル
あまりに多くの変数を含んでいるモデル．例えば個体数の1/10以上の変数がある場合．

Overview　概観
「メタアナリシス（meta-analysis）」参照．

Paired observation　対応のある（ペアの）観察値
対になった個体または同一個体において，2つの異なる環境下で得られた観察値．

Paired *t*-test　対応のある*t*検定
対応のある観察値の差がゼロに等しいという帰無仮説を検証する．

Pairwise matching　ペアマッチング
2つ以上の比較群の個体における個体レベルでのマッチング（例えば，ケースコントロール研究において，似た潜在的リスク因子をもつコントロール群と，各ケース群は個々にマッチされる）．

Panel model　パネルモデル
長い期間を通して個体ごとに反復測定がある場合に用いられる回帰モデル．「横断時系列モデル（cross-sectional time series model）」ともいう．

Parallel trial　並行試験
2つ以上の治療を比較する際に，それぞれの患者にただ1つの治療のみを試験する．

Parameter　パラメータ
確率分布を特徴づける総合的な指標（例えば，平均，割合）．その値は母集団に関連している．

Parametric test　パラメトリック検定
ある特定のデータ分布を仮定する検定．

Partial regression coefficient　偏回帰係数
重回帰モデルを説明する，切片係数以外のパラメータ．

Pearson's correlation coefficient　ピアソンの（積率）相関係数
「相関係数（correlation coefficient）」参照．

Percentage point　パーセントポイント
分布のパーセンタイル．右側や左側の分布，または左右両側の分布の割合を示す．

Percentile　パーセンタイル
順序づけられた観察値を百等分した値．

Person-years of follow-up　人-年法
追跡調査において各個体を追跡した年数の合計．

Pie chart　円グラフ
カテゴリー変数または離散変数の度数分布を示す図．円形の「パイ」が，それぞれのカテゴリーであるセクションに分割される．それぞれのセクションの面積は，カテゴリーの頻度に比例している．

Pilot study　パイロット研究
予備的に行われる小規模調査．

Placebo　プラセボ
陰性コントロール比較試験において積極的治療の治療効果と比較される消極的「治療」．外見上は積極的治療と同じであるが，治療を行った効果を除くために用いられる．盲検化においても使用される．

Point estimate　点推定
母集団のパラメータを推定する単一の値．

Point prevalence　時点有病数（率）
ある特定の時点で疾病を有している個体数〔または感受性のある者のパーセンテージ（%）〕．

Poisson distribution　ポアソン分布
ランダムの変数の離散型確率分布．ある一定の平均した率で，不

規則かつ独立して生じる事象の数を示す.

Poisson regression model　ポアソン回帰モデル
1つ以上の説明変数を事象（例えば，疾病）の期待される率の対数に関連づける一般化線形モデルの形式．対象者のフォローアップはさまざまであっても，期待される率が研究期間を通じて一定であると想定される場合に用いられる．

Polynomial regression　多項式回帰
従属変数と説明変数の間の非線形関係（例えば，二次，三次，四次）．

Population　母集団
関心領域の個体が属する群全体．

Population averaged model　集合平均モデル
「一般化推定式（generalized estimating equation）」参照．

Positive control　陽性コントロール
最新の治療と比較するため，妥当性研究（通常，ランダム化比較試験）で，積極的治療を受けている患者．

Positive predictive value　陽性適中率
検査結果が陽性で疾病を有する個体の割合．

Posterior probability　事後確率
事前確率と最新情報（例えば，検査結果）にもとづいた，ある事象発生に関する個体の信念．

Post-hoc comparison adjustment　事後比較修正
多数の比較が行われる際，P値を修正するために行う．例えば，ボンフェローニ修正．

Post-test probability　検査後確率
疾病の有無について，事前情報と診断検査結果で決定された事後確率．

Power　検出力
帰無仮説が偽であるとき，その仮説を棄却する確率．

Precision　精度
抽出誤差の指標．繰り返し測定した場合，ある観察値が他の観察値と一致する程度を示す．

Predictor variable　予測変数
「独立変数（independent variable）」参照．

Pre-test probability　検査前確率
疾病の有無について，診断検査の結果が利用できる前の事前確率．

Prevalence　有病数（率）
ある一時点（時点有病数），または特定の期間（期間有病数）における疾病を有する個体数（割合）．

Prevalent case　有病例
ある時点で，あるいはある一定期間内において，診断済みの疾病を有するケース．

Primary endpoint　1次エンドポイント
臨床試験で，新治療の利益を最も正確に反映する転帰．

Prior probability　事前確率
事象の発生に関する，主観的な意見や後ろ向きの観察にもとづいた個体の信念．

Probability　確率
事象発生の可能性の指標．0と1の間に分布している．「条件つき確率（conditional probability）」や，「事前/事後確率（prior/posterior probability）」参照．

Probability density function　確率密度関数
確率分布を定義する方程式．

Probability distribution　確率分布
数学モデルによって記述される理論的な分布．ランダム変数のとりうる値の確率を示す．

Prognostic index　予後指標
「予後スコア（prognostic score）」参照．

Prognostic score　予後スコア
個体が事象を経験する確率の段階的指標．「リスクスコア（risk score）」や「予後指数（prognostic index）」ともいう．

Propensity score method　傾向スコア法
観察研究で交絡因子の影響を排除するのに用いられる．特に潜在的交絡因子が多い場合に有用である．

Proportion　割合
関心領域の事象の，サンプルまたは母集団全体に対する比．

Proportional hazards assumption　比例ハザード仮定
時間経過とともに相対ハザードが一定である比例ハザード回帰モデルの必要条件．

Proportional hazards regression model（Cox）　比例ハザード回帰モデル
生存に関する多くの説明変数の同時効果を調査するために生存分析で用いられる手法．

Prospective study　前向き研究
個体をある時点以降から追跡した研究．

Protocol　プロトコル
臨床試験のすべての局面を十分に記載したもの．

Protocol deviation　プロトコル逸脱
臨床試験に参加しているが，プロトコル基準を満たさない患者．

Pseudo R^2　擬似 R^2
重回帰分析で用いられる R^2 に似ているが，全く同じ手法で解釈することはできないロジスティック回帰指標．0～1の値をとる．モデル適合度の評価より，モデルの比較のほうが適している．

Publication bias　出版バイアス
統計学的に有意な結果を含む論文だけを出版する傾向．

P-value　P値
帰無仮説が真と仮定した場合に，観察された結果またはそれ以上に極端な状況を得る確率．

Qualitative variable　質的変数
「カテゴリー変数（categorical variable）」参照．

Quantitative variable　量的変数
「数値変数（numerical variable）」参照．

Quartile　四分位数
順序づけられた観察値を四等分した値．

QUOROM Statement
著者がいかに自分の研究を報告するかについてのガイダンスを提供することで，メタアナリシスの批判的評価と解釈を促進するもの．

Quota sampling　割当抽出
調査者がサンプルから一定の「割当（quota）」を満たすように選ぶ，ランダムでない抽出．

R^2　寄与率
モデルによって説明される線形単/重回帰分析における従属変数の全体的な変動の割合．適合度の主観的な指標である．

R_L^2
ロジスティック回帰モデルにおける適合度の指標．

Random effect　ランダム（変量）効果
母集団からランダムに抽出したサンプルであると仮定して求めた要因の効果．

Random effects model　ランダム（変量）効果モデル
階層構造のデータの解析に使用されるモデルの1つ．残差に加えて，少なくとも1つのランダム効果を含む．例えば，レベル2ユニット（クラスター）に組み込まれたレベル1ユニットといった2レベル構造であり，このモデルには，クラスター化できるようにクラスター間でランダムに変化するランダム効果が含まれる．

「混合モデル（mixed model）」，「マルチレベルモデル（multilevel model）」参照．

Random error　ランダム誤差
偶然により生じる対応する変数の観察値（測定値）と真の値との間の差．

Random intercepts model　ランダム（変量）切片モデル
2レベル構造のランダム効果階層モデル．このモデルでは，従属変数の平均と，各レベル2ユニットの1つの共変数の間には，線形関係（すべてのレベル2ユニットの傾きは同じで，切片は平均切片で変動する）があると仮定している．

Random sampling　ランダム抽出
母集団におけるそれぞれのサイズのサンプルが，他のサイズのサンプルと同等の確率で抽出されること．

Random slopes model　ランダム傾きモデル
2レベル構造のランダム効果階層モデル．このモデルでは，従属変数の平均と，各レベル2ユニットの1つの共変数の間には，線形関係（その傾きと切片は平均勾配で不規則に変動する）があると仮定している．

Random variable　確率変数
一定の確率で，相互に排他的な値のデータセットのうちのいずれか1つをとる定量値．

Random variation　ランダム変動
説明されない変動．

Randomization　ランダム化
患者を治療群にランダムに割りつけること．（重要因子の効果を調整するため）層別に分けるか，（だいたい同じサイズの治療群にするため）ブロッキングすることがある．

Randomized controlled trial（RCT）　ランダム化比較試験
患者をランダムに治療に割りつけた比較臨床試験．

Range　範囲
最小観察値と最大観察値との差．

Rank correlation coefficient　順位相関係数
「スピアマンの順位相関係数（Spearman's rank correlation coefficient）」参照．

Rank method　順位法
「ノンパラメトリック検定（non-parametric test）」参照．

Rate　率
発生数を調査ケースの全追跡時間で除したもの．

RCT
「ランダム化比較試験（randomized controlled trial）」参照．

Recall bias　思い出しバイアス
個体が過去の事象を思い出すことに由来する系統的なデータのゆがみ（バイアス）．

Receiver operating characteristic（ROC）curve　受信者動作特性曲線
診断検査における連続変数の異なるカットオフ値の，感度と（1－特異度）の2方向プロット．予後スコアや診断検査に関して，特定の状況にある患者とない患者を判別する検出力の評価のために使用する．最適なカットオフ値を選択したり検査法を比較したりする場合に用いる．「c統計量（c statistic）」，「ハレルのc統計量（Harrell's c statistic）」参照．

Reference interval　基準範囲
健康な個体に典型的にみられる変数の値（通常，中央の95％）の範囲．「正常区間（normal range）」，「基準区間（reference range）」ともいう．

Regression coefficient　回帰係数
回帰式を記述するパラメータ（すなわち，単回帰での傾きと切片）．

Regression dilution bias　回帰希釈バイアス
1つのアウトカム変数と1つ以上の曝露変数の関連性を説明するために，回帰モデルを当てはめたときに生じる．1つの曝露変数に実質的に測定誤差が存在する場合，モデルの関連する回帰パラメータは小さくなる（減衰する）．

Regression to the mean　平均への回帰
極限のサブセットがしだいに平均に近づく現象．例えば，背の高い父親には，より背の低い（それでも平均的には背が高い）息子がいる．

Relative frequency　相対度数
全体の頻度に対するパーセンテージ（％）や割合で表された頻度．

Relative hazard　相対ハザード
相対危険度と同様に解釈される2つのハザードの比．「ハザード比（hazard ratio）」ともいう．

Relative rate　相対率
2つの率の比（しばしば，非曝露群における疾病発生率で，曝露群の疾病発生率を割ったもの）．

Relative risk（RR）　相対危険度
2つのリスクの比．通常，曝露群での疾病のリスクを，非曝露群でのリスクで割ったもの．

Reliability　信頼性
反復可能性や再現性や一致性を含む一般用語．

Repeatability　反復可能性
同一の状況で，同一の観察者において繰り返し測定した値が一致する程度．

Repeated measure　反復測定
2つ以上の状況で（例えば，異なる機会に），同一の個体において繰り返し測定した関心領域の変数（測定値）．

Repeated measure ANOVA　反復測定分散分析
分散分析の特別な形式．2回以上（例えば，異なる機会に），個体群のそれぞれのメンバーで数値変数を測定した場合に用いられる．

Replication　反復
同一の個体に対し，ある所定の機会に何度か，測定を行うこと．

Reporting bias　報告バイアス
参加者が研究者の興味を引けると思うほうに回答が偏ったり，社会的に認容できない，または気恥ずかしい行動や疾病について過小報告することで生じる．

Reproducibility　再現性
異なる状況（例えば，2つの測定法や2人の観察者）で，同一の結果が得られる程度．

Rescaling　リスケーリング
「スケーリング（scaling）」参照．

Residual　残差
回帰分析における従属変数の予測値（推計値）と観察値との差．

Residual variation　残差変動
関心領域の要因に起因する変動を除いた後の変数の分散．モデルによって説明されない変動であり，分散分析表では残差の平均平方として示される．「誤差／説明されない変動（error/unexplained variation）」ともいう．

Response bias　応答バイアス
研究に選ばれた集団や自発的に参加した集団と，そうでない集団の特性が異なることによって生じる．

Response variable　応答変数
「従属変数（dependent variable）」参照．

Retrospective study　後ろ向き研究
個体を選択し，過去に存在した要因を調査する．

Right-censored data　右方打ち切りデータ
追跡研究が継続しており，関心領域のエンドポイントに到達していないとされる患者のデータ．

Risk factor　危険因子
特定の転帰（例えば，疾病）の罹患率に影響を与える規定因子．

Risk of disease　疾病のリスク
定まった期間に疾病を発症する確率．一定期間中に新規に観測された疾病ケース数を観察開始時点で疾病なしであった個体数で割ったものが指標として使われる．

Risk score　リスクスコア
「予後指数（prognostic index）」参照．

Robust　頑健性がある
P値と検出力（また，関連がある場合はパラメータの推定値）が，逸脱によってそれほど影響を受けない場合，検定は，その仮定からの逸脱に対して頑健性があるという．

Robust standard error　頑健性のある標準誤差
回帰モデルによって仮定された変動ではなくデータの変動にもとづく．回帰モデルの根底にある仮定からの逸脱があっても最小二乗法による推定よりも頑健性がある．

ROC
「受信者動作特性曲線（receiver operating characteristic curve）」参照．

RR
「相対危険度（relative risk）」参照．

Sample　サンプル
母集団のサブグループ．

Sampling distribution of the mean　平均のサンプル分布
母集団から，ある固定サイズのサンプルを繰り返し取り出した後に得られるサンプル平均の分布．

Sampling distribution of the proportion　割合のサンプル分布
母集団から，ある固定サイズのサンプルを繰り返し取り出した後に得られるサンプル割合の分布．

Sampling error　サンプル誤差
有意なサンプルのみを取り出したことによる，サンプルにおける観察値と母集団の値との間にみられる差．母集団でのパラメータとサンプルからの推定値の差．

Sampling frame　抽出フレーム
母集団における全個体のリスト．

Saturated model　飽和モデル
個体数以上の変数で構成されているモデル．

Scale parameter　スケールパラメータ
ポアソン回帰（ときに二項回帰）における過分散と過小分散の指標．ポアソン分布の範囲外変動がない場合の分散に等しく，ポアソン分布における分散と実質的な違いが存在する場合にその範囲以上および以下の分散を補正するために用いられる．

Scaling　スケーリング
回帰モデルのパラメータの解釈を改善するために行われる調節．説明変数から関連する定数を引くことで調節する．「リスケーリング（rescaling）」参照．

Scatter diagram　散布図
個体の2つの観察値を二次元の点図で表した図．

Screening　スクリーニング
外見上は健常にみえる母集団から，関心領域の疾患をもつ（ときには，もたない）可能性のある者を拾いだす過程．

SD
「標準偏差（standard deviation）」参照．

Secondary endpoint　2次エンドポイント
1次エンドポイントほど重要でない臨床試験の転帰．

Selection bias　選択バイアス
研究に参加した個体がその集団の代表でないことにより生じるデータの系統的なゆがみ（バイアス）．

SEM
「平均の標準誤差（standard error of the mean）」参照．

Sensitivity　感度
疾病のある個体が検査により正確に疾病ありと診断される割合．

Sensitivity analysis　感度分析
研究やメタアナリシスの結果が，解析の手法や仮定およびデータ値に対してどの程度頑健性または感度があるかを評価するために使用する．

Sequential trial　連続的試験
患者を一定の期間内に連続的に試験に参加させ，繰り返し有意性検定を行うことで累積データを解析する手法．各検定の後に，帰無仮説を棄却できるかどうかによって，サンプル収集を続けるか試験を中止するかを決定する．

Shapiro-Wilk test　シャピロ・ウィルク検定
データが正規分布に従っているかを判断する．

Shrinkage　収斂
ランダム効果モデルのパラメータを推定する際，おのおののクラスターにおいて関心の対象となっている効果の推定値がすべてのクラスターの効果の平均に近づくようにする過程．

Sign test　符号検定
ノンパラメトリック検定の一種．差が正の値（または負の値）になる傾向があるか，観察値が中央値よりも大きく（または小さく）なる傾向があるか，特徴のある観察値の割合が1/2よりも大きい（または小さい）傾向があるかどうかを調査する．

Significance level　有意水準
調査を開始するにあたって，P値がそれ以下であれば，帰無仮説を棄却することになるであろう確率．0.05が選ばれることが多い．

Significance test　有意性検定
「仮説検定（hypothesis test）」参照．

Simple linear regression　線形単回帰
1つの従属変数と1つの説明変数との間にある直線関係．「単変量線形回帰（univariable linear regression）」ともいう．

Simpson's (reverse) paradox　シンプソンの（逆説）パラドックス
1つの群（グループ）から得られたデータをサブグループに分けたときに，比較や関連性の方向が逆になること．

Single-blind　一重盲検
「盲検（blinding）」参照．

Skewed distribution　非対称分布
非対称のデータ分布．2, 3の高値を伴い右側へ長い尾を引く（正のゆがみ）場合と，2, 3の低値を伴い左側へ長い尾を引く（負のゆがみ）場合とがある．

Slope　傾き
回帰直線の勾配．説明変数が1単位変化するのに伴う，従属変数の平均的な変化を示す．

SND
「標準化された正規偏差（Standardized Normal Deviate）」参照．

Spearman's rank correlation coefficient　スピアマンの順位相関係数
ピアソンの積率相関係数に対するノンパラメトリックな相関係数．2つの変数の関係を示す指標となる．

Specificity　特異度
疾病のない個体が診断検査により正確に疾病なしと診断される割

合.

Standard deviation（SD）　標準偏差
分散の平方根と等しい，データのばらつきの指標．

Standard error of the mean（SEM）　平均の標準誤差
サンプル平均の精度を示す指標．平均のサンプル分布の標準偏差である．

Standard error of the proportion　割合の標準誤差
サンプル割合の精度を示す指標．割合のサンプル分布の標準偏差である．

Standard normal distribution　標準正規分布
平均を0，分散を1とした特定の正規分布．

Standardized difference　標準化された差
アルトマンのノモグラムとLehrの公式で用いられる比．標準偏差の倍数として，臨床上重要な治療効果の差を表現する．

Standardized Normal Deviate（SND）　標準化された正規偏差
平均がゼロで単位分散のある正規分布に従う確率変数．

Statistic　統計量
母集団のパラメータに対するサンプル推定値．

Statistical heterogeneity　統計学的異質性
関心領域の効果の異なる推定値にかなりの変動がある場合，メタアナリシスに存在する．

Statistically significant　統計学的に有意である
その水準において帰無仮説を棄却する十分な証拠がある（すなわち，$P<0.01$である）なら，仮説検定の結果が，特定水準（例えば，1％）で統計学的に有意である．

Statistics　統計学
データを集め要約し，分析して結論を導く方法．

Stem-and-leaf plot　幹-葉プロット
データ分布を示すために用いる図表を合成したもの．ヒストグラムに類似しており，サンプルサイズが増加する際に効果的な資料．

Stepwise selection　ステップワイズ選択法
「自動的なモデル選択法（automatic model selection）」参照．

Stratification　層別化
同様の特性を共有する均質な実験的単位で構成される層をつくること．「ブロッキング（blocking）」ともいう．

Stratum　層
個体のサブグループ．通常，同じ層に属する個体は類似の特徴を有する．「ブロック（block）」ともいう．

STROBE Statement
著者がいかに自分の研究を報告するかについてガイダンスをチェックリスト形式で提供することで，観察研究の批判的評価と解釈を促進するもの．

Student's t-distribution　スチューデントのt分布
「t分布（t-distribution）」参照．

Subgroup analysis　サブグループ解析
全研究グループの一部として定義された小集団（例えば，性別）において，データを別個に解析する手法．

Subjective probability　主観的確率
事象が起こることに対しての，個人の信念の程度．

Superiority trial　優越性試験
2つ以上の治療法で臨床効果が異なることを示すために用いられる．

Surrogate endpoint　代理エンドポイント
関心領域のエンドポイントと高い相関性を有するアウトカム指標．エンドポイントより，簡単に，早く，手軽に測定できる．

Survey　調査
個体のサンプルから詳細情報を収集する横断研究（例えば，意見，属性，生活習慣データ）．

Survival analysis　生存分析
打ち切りデータがあったとき，関心領域のエンドポイントに到達するまでの時間を調べる．

Survivorship bias　生き残りバイアス
特定の介入を受ける患者と受けない患者の生存期間を比較するときに生じる．この介入は，研究開始後のある時点でのみ受けることができるため，患者は，介入を受ける適格者となるために十分に長い期間生存している必要がある．

Symmetrical distribution　左右対称分布
データは，中心点の周辺に分布しており，中心点から左側の分布の形は右側の分布の鏡像になっている．

Systematic allocation　系統的割りつけ
臨床試験に参加した患者は，ランダムでなく，系統的な方法により治療群に割りつけられる．

Systematic error　系統的誤差
観察値（または測定値）が，変数の真の値より大きく（または小さく）なる傾向．これはバイアスにつながる．

Systematic review　システマティックレビュー
同じ健康状態を同様に調査したすべての関連研究の結果を結合するための，規則的な説得力のあるアプローチ．

Systematic sampling　系統的抽出
サンプルを偶然（ランダム）ではなく，むしろ系統的な方法により抽出したもの．

t-distribution　t分布
「スチューデントのt分布（Student's t-distribution）」ともいう．形が正規分布に類似している連続分布であり，その自由度によって規定される．特に，平均の推論に役立つ．

Test statistic　検定統計量
サンプルデータから得られる統計量．統計学的仮説を検定するために用いる．この値は，P値を得るために，既知の確率分布と比較される．

Time-dependent variable　時間依存変数
回帰分析（例えば，ポアソン回帰，コックス生存分析）の説明変数で，調査期間中の異なる時期に，ある特定の個体が異なる値をもつもの．

Time-varying confounder　時間変動交絡因子
時間とともに変化する曝露変数の潜在的交絡因子であるだけでなく，曝露とアウトカムの間の因果経路にも存在する変数．

Training sample　訓練サンプル
（例えば，ロジスティック回帰または判別分析において）モデルを作成するために最初に用いられるサンプルの一部．その結果は，2番目の（検証）サンプルによって正しいことが確認される．

Transformed data　変換したデータ
それぞれの観察値に対し，同じ数学的変換（例えば，対数）を行うことにより得られる．

Transportability　適用拡大
モデルまたは予後スコアが，それが導き出された集団以外の集団でも適用できる範囲．「一般化（generalizability）」ともいう．

Treatment effect　治療効果
治療比較を可能にする関心領域の効果（例えば，平均や相対危険度の差）．

Trend　トレンド
変数の値が，時間の経過につれてしだいに増加したり減少したりする傾向を示す．

Two-sample t-test　2サンプルのt検定
「対応のないt検定（unpaired t-test）」参照．

Two-tailed test　両側検定
関心領域の効果の方向が，対立仮説で指定されていないもの．

Type Ⅰ error　第Ⅰ種の過誤
帰無仮説が真でも，その仮説を棄却すること．

Type Ⅱ error　第Ⅱ種の過誤
帰無仮説が偽でも，その仮説を棄却しないこと．

Unbiased　不偏
バイアス（偏り）がない．

Underdispersion　過小分散
（二項分布やポアソン分析などの）特定の回帰モデルによる期待値よりも，小さい残差が発生する状況．

Unexplained variation　説明されない変動
「残差変動（residual variation）」参照．

Uniform distribution　一様分布
おのおのの値に同等の可能性があるため，「峰（ピーク）」をもたない分布．

Unimodal distribution　単峰性分布
1つの「峰（ピーク）」をもつ分布．

Unit of observation　観察単位
解析の目的において独立しているとみなされる「個体」または「個体」の最小グループ．つまり，関心領域の反応が他の観察単位の反応から影響受けない．

Univariable regression model　単変量回帰モデル
転帰変数，説明変数がそれぞれ1つのモデル．「線形単回帰（simple linear regression）」ともいう．

Unpaired（two-sample）t-test　対応のないt検定
独立した2つの群の平均が等しいという帰無仮説を検定する．

Validation sample　妥当性サンプル
訓練サンプルを用いた結果を検証するために用いられる2番目のサンプル．

Validity　妥当性
仮説がどの程度，真であるかを示す．

Variable　変数
量的変動．

Variance　分散
標準偏差の二乗と等しい，データのばらつきの指標．

Variance ratio（F-）test　分散比検定
F分布の比との比較によって，2つの分散を比較するために用いられる．

Wald test statistic　ワルドの検定統計量
回帰分析におけるパラメータの有意性を検証するための方法．標準正規分布に従い，その二乗はχ^2分布に従う．

Washout period　洗いだし期間
クロスオーバー試験において，ある治療法の終了から次の治療開始までの期間．最初の治療の残存効果を消すために設けられる．

Weighted kappa　重みづけ（重みつき）κ
対応のある順序（尺度）のカテゴリー測定値の不一致の程度を考慮するための，一致を測定するコーエンのκの修正値．

Weighted mean　重みづけ（重みつき）平均
データセットの各変数値に重みづけして得られた算術平均の修正値．

Wilcoxon rank sum（two-sample）test　ウィルコクソン順位和検定
独立した2つの群の観察値の分布を比較するノンパラメトリック検定．マン・ホイットニーU検定と同様のP値になる．

Wilcoxon signed ranks test　ウィルコクソン符号順位検定
対応のある観察値を比較するノンパラメトリック検定．

付録E 本書のそれぞれの章と関連する『臨床研究マイスターへの道 医科統計学が身につくドリル』の多肢選択問題（MCQ）および構造化問題（SQ）

章	多肢選択問題	構造化問題
1. データの種類	1, 2, 16	1
2. データ入力	1, 3, 4	1
3. 過誤のチェックと外れ値	5, 6	1, 28
4. データの図表化	7, 8, 9, 37, 50	1, 9
5. データの記述：代表値	1, 10, 11, 12, 13, 19, 39	2, 3, 4, 9
6. データの記述：ばらつき	10, 12, 13, 19	2, 3, 4, 16
7. 理論分布：正規分布	8, 14, 16, 19, 44	―
8. 理論分布：その他の分布	15, 44	―
9. データ変換	11, 16, 17, 61	3
10. サンプル抽出とサンプル分布	18, 19	―
11. 信頼区間	19, 20, 21, 34, 45	2
12. 研究デザインI	22, 23, 27, 31, 32, 33, 39	―
13. 研究デザインII	24, 25, 26, 29, 60	―
14. 臨床試験	24, 25, 27, 28	5
15. コホート研究	20, 22, 29, 30, 31, 48	16
16. ケースコントロール（患者対照）研究	29, 31, 32, 33	4, 27
17. 仮説検定	16, 24	3
18. 仮説検定の過誤	35, 36	6, 28, 29
19. 1つの集団の場合	37, 38, 40	―
20. 関連のある2つの集団の場合	35, 39, 40, 41, 42	7, 8
21. 関連のない2つの集団の場合	40, 41, 42	3, 9, 21, 22
22. 3つ以上の集団の場合	43	10
23. 1つの割合の場合	44, 45	―

章	多肢選択問題	構造化問題
24. 2つの割合の場合	44, 46, 47, 48, 49	3, 8, 11, 21
25. 3つ以上の割合の場合	48, 49	8, 12
26. 相関	50, 51, 74	3, 13, 26
27. 線形回帰の理論	52	13
28. 線形回帰分析の実施	53, 54	13, 16
29. 重回帰	33, 55, 56, 57, 81	14
30. 2値のアウトカムとロジスティック回帰	33, 46, 57, 58	4, 12, 15
31. 率とポアソン回帰	59, 60, 61, 62, 63	16, 17, 18, 29
32. 一般化線形モデル	64	―
33. 統計学的モデルの説明変数	26, 60, 61, 65	14, 16, 17, 18, 28
34. バイアスと交絡	57, 60, 62, 66	4, 8, 9, 10, 12, 17, 18, 19, 20, 28, 29
35. 仮説の確認	67, 69	21
36. サンプルサイズの計算	68, 69	6, 22
37. 結果の提示	70	―
38. 診断ツール	71, 72	23, 24
39. 一致性の評価	73, 74	25, 26
40. 科学的根拠にもとづく医療（EBM）	75	29
41. 反復測定の方法	76, 77	20
42. クラスターデータのための回帰方法	78	18, 20
43. システマティックレビューとメタアナリシス	79, 80	27
44. 生存分析	81, 82	15, 28, 29
45. ベイズ法	83	―
46. 予後スコアの開発	84, 85	24

索 引

※ページ番号の後に → とともに英語が併記されている項目は，付録D「用語集」に掲載されている．

和 文

あ

アウトカム　29
　2値の——　72
アウトカム変数　104
洗い出し期間　26 → washout period
アルトマンのノモグラム　91 → Altman's nomogram

い

生き残りバイアス　84 → survivorship bias
異質性　112
一重盲検　31 → single-blind
一様分布　9 → uniform distribution
一致限界　101 → limits of agreement
一致性　100
一般化推定式（GEE）　110 → generalized estimating equation
一般化線形モデル（GLM）　79 → generalized linear model
異分散（性）　88, 114 → heterogeneity of variance
因果関係　25
因果経路　86 → causal pathway
陰性コントロール　28 → negative control
陰性適中率　98 → negative predictive value

う

ウィルコクソン順位和検定　44 → Wilcoxon rank sum (two-sample) test
ウィルコクソン符号順位検定　47 → Wilcoxon signed ranks test
後ろ向き研究　25, 32 → retrospective study
打ち切り
　右方——　115
　左方——　115
打ち切りデータ　3, 115 → censored data

え

影響点　66, 70, 73 → influential point
英国標準機関の反復可能性係数　101 → British Standards Institution repeatability coefficient
疫学研究　24 → epidemiological study
エビデンスレベル　104 → level of evidence
円グラフ　8 → pie chart
エンドポイント　27, 115 → endpoint
　1次——　28 → primary endpoint
　2次——　28 → secondary endpoint
　複合——　27 → composite endpoint

お

横断研究　25 → cross-sectional study
応答バイアス　84 → response bias
応答変数　64, 106 → response variable
オッズ　36, 72, 81, 119 → odds
オッズ比　36, 72 → odds ratio
思い出しバイアス　36 → recall bias
重みづけκ　100 → weighted kappa
重みづけ平均　10 → weighted mean

か

概観　112 → overview
回帰希釈バイアス　84 → regression dilution bias
回帰係数　64, 67, 69, 79, 81, 102 → regression coefficient
外的妥当性　29, 121 → external validation
ガウス分布　14 → Gaussian distribution
科学的根拠にもとづく医療（EBM）　104 → evidence-based medicine
確率　14, 38 → probability
　事後——　118 → posterior probability
　事前——　118 → prior probability
　主観的——　14 → subjective probability
　条件つき——　118 → conditional probability
　頻度論的——　14 → frequentist probability
確率の法則　14
確率分布　14, 16, 38 → probability distribution
確率変数　14, 16 → random variable
確率密度関数　14 → probability density function
過誤　6
過小分散　77 → underdispersion
仮説検定　38, 40, 62, 91 → hypothesis test
傾き　64, 66 → slope
カットオフ値　98
カテゴリーデータ　2, 4
カテゴリー変数　2, 81 → categorical (qualitative) variable
カプラン・マイヤー生存曲線　115
過分散　77 → overdispersion
加法の法則　14
カラムチャート　8
頑健性がある　88 → robust
頑健性のある標準誤差　109 → robust standard error
観察研究　24 → observational study
観察人年　76
観察単位　24 → unit of observation
観察度数　55
関心領域のアウトカム　72
関心領域の効果　39, 40, 104, 112 → effect of interest
関心領域の比較　40
完全無作為デザイン　26 → complete randomized design
感度　70, 73, 97 → sensitivity
感度分析　89, 113 → sensitivity analysis
管理上の打ち切り　116 → administrative censoring

き

偽陰性　73, 97 → false negative
幾何平均　10 → geometric mean
危険因子　32, 35 → risk factor
擬似R^2　73 → pseudo R^2
基準範囲　12, 15, 97 → reference interval
期待度数　55, 58 → expected frequency
帰無仮説　38 → null hypothesis, H_0
逆数変換　19
級内相関係数（ICC）　102 → intraclass correlation coefficient
境界モデル　110 → marginal model
競合リスク　116 → competing risk
偽陽性　73, 97 → false positive
共線性　73, 82 → collinearity
共分散分析　69 → analysis of covariance
共変数　73, 109 → covariate
共変数パターン　72 → covariate pattern

く

区間推定　22 → interval estimate
クックの距離　70
クラスカル・ウォリス検定　50 → Kruskal-Wallis test
クラスターデータ　109
クラスターランダム化　28
クラスターランダム化試験　30 → cluster randomized trial
クラスタリング　109
繰り越し効果　26 → carry-over effect
グループマッチング　36 → group matching
クロスオーバーデザイン　26 → cross-over design
群間変動　13
群内変動　13
訓練サンプル　121 → training sample

け

経験度数分布　8, 14
経験分布　14 → empirical distribution
傾向スコア法　85 → propensity score method
系統的誤差　100 → systematic error
系統的抽出　20 → systematic sampling
系統的割りつけ　28 → systematic allocation
ケース（症例）　35 → case
ケースコントロール（患者対照）研究　24, 35 → case-control study
研究
　後ろ向き——　25, 32 → retrospective study
　疫学——　24 → epidemiological study
　横断——　25 → cross-sectional study
　観察——　24 → observational study
　ケースコントロール（患者対照）——　24, 35 → case-control study
　コホート——　32 → cohort study

実験的 —— 24 → experimental study
縦断 —— 25 → longitudinal study
生態学的 —— 24, 85 → ecological study
多施設共同 —— 25 → multicentre study
内部パイロット —— 91 → internal pilot study
パイロット —— 91 → pilot study
前向き —— 25, 28 → prospective study
健康参加者効果 32, 84 → healthy entrant effect
検出力 26, 40, 91, 112 → power
検証サンプル 121 → validation sample
検定
　1サンプルt —— 42 → one-sample t-test
　2サンプルのt —— 47 → two-sample t-test
　χ^2 —— 55 → chi-squared test
　F —— 70, 88 → F-test
　ウィルコクソン順位和 —— 44 → Wilcoxon rank sum (two-sample) test
　ウィルコクソン符号順位 —— 47 → Wilcoxon signed ranks test
　仮説 —— 38, 40, 62, 91 → hypothesis test
　クラスカル・ウォリス —— 50 → Kruskal-Wallis test
　コルモゴロフ・スミルノフ —— 88 → Kolmogorov-Smirnov test
　シャピロ・ウィルク —— 88 → Shapiro-Wilk test
　対応のあるt —— 44, 92 → paired t-test
　対応のないt —— 41, 47, 92 → unpaired (two-sample) t-test
　ノンパラメトリック —— 38 → non-parametric test
　バートレット —— 88 → Bartlett's test
　パラメトリック —— 38 → parametric test
　フィッシャー正確確率 —— 55 → Fisher's exact test
　符号 —— 42, 44, 53 → sign test
　分散比 —— 88 → variance ratio (F-) ttest
　分布によらない —— 39 → distribution-free test
　片側 —— 38 → one-tailed test
　マクネマー —— 56 → McNemar's test
　マン・ホイットニーU —— 47 → Mann-Whitney U test
　有意性 —— 38 → significance test
　尤度比 —— 72 → likelihood ratio test
　両側 —— 38 → two-tailed test
　ルビーン —— 50, 88 → Levene's test
　ログランク —— 116 → log-rank test
　ワルド —— 72
検定統計量 38 → test statistic

こ
効果修飾 33 → effect modification
交互作用 27, 82 → interaction
交差検証 121 → cross-validation
交絡 83, 84 → confounding
コーエンのκ 100 → Cohen's kappa (κ)
ゴールドスタンダード検査 97 → gold-standard test

国勢調査 25 → census
コクラン共同計画 112 → Cochrane Collaboration
誤差 100 → error
　頑健性のある標準 —— 109 → robust standard error
　系統的 —— 100 → systematic error
　平均の標準 —— 20 → standard error of the mean
　ランダム —— 100 → random error
　割合の標準 —— 21 → standard error of the proportion
誤差変動 65 → error variation
個体間比較 26
個体内比較 26
コックス比例ハザード回帰モデル 116 → Cox proportional hazards regression model
固定効果メタアナリシス 112
誤分類バイアス 84 → misclassification bias
コホート研究 32 → cohort study
コルモゴロフ・スミルノフ検定 88 → Kolmogorov-Smirnov test
混合モデル 109 → mixed model
コントロール（対照） 25, 28, 35 → control

さ
再現性 100 → reproducibility
最小二乗法 64 → method of least square
最頻値 10 → mode
最尤推定（MLE） 79 → maximum likelihood estimation
サブグループ解析 28, 40 → subgroup analysis
左方打ち切り 115
残差 64, 66, 109 → residual
残差変動 50, 65 → residual variation
算術平均 10 → arithmetic mean
散布図 8, 61, 64 → scatter diagram
サンプル 2, 20, 22 → sample
サンプルのばらつき 20

し
時間変動交絡因子 86 → time-varying confounder
資金提供バイアス 84 → funding bias
試験
　クラスターランダム化 —— 30 → cluster randomized trial
　生物学的同等性 —— 39 → bioequivalence trial
　同等性 —— 39 → equivalence trial
　非劣性 —— 38 → non-inferiority trial
　優越性 —— 39 → superiority trial
　ランダム化比較 —— 28 → randomized controlled trial
　臨床 —— 28 → clinical trial
事後確率 118 → posterior probability
事後比較 50
事象発生率 76
指数 2
システマティックレビュー 112 → systematic review
事前確率 118 → prior probability
実験的研究 24 → experimental study

実験的単位 26 → experimental unit
疾病のリスク 33 → risk of disease
時点有病率 25 → point prevalence
指標変数 69 → indicator variable
四分位数 12 → quartile
四分位範囲 12 → interquartile range
死亡ハザード 117
死亡率 32, 76 → mortality rate
ジャックナイフ法 23 → jack knifing
シャピロ・ウィルク検定 88 → Shapiro-Wilk test
重回帰 69 → multiple linear regression
重回帰分析 69
重回帰モデル 81 → multivariable regression model
集合平均モデル 110 → population averaged model
従属変数 72, 81 → dependent variable
縦断研究 25 → longitudinal study
十分位数 12 → decile
十分位範囲 12 → interdecile range
周辺構造モデル 87 → marginal structural model
周辺度数和 55
収斂 109 → shrinkage
主観的確率 14 → subjective probability
受信者動作特性（ROC）曲線 73, 98, 120 → receiver operating characteristic curve
出版バイアス 84, 113 → publication bias
順位相関係数 62 → rank correlation coefficient
順位法 39 → rank method
順次的臨床試験 30
順序カテゴリー 2
順序変数 9 → ordinal variable
順序変数のロジスティック回帰 74 → ordinal logistic regression
条件つき確率 118 → conditional probability
条件つきロジスティック回帰 74 → conditional logistic regression
情報による打ち切り 116 → informative censoring
乗法の法則 14
情報バイアス 84 → information bias
症例減少バイアス 84 → attrition bias
診断検査 97, 118 → diagnostic test
シンプソンの（逆説）パラドックス 55, 85 → Simpson's (reverse) paradox
信頼区間 22, 39 → confidence interval
信頼限界 22 → confidence limit
信頼性 100 → reliability

す
推定値 20, 22 → estimate
数値データ 2, 4
数値変数 3, 61, 81, 101 → numerical (quantitative) variable
スクリーニング 97 → screening
スケーリング 67 → scaling
スコア 2
スチューデントのt分布 16 → Student's t-distribution
ステップワイズ選択法 82 → stepwise selection

スピアマンの順位相関係数　62 → Spearman's rank correlation coefficient

せ

正規プロット　88 → normal plot
正規分布　14〜23 → normal distribution
正常範囲　97 → normal range
生存分析　77, 115 → survival analysis
生態学的研究　24, 85 → ecological study
生態学的誤謬　84 → ecological fallacy
精度　20, 22, 26 → precision
生物学的同等性試験　39 → bioequivalence trial
生命表　115
切片　64, 66, 109 → intercept
説明されない変動　50, 65 → unexplained variation
説明変数　64〜83 → explanatory variable
線形回帰直線　64〜67 → linear regression line
線形関係　59〜70, 81 → linear relationship
線形単回帰　64 → simple linear regression
線形単回帰分析　67
線形単回帰モデル　79, 81
選択バイアス　84 → selection bias
センタリング　67 → centring

そ

層　26, 28 → stratum
相関係数　61 → correlation coefficient
相互に排反するカテゴリー　58 → mutually exclusive category
相対危険度（RR）　33, 72, 74 → relative risk
相対度数　8 → relative frequency
相対ハザード　116 → relative hazard
相対率　76 → relative rate
層別化　26 → stratification
層別ランダム化　28
測定バイアス　84 → measurement bias

た

第Ⅰ種の過誤　40 → type Ⅰ error
第Ⅱ種の過誤　40 → type Ⅱ error
対応のある t 検定　44, 92 → paired t-test
対応のあるデータ　44
対応のない t 検定　41, 47, 92 → unpaired (two-sample) t-test
対数正規分布　16 → lognormal distribution
対数変換　18
代表値　10, 12 → average
対立仮説　38 → alternative hypothesis
多項式回帰　81 → polynomial regression
多施設共同研究　25 → multicentre study
多重仮説検定　40
多重共線性　83
多重検定　40
多重コード化変数　4
妥当性　120 → validity
　外的 ―― 121
　根拠の ―― 104
　適合度の ―― 79
　内的 ―― 121
　モデルの ―― 73
ダミー変数　69 → dummy variable

単一コード化変数　4
単峰性分布　14 → unimodal distribution
断面的時系列モデル　109 → cross-sectional time series model

ち

中央値　10, 42 → median
中間分析　28 → interim analysis
中間変数　86 → intermediate variable
抽出フレーム　20 → sampling frame
中心傾向バイアス　84 → central tendency bias
調整 R^2　70
調整されたオッズ比　72 → adjusted odds ratio
治療効果　28, 40, 86, 112 → treatment effect
治療必要数（NNT）　104 → number of patients needed to treat

つ・て

追跡　30, 32 → follow up
データ　2 → data
　打ち切り ―― 3, 115 → censored data
　カテゴリー ―― 2
　数値 ―― 2, 4
　対応のある ―― 44
　変換した ―― 18 → transformed data
　離散 ―― 2
　量的 ―― 2
　連続 ―― 2
データ浚渫　41 → data dredging
適合度　66, 70, 79, 95 → goodness-of-fit
適用拡大　121 → transportability
てこ比　70 → leverage
デビアンス　72 → deviance
点図　9 → dot plot
点推定　20 → point estimate

と

統計学　2 → statistics
統計量　20 → statistic
　c ―― 98 → c statistic
　検定 ―― 38 → test statistic
　ハレルの c ―― 120 → Harrell's c statistic
　ホスマー・レメショウ適合度 ―― 121 → Hosmer-Lemeshow goodness of fit statistic
　尤度比 ―― 72, 80 → likelihood ratio statistic
同質性　112
同等性試験　39 → equivalence trial
等分散性　66, 88 → homoscedasticity
特異度　73, 97 → specificity
独立変数　64 → independent variable
度数分布　8 → frequency distribution
トレンド　58 → trend

な・に・の

内的妥当性　121 → internal validation
内的・外的交差検証　121 → internal-external cross-validation
内部パイロット研究　91 → internal pilot study

二項分布　17 → binomial distribution
二項分布の範囲外変動　73, 77 → extra-Binomial variation
二重盲検　31 → double-blind
二乗変換　19
二峰性　9
入力過誤　6
認知バイアス　84 → ascertainment bias

ノンパラメトリック検定　38 → non-parametric test

は

パーセンタイル　12 → percentile
パーセントポイント　22 → percentage point
パーセンテージ　2
バートレット検定　88 → Bartlett's test
バイアス　25, 84 → bias
　生き残り ―― 84 → survivorship bias
　応答 ―― 84 → response bias
　思い出し ―― 36 → recall bias
　回帰希釈 ―― 84 → regression dilution bias
　誤分類 ―― 84 → misclassification bias
　資金提供 ―― 84 → funding bias
　出版 ―― 84, 113 → publication bias
　情報 ―― 84 → information bias
　症例減少 ―― 84 → attrition bias
　選択 ―― 84 → selection bias
　測定 ―― 84 → measurement bias
　中心傾向 ―― 84 → central tendency bias
　認知 ―― 84 → ascertainment bias
　評価 ―― 31, 84 → assessment bias
　報告 ―― 84 → reporting bias
　リードタイム ―― 84 → lead-time bias
　割りつけ ―― 28 → allocation bias
パイロット研究　91 → pilot study
曝露変数　84 → exposure variable
箱ひげ図　9, 12 → box (box-and-whisker) plot
ハザード　116 → hazard
　死亡 ―― 117
　相対 ―― 116 → relative hazard
ハザード比　116 → hazard ratio
外れ値　6, 9, 66 → outlier
パネルモデル　109 → panel model
パラメータ　14, 20 → parameter
パラメータの信頼区間　23 → confidence interval for a parameter
パラメトリック検定　38 → parametric test
ハレルの c 統計量　120 → Harrell's c statistic
範囲　2 → range
反復　26 → replication
反復可能性　100 → repeatability
反復測定　106 → repeated measure
反復測定分散分析　107 → repeated measure ANOVA
判別分析　120 → discriminant analysis

ひ

比　2

ピアソンの積率相関係数　61, 101 → Pearson's correlation coefficient
ヒストグラム　8, 73 → histogram
非線形性　81
非対称分布　10 → skewed distribution
評価バイアス　31, 84 → assessment bias
標準化された差　91 → standardized difference
標準化された正規偏差（SDN）　15 → standardized normal deviate
標準正規分布　15 → standard normal distribution
標準偏差（SD）　12 → standard deviation
比例ハザード仮定　116 → proportional hazards assumption
非劣性試験　38 → non-inferiority trial
頻度　55 → frequency
頻度マッチング　35 → frequency matching
頻度論的確率　14 → frequentist probability
頻度論的統計法　118

ふ

ファーガンのノモグラム　118 → Fagan's nomogram
フィッシャー正確確率検定　55 → Fisher's exact test
ブートストラップ法　23 → bootstrapping
フォレスト・プロット　113 → forest plot
複合エンドポイント　27 → composite endpoint
符号検定　42, 44, 53 → sign test
不偏推定値　20
ブライアスコア　120 → Brier score
プラセボ　28 → placebo
ブランド・アルトマン図　101
ブロック　26 → block
ブロックランダム化　28
プロトコル　31 → protocol
プロトコル逸脱　31 → protocol deviation
分割表　55, 58 → contingency table
分散　12〜19 → variance
分散比検定　88 → variance ratio (F-) test
分散分析（ANOVA）　50 → analysis of variance
　1元配置──　50 → one-way analysis of variance
　共──　69 → analysis of covariance
　反復測定──　107 → repeated measure ANOVA
分散分析表　64
分析
　1元配置分散──　50 → one-way analysis of variance
　on-treatment ──　31 → on-treatment analysis
　感度──　89, 113 → sensitivity analysis
　共分散──　69 → analysis of covariance
　重回帰──　69
　生存──　77, 115 → survival analysis
　線形単回帰──　67
　中間　28 → interim analysis
　反復測定分散──　107 → repeated measure ANOVA
　判別　120 → discriminant analysis
　分散──　50 → analysis of variance
分布
　χ^2 ──　16 → chi-squared distribution
　F ──　16 → F-distribution
　t ──　16, 22 → t-distribution
　一様──　9 → uniform distribution
　ガウス──　14 → Gaussian distribution
　確率──　14, 16, 38 → probability distribution
　経験──　14 → empirical distribution
　経験度数──　8, 14
　スチューデントのt──　16 → Student's t-distribution
　正規──　14〜23 → normal distribution
　対数正規──　16 → lognormal distribution
　単峰性──　14 → unimodal distribution
　度数──　8 → frequency distribution
　二項──　17 → binomial distribution
　非対称──　10 → skewed distribution
　標準正規──　15 → standard normal distribution
　平均のサンプル──　20 → sampling distribution of the mean
　ポアソン──　17, 76 → Poisson distribution
　離散型確率──　16 → discrete probability distribution
　連続型確率──　14 → continuous probability distribution
　割合のサンプル──　20, 22 → sampling distribution of the proportion
分布によらない検定　39 → distribution-free test

へ

ペアマッチング　35 → pairwise matching
平均　10 → mean
平均のサンプル分布　20 → sampling distribution of the mean
平均の標準誤差　20 → standard error of the mean
平均への回帰　65 → regression to the mean
並行デザイン　26
ベイズの定理　118
ベイズ法　118 → Bayes theorem
平方根変換　18
偏回帰係数　69 → partial regression coefficient
変換
　逆数──　19
　対数──　18
　二乗──　19
　平方根──　18
　ロジット──　19 → logit (logistic) transformation
変換したデータ　18 → transformed data
便宜的サンプル　20 → convenience sample
変数　2, 8, 9 → variable
　2値──　69 → binary variable
　アウトカム──　104
　応答──　64, 106 → response variable
　確率──　14, 16 → random variable
　カテゴリー──　2, 81 → categorical (qualitative) variable
　指標──　69 → indicator variable
　従属──　72, 81 → dependent variable
　順序──　9 → ordinal variable
　数値──　3, 61, 81, 101 → numerical (quantitative) variable
　説明──　64〜83 → explanatory variable
　多重コード化──　4
　ダミー──　69 → dummy variable
　単一コード化──　4
　中間──　86 → intermediate variable
　独立──　64 → independent variable
　曝露──　84 → exposure variable
　名義──　4, 69 → nominal variable
　予測──　64 → predictor variable
　離散──　5 → discrete variable
　連続──　5, 9 → continuous variable
変数減少法　82 → backwards selection
変数増加法　82 → forwards selection
片側検定　38 → one-tailed test
変動
　群間──　13
　郡内──　13
　誤差──　65 → error variation
　残差──　50, 65 → residual variation
　説明されない──　50, 65 → unexplained variation
　二項分布の範囲外──　73, 77 → extra-Binomial variation
　ポアソン分布の範囲外──　77 → extra-Poisson variation
　ランダム──　26 → random variation
変動係数　13 → coefficient of variation

ほ

ポアソン回帰モデル　76 → Poisson regression model
ポアソン分布　17, 76 → Poisson distribution
ポアソン分布の範囲外変動　77 → extra-Poisson variation
棒グラフ　8
報告バイアス　84 → reporting bias
飽和モデル　73 → saturated model
母集団　2, 20 → population
ホスマー・レメショウ適合度統計量　121 → Hosmer-Lemeshow goodness of fit statistic
補正値　77 → offset
ボンフェローニ修正　52 → Bonferroni correction (adjustment)
ボンフェローニ法　41

ま

前向き研究　25, 28 → prospective study
マクネマー検定　56 → McNemar's test
マスキング　30 → masking
マッチング　35 → matching
マッチングのあるケースコントロール研究　36, 79
マッチングのないケースコントロール研究　36, 79
マルチレベルモデル　109 → multilevel model
マン・ホイットニーU検定　47 → Mann-Whitney U test

み・め

幹-葉プロット　9 → stem-and-leaf plot

名義カテゴリー　2
名義変数　4, 69 → nominal variable
メジアン　10
メタアナリシス　112 → meta-analysis
　固定効果――　112
　ランダム効果――　112
　累積――　113 → cumulative meta-analysis
メタ回帰　113 → meta-regression

も

盲検　29, 30 → blinding
モード　10
モデル → model
　frailty――　116 → frailty model
　一般化線形（GLM）――　79 → generalized linear model
　境界――　110 → marginal model
　コックス比例ハザード回帰――　116 → Cox proportional hazards regression model
　混合――　109 → mixed model
　重回帰――　81 → multivariable regression model
　集合平均――　110 → population averaged model
　周辺構造――　87 → marginal structural model
　線形単回帰――　79, 81
　断面的時系列――　109 → cross-sectional time series model
　パネル――　109 → panel model
　ポアソン回帰――　76 → Poisson regression model
　飽和――　73 → saturated model
　マルチレベル――　109 → multilevel model
　ランダム傾き――　109, 111 → random slopes model
　ランダム効果――　109 → random effects model
　ランダム切片――　111 → random intercepts model
モデルの感度　70 → model sensitivity

ゆ

有意水準　38, 40 → significance level
有意性検定　38 → significance test
優越性試験　39 → superiority trial
尤度　72, 77〜80 → likelihood
尤度比（LR）　77, 98 → likelihood ratio
尤度比検定　72 → likelihood ratio test
尤度比統計量（LRS）　72, 80 → likelihood ratio statistic
有病率　25 → prevalence
有病例　35 → prevalent case

よ

要因実験　26 → factorial experiment
陽性コントロール　28 → positive control
陽性適中率　97 → positive predictive value

予後指標　120 → prognostic index
予後スコア　120 → prognostic score
予測変数　64 → predictor variable

ら

乱数　28
ランダム化　28 → randomization
ランダム傾きモデル　109, 111 → random slopes model
ランダム化比較試験（RCT）　28 → randomized controlled trial
ランダム効果メタアナリシス　112
ランダム効果モデル　109 → random effects model
ランダム誤差　100 → random error
ランダム切片モデル　111 → random intercepts model
ランダム抽出　20, 104 → random sampling
ランダム変動　26 → random variation
ランダム割りつけ　28

り

リードタイムバイアス　84 → lead-time bias
罹患率　25, 76 → incidence rate
罹患率比（IRR）　76 → incidence rate ratio
罹患例　35 → incident case
離散型確率分布　16 → discrete probability distribution
離散データ　2
離散変数　5 → discrete variable
リスクスコア　120 → risk score
率　2 → rate
リッカート尺度　84 → Likert scale
両側検定　38 → two-tailed test
量的データ　2
リンク関数　79 → link function
臨床コホート　34 → clinical cohort
臨床試験　28 → clinical trial
リンの一致相関係数　101 → Lin's concordance correlation coefficient

る・れ・ろ

累積メタアナリシス　113 → cumulative meta-analysis
ルビーン検定　50, 88 → Levene's test

レベル1ユニット　106, 109 → level one unit
レベル2ユニット　106, 109 → level two unit
連続型確率分布　14 → continuous probability distribution
連続データ　2
連続変数　5, 9 → continuous variable
連続修正項　42

漏斗効果　101
ログランク検定　116 → log-rank test
ロジスティック回帰　72 → logistic regression
ロジスティック回帰係数　72 → logistic regression coefficient
ロジット変換　19 → logit (logistic) transformation

わ

割合　17, 20, 22, 53〜59 → proportion

割合のサンプル分布　20, 22 → sampling distribution of the proportion
割合の標準誤差　21 → standard error of the proportion
割りつけバイアス　28 → allocation bias
ワルド検定　72

欧　文

-2 対数尤度　72 → -2log likelihood
1元配置分散分析　50 → one-way analysis of variance
1個抜き交差検証　121 → leave-one-out cross-validation
1サンプル t 検定　42 → one-sample t-test
1次エンドポイント　28 → primary endpoint
2×2 の表　55, 73 → 2×2 table
2サンプルの t 検定　47 → two-sample t-test
2次エンドポイント　28 → secondary endpoint
2値変数　69 → binary variable

χ^2 検定　55 → chi-squared test
χ^2 分布　16 → chi-squared distribution

c 統計量　98 → c statistic
CONSORT statement　28

EQUATOR Network　94

F 検定　70, 88 → F-test
F 分布　16 → F-distribution
frailty モデル　116 → frailty model

G 推定　87 → G-estimation

I^2　112 → I^2
intention-to-treat（ITT）解析　104 → intention-to-treat analysis

k 分割交差検証　121 → k-fold cross-validation

Lehr の公式　92 → Lehr's formula

on-treatment 解析　31 → on-treatment analysis

P 値　38 → P-value

QUOROM Statement　94

R^2　66 → R^2

STROBE Statement　94

t 分布　16, 22 → t-distribution

索　引 | **163**

訳者略歴：

杉森 裕樹（すぎもり ひろき）
大東文化大学大学院スポーツ・健康科学研究科健康情報学領域予防医学　教授

1989年北海道大学医学部卒．2004年オーストラリア・ニューカッスル大学臨床疫学過程修了．東海大学医学部客員教授等を兼任し臨床との接点を持ちながら，ヘルスコミュニケーションをテーマにした研究活動に従事する．現在，厚生労働科学研究「患者及び医療関係者との医薬品等安全対策情報のリスクコミュニケーションに関する研究」班の研究代表者を務めている．日本健康栄養システム学会理事，日本疫学会評議員，独立行政法人医薬品医療機器総合機構（PMDA）専門委員．

臨床研究マイスターへの道
医科統計学が身につくテキスト　　　定価：本体3,600円＋税

2014年11月26日発行　第1版第1刷 ©

著　者　アヴィヴァ ペトリー
　　　　キャロライン セービン

訳　者　杉森　裕樹
　　　　（すぎ もり　ひろ き）

発行者　株式会社 メディカル・サイエンス・インターナショナル
　　　　代表取締役　若松　博
　　　　東京都文京区本郷1-28-36
　　　　郵便番号113-0033　電話(03)5804-6050

印刷：日本制作センター／表紙装丁：GRiD CO., LTD

ISBN 978-4-89592-791-8　C 3047

本書の複製権・翻訳権・上映権・譲渡権・公衆送信権（送信可能化権を含む）は㈱メディカル・サイエンス・インターナショナルが保有します．
本書を無断で複製する行為（複写，スキャン，デジタルデータ化など）は，「私的使用のための複製」など著作権法上の限られた例外を除き禁じられています．大学，病院，診療所，企業などにおいて，業務上使用する目的（診療，研究活動を含む）で上記の行為を行うことは，その使用範囲が内部的であっても，私的使用には該当せず，違法です．また私的使用に該当する場合であっても，代行業者等の第三者に依頼して上記の行為を行うことは違法となります．

JCOPY 〈㈳出版者著作権管理機構 委託出版物〉
本書の無断複写は著作権法上での例外を除き禁じられています．
複写される場合は，そのつど事前に，㈳出版者著作権管理機構
（電話 03-3513-6969, FAX 03-3513-6979, info@jcopy.or.jp）
の許諾を得てください．